東洋医学の原典

黄帝内経

霊枢訳注

第一巻

医道の日本社

はしがき

『霊枢』は中国、漢代の医学書である。キリスト紀元前後百年くらいの間に成ったものと考える。『素問』とともに『黄帝内経』を構成している。両書は姉妹関係にあり、一括して全書を成している。一方だけ読んでも中国古代医学の全貌は把握できない。

本書は『素問』ほど有名でもないし、重視もされず、読まれることも少なかった。鍼灸の実技が書かれている実際的な本であって、『素問』のような、深遠高度な哲学的理論的要素に乏しいと考えられていた。

しかし、実際にはそのようなことはなく、両書ともそれぞれ特色のある記述を持っている。陰陽五行説も別に深遠な哲学説ではない。物理学や化学、生物学の言葉で説明できる科学的な概念である。ことにこの学説は、『素問』『霊枢』では、エネルギー代謝と自律神経に関係しており、医学の全局面で活用されている。

医学を構成する諸要素のうち、『素問』には、陰陽五行説、生理学、病理学、症候論、疾病論が記されている。診断学では脈診が詳しい。治療学では食事療法がある。『霊枢』には、解剖学、病因論、病理学、症候論、疾病論がある。診断学では色診が詳しい。また身体の外形から内臓の病変を推理する方法が記されている。治療学では鍼灸手技の種類と実際が詳細に記されている。このような訳で、両書を読まなければ医学の全体がわからないのである。

『素問』と『霊枢』を一緒にした形の書物が二つある。一つは西晋の皇甫謐の『黄帝三部鍼灸甲乙経』である。今一つは唐の楊上善が撰注した『黄帝内経太素』である。両書は本書の校注に使用した。

本書の注釈書としては次のような書物がある。

『霊枢識』多紀元簡著　一九八五年　東豊書店
『霊枢講義』渋江抽斎著　一九八五年　オリエント出版社
『意釈黄帝内経霊枢』小曽戸丈夫、浜田善利共著　一九七二年　築地書館
『鍼灸医学大系・黄帝内経霊枢』柴崎保三著　一九七九年　雄渾社
『現代語訳・黄帝内経霊枢』南京中医薬大学中医系編著　石田秀実、白杉悦雄監訳　一九九九年　東洋学術出版社

柴崎保三著の『黄帝内経霊枢』は古代中国の言語の詳細で正確な解説に特色がある。私の『霊枢訳注』は、陰陽五行の医学的解説や症状、疾患その他の用語の現代医学的同定などに特色がある。

『霊枢』は中国古代の医学書である。故にその読解には、言語の解説と医学の説明が必要なのである。従来の注釈は、この両面において不十分な点がある。今回の私の訳注は、この点において若干の寄与をなし得るものと考える。大方のご批判、ご教示を賜れば幸いである。

なお、本書が成るにあたっては、多くの方々のお世話になった。就中、先師柴崎保三先生、中国学や医史学で御指導をいただいている山本徳子先生（元横浜市立大学医学部助教授・医史学担当）、私と一緒に長い間古典に取り組んでこられた中国古典医学研究会の皆様、また編集上の助言を頂いた医道の日本社編集部には厚く御礼を申し上げる。

平成二十年二月

家本誠一

黄帝内経霊枢訳注　第一巻　目次

凡例

一、本書の底本は日本内経医学会の明刊無名氏本『新刊黄帝内経霊枢』を用いた。

一、底本の字体にはほぼ従ったが、一部対応できない文字があり、これは通用のものを用いた。

一、本文の誤字は、その下の（　）内に正字を示した所もあるが、大部分は断りなく正字に戻してある。

一、文字の下に（　）で意味を補う文字を入れてある所がある。訂正の意味ではない。

例：上（医）守神者〈小鍼解第三〉　「上」は「上医」の意味。

一、訓読と訳注の文字は各種の字体を混用しているが、特に統一しなかった。

一、漢字のふりがなについては音読みはかたかなで、訓読みはひらがなで示した。

一、※に示している「～に作る」という表現は校勘用語で、「『太素』『甲乙経』では～と書いてある」という意味である。

一、・印は『素問』あるいは『霊枢』からの引用文である。

一、訳注に当たっては主として次の書物を参照した。

『鍼灸医学大系・黄帝内経霊枢』柴崎保三著、一九七九―八〇年、雄渾社刊

『黄帝内経霊枢校注語釈』郭靄春著、一九八九年、天津科学技術出版社刊

霊枢概説

霊枢概説の主な内容

第一部　序説

第一章　名称と書誌

第一　漢代の学術は『漢書《カンジョ》』の藝文志《ゲイモンシ》によってその大体を知ることができる。『漢書』は前漢一代の歴史書である。藝文志は図書目録である。医学書はその方技略に記されている。方技は四つの部門に分かれる。医経、経方、房中、神仙である。「医経は人の血脈、経絡、骨髄、陰陽、表裏を原《たず》ね、以って百病の本、死生の分を起こし、而して用《も》って箴石《シンセキ》湯火の施す所を度《はか》り、百薬齊和の宜しき所を調う」とあり、その内容は医学の体系的記述である。『素問』、『霊枢』の内容と一致する。『黄帝内経』など七家の医書が著録されているが、『素問』、『霊枢』の名は見えない。

第二　晋の皇甫謐《コウホヒツ》は『甲乙経』の序に「按ずるに七略藝文志に黄帝内経十八巻あり、今、鍼経九巻、素問九巻、二九十八巻あり、即ち、内経《ダイケイ》なり」と記している。これより後世の『素問』、『霊枢』を合わせて『黄帝内経』と呼んでいる。しかし皇甫

第三　謐は巻数を合わせただけで、内容の一致を確かめたわけではない。根拠薄弱ではあるが、今伝統に従って黄帝内経の名を使うことにする。

第四　皇甫謐の『甲乙経』の序は、また次の様に記す。「素問……九巻は是れ経脈に原本《もと》づき、その義深奥…また、明堂孔穴鍼灸治要有り……乃ち三部を撰集し……十二巻と爲《な》すに至る」と。これによれば皇甫謐は『鍼経』をまた『九巻』とも呼んでいたことになる。

第五　『傷寒卒病論集』の序には「素問、九巻…を選用し傷寒雑病論合わせて十六巻を爲《つく》る」と記されている。ここに『九巻』とは『霊枢』であると考えられている。

第六　『隋書』経籍志に『黄帝鍼経』九巻を載せる。

第七　『舊唐書』経籍志、『新唐書』藝文志に『黄帝鍼灸経』十二巻、『黄帝鍼経』十巻あり。

第八　『素問』王冰注には『鍼経』と『霊枢』の名が見える。林億等によれば、両書は同一のものである。

第九　林億等は『霊枢』は王冰の名づけるところであると記している。

第十　『宋史』藝文志に『黄帝霊枢』九巻、『黄帝鍼経』九巻あり。また『黄帝九墟霊枢』を用いた旨を記している。

林億等の見た『霊枢』は完本ではなかった。宋史の哲宗紀に曰く「元祐八年、正月庚子、詔して高麗《コウライ》献ずる所の黄帝鍼経を天下に頒《わか》たしむ」と。ここに初めて篇帙ともに存する完本を得たのである。

その後、紹興中、錦官（錦織の生地を管理する役所）の史崧は家藏の『舊本霊枢』九巻を刊行した。これが現行の『霊枢』の原本である。高麗本との関係は未詳である。

第二章　黄帝内経

伝統によれば現行の『素問』、『霊枢』を『黄帝内経』と呼ぶことは先に述べた所である。しかし皇甫謐の当時、『黄帝内経』は存在せず、彼はこれを見たわけではない。従って内容については両者を同一とする合理的な根拠はない。

しかし『素問』と『霊枢』は以下に述べるように内容的には相補う関係にある。これを一括して呼ぶ名称として『黄帝内経』という名前を使うことは便宜上認めてよいであろう。

第二部　素問略説

『霊枢』と『素問』は姉妹関係にあり、両書を合わせて全書となる。そこで『霊枢』を読む前に『素問』の内容について概説する。主に『霊枢』にない部分を記す。

第一章　世界

第一　形気

現代物理学によれば、世界は物質とエネルギーから成る。中国古代の人は、世界は形と気から成る、と考えていた。

物質とエネルギーの存在様式を情報という。形と気の存在様式は陰陽、五行、三才である。

陰陽は気、エネルギーの存在様式である。「陰陽は気の大なるものなり（荘子・則陽二十五）」。また分類の基準となる。

三才は形の存在様式である。天地人を三才という。「天地は形の大なるものなり（荘子）」。

五行とは木火土金水である。分類の基準となり、世界を五行配当表としてまとめる。

また運動の原理となる。五行の間の相生相剋はフィードバックシステムである。

第二　陰陽

天地においては、陰陽は太陽エネルギーの地上における存在様式と定義する。

陽は明、温、燥、動の性質をもつ。陰は暗、寒、湿、静の性質を持つ。

人体においては、陰陽は人体エネルギーの生産、貯蔵、放出、消費を制御するシステムである。陰は場所（形）としては内藏で、エネルギー（精気）の生産と貯蔵、放出を支配する。陽は場所としては、頭と手足で、陰が作ったエネルギーを消費して活動を行なう。

陽が盛んなときは外が熱して汗が出ない。陽が衰えると寒気がし、汗が出る。

陰が盛んなときは内が冷えて汗が出る。陰が衰えると内が熱して汗は出ない。

・陰は精（エネルギーの担体、栄養素）を（生産し貯）藏し（必要に応じて放出し）て（陽即ち筋骨に送り）亟《キョク》（活動）を起こすなり。陽は外を衛《エイ》（パトロール、巡回）して固め（防衛）を爲すなり（生気通天三）。

・陰は内にありて陽の守りなり、陽は外にありて陰の使いなり（陰陽應象五）。

・万物の（植物が地下から）方《まさ》に生ずるとき、未だ地を出でざる物（根茎）は名づけて陰中の陰と曰う、則《ソク》（地面にぴったりとくっつく）して地を出づる者（発芽直前）は命《な》づけて陰中の陽と曰う、陽は之に正（征、真っ直ぐ伸びる力）を予《あた》え、陰は之が主（宰者、精気の供給者）と爲る（陰陽離合論六）。

第三　五行

五行とは木火土金水である。万物の根源となる五つの要素だという。また民生日用の五材とする。私は四季と四方の特徴によって作られた物事の分類基準であると考える。

陰陽を時間軸に沿って推移させると四季が出現する。空間的に展開すると四方になる。

四季に長夏、四方に中央を加えると五行となる。宇宙の万物を、この四季と四方の特徴を基準にして分類すると、五行配当表が成立する。

『素問』においては次のように使われている。

一、分類の基準

人体の五行分類は次の通りである。世評に反してこの配合には合理性がある。

木	肝	胆	筋	目	爪	怒	魂	
火	心	小腸	血	舌	脈	喜	神	小腸は広範な腸間膜血管と大量の血液を持つ。
土	脾	胃	肉	口	肌	思	意	
金	肺	大腸	皮	鼻	毛	憂	魄	麻杏甘石湯は肺の喘息や大腸の疾患にも有効。
水	腎	膀胱	骨	耳	髪	恐	精	

　肝は精気の生産と放出、血液の貯蔵と配給の機能を持つ。これは心の機能を盛んにする。肝に蓄えられた精気は短期の活動（例：マラソン）に利用される。この際、心も協同する。

　心は血と脈を主る。小腸とは表裏の関係にあり、腸間膜血管の存在は血液の動態を通して機能的に心と相関する。小腸は胃、大腸とともに倉廩《ソウリン》の官で、消化に関係する。

　脾胃は消化、栄養器官である。上焦で衛気、中焦で営気を作る。営気は上がって血管に入り、営血となって全身を栄養する。衛気、営血、合わせて精気という。また津液という。栄養素である。

　肺は脾胃で作った精気を循環させる機能を持つ。精気は肝と腎に蓄えられる。腎に蓄えられる精気を陰精と呼ぶ。長期的なスタミナの元であり、また生殖に関係する。

二、運動の原理

　五行の要素間には相生相剋関係がある。これはフィードバックシステムである。『素問』、『霊枢』においては疾病の経過論、予後論に利用されている。

相剋―疾病経過論の例

　風寒の邪気（感染性病原）が人を侵すとき先ず皮毛に宿る。次いで皮毛の合同器官である肺（金）に伝わる。肺から肝（木）に伝わる。肝の障害時には脾胃（土）における精気の生産が悪くなる。脾胃の病では嘔吐下痢により脱水を生ずる。水分の代謝異常は腎（水）を侵す。腎の傷害は血圧亢進や浮腫などにより心不全（火）を起こす。心の傷害は肺の鬱血を生ずる。慢性疾患の場合はこの相剋的関連を繰り返し、病状は悪化の一途をたどることになる。

第四　三才

・天に精（エネルギー）有り、地に形（物質）有り、天に八紀（八風という地域的季節的風系）有り、地に五里有り、故に能く万物の父母と爲《な》る（陰陽応象五）。

三才とは宇宙を構成する三つの要素、天地人である。本書においては主として病因論とその裏返しである養生論に利用されている。『素問』においては三才的医学観として現れる。

医学観→医学の項

第二章　人間

第一　三才的天人相応的人間観

生命は原初の地球において太陽の光と熱のエネルギー（天気）と

地上の物質（地気）により誕生した。人の生はその延長線上にある。これを「人は天地の気を以って生まれる」という。

・人は天地の気を以って生まれ、四時（成長収蔵）の法をもって成る。

・人は地に生まれ命を天に懸く、天地、気を合す、之を命（名づ）けて人と曰う。人能く天地に応ずるは天地が之（人）の父母為《た》ればなり（宝命全形論二五）。

第三章　医学

第一　三才的医学観

・（医の）道は上は天文を知り、下は地理を知り、中は人事を知れば、以って長久なる可し、以って衆庶に教えて疑殆《ギタイ》せず、医道の論篇は後世に伝う可く、以って宝と爲す可し（著至教論七五）。

宇宙論的環境論的医学論である。

第二　五行的医学観

・鍼には天下に懸布（スローガンとして掲げる）する者五有り、黔《ケン》首《シュ》（庶民）は共に餘食《ヨショク》（暖衣飽食）して之を知ること莫《な》きなり、一に曰く、神を治す（精神の安定）、二に曰く、身を養う事を知る（養生の重視）、三に曰く、毒薬の真と爲すことを知る（薬物）、四に曰く、砭石《ヘンセキ》（メス）の小大を制す（鍼灸）、五に曰く、府藏血気の診を知る（生理と病理）（二五）。

疾病地理学（風土と医学）は異法方宜論一二参照

医学の歴史は移精變気論一三、湯液醪醴論一四参照

第四章　形態

第一　人形《ジンケイ》の理論　藏府と経脈

・上古の聖人が人形（人のからだ）を論理（筋道を立てて整理）するや、藏府を列別（解剖）し、経絡（血管）を端絡（対照的に配列、連絡）し、六合（全身）を会通（流通）す（陰陽應象五）。

第二　層状構造

人体は表裏、内外、陰陽の二層から成る。また皮肉筋骨、十二経脈、五藏六府の三層から成る。病は表から裏、外から内に侵入し、慢性化し重症化する。経脈、六府の病は治癒するが、五藏の病の完治は難しい。

第三　五藏　藏器組織は五行によって分類、系統化される。五行の項目参照

・脾は膵藏である（太陰陽明論二九）。

脳は骨に囲まれ、髄の充満した器官である。視力と聴力を司る。頭痛と鼻淵（蓄膿症）を病む。

・髄は脳を以って主に爲す、脳逆す、故に頭をして痛ましむ（奇病論四七）。

・泣涕は脳なり…脳滲みて涕と爲る（解精微論八一）。

精神作用は五藏に分配されている。脳の機能ではない。

第四　経脈と経穴　皮部五六、経絡五七、気穴五九、骨空六十、水熱穴六一参照

第五章　生理（藏象、生理システム、天人相応、生体リズム）

第一　藏象

心　生の本、神の變、
神明これより出づ（高次統合機能、新皮質）

肺　気の本、魄の処（気貯藏）、
治節これより出づ（延髄相当）

腎　主蟄、封藏の本、精の処、
作強の官、伎巧これより出づ（長期スタミナの元）（副腎相当）

肝　罷極《ヒキョク》（疲労と活動・短期スタミナの元）の本、魂の居、
血を藏す、謀慮これより出づ（脳幹、情動中枢）

胆　中正の官　決断これより出づ

脾胃　倉廩の官　五味これより出づ（消化器官）

大腸　伝道の官　変化これより出づ（消化器官）

小腸　受盛の官　化物これより出づ（消化器官）

三焦　決瀆の官　水道これより出づ（リンパ管）

膀胱　州都の官　津液をここに藏す（背兪分布、排尿）（六節藏象九）

第二　生理システム

・天は人を食《やしな》うに五味（栄養）を以ってす、五気は鼻に入り、心肺に藏《こも》る……五味は口に入り、腸胃に藏る、味には藏する所有り、以って五（藏の）気（機能物質）を養う（六節藏象九）。

天人相応　診要経終一六また三才的天人相応的人間観参照

・天温かく日明らかなるときは則ち人血は淖液（サラサラ）として（よく流れ）衛気浮く（神経反射作用活溌）、故に血は瀉し易く気は行き易し、天寒く日陰《くも》れるときは則ち人の血気（血液循環と神経機能）は凝泣《とどこおる》して気沈む（八正神明二六）。

第三　生体リズム

日周リズム

・陽気は一日にして外を主とす、平旦に人気（衛気・交感神経活動）生ず、日中にして陽気隆し、日西して陽気巳に虚し、気門乃ち閉ず（生気通天三）。

月周リズム

・月始めて生ずるときは則ち血気始めて精、衛気始めて行く、月郭空しきときは則ち肌肉減り、経絡虚し、衛気去り、形独り居る（二六）。

年周リズム

・春は天気始めて開け、地気始めて泄《も》る、凍《こおり》解け氷釈け、水行き経通ず、人気は脈（経脈）にあり。
夏は経満ち気溢る、人の孫絡（毛細血管）血を受け、皮膚充実す
長夏は経絡皆盛ん、内は肌中に溢る。
秋は天気始めて収《ひきし》まる、腠理（汗腺）閉塞し、皮膚急引《ひきし》まる。
冬は蓋藏《ガイゾウ》す、血気中（内藏）にあり、内りて骨髄に著き、五藏に通ず（四時刺逆従六四）。

第六章　病理（虚実、病因、病理、他）

第一　虚実

・邪気（病原因子、例・細菌）盛んなるときは則ち実す、精気（抵抗力）奪するときは則ち虚す（通評虚実二八）。

・実とは気が入るなり、気が実するときは熱するなり。虚とは気が出るなり、気が虚するときは寒（冷え）るなり（刺志論五三）。

第二　病因

・夫れ百病の始生するや、皆風雨寒暑（天の変動、気象要件、一部病原微生物）、陰陽喜怒（男女のこと、情動異常）、飲食居処より生ず（日常生活の習慣）（調経六二）。

第三　病理

・夫れ邪（病原菌）の形《からだ》に客《やど》るや、必ず先ず毛皮に舎《やど》る、留まって去らざれば入りて孫脈（毛細血管）に舎る、留まって去らざれば入りて絡脈（静脈）に舎る、留まって去らざれば入りて経脈（動脈）に舎る、内は五藏に連なり、腸胃に散る、陰陽（表裏）倶に感（ショックを受ける）じて五藏乃ち傷る、此れ邪の毛皮より入りて五藏に極まるの次（順序）なり（繆刺論六三）。
皮膚の化膿巣から敗血症に至る経過である。

・風は百病の長なり、其の変化するに至って他病と爲るなり。風の人を傷るやあるいは寒熱と為り、あるいは熱中（胃熱あるいは肝炎）と為り、あるいは寒中（下痢腸炎）と為り、あるいは癘風と為り、あるいは偏枯（脳卒中）と為り、あるいは風と為る…あるいは内《い》りて五藏六府に至る（風論四二）。

・風寒湿の三気雑じり至り合して痺と為るなり、其の風気勝つ者は行痺（急性一過性リウマチ）と為る、寒気勝つ者は痛痺と為る、湿気勝つ者は著痺（リウマチ）と為るなり（痺論四三）。風はウイルス（感冒性）、寒は細菌（溶連菌）、風寒で溶連菌感染症（扁桃炎など）、湿はアレルギー性機転と読みかえるとアレルギー性疾患、リウマチ熱の発生病理の記載となる。

・邪のある所は皆（精気の）不足と爲す。上気不足なれば、脳は之がために満たず、耳は之がために苦鳴し、頭は之がために苦傾し、目は之がために眩（目くらめ）く。中気不足なれば、溲便《ソウベン》（大小便）之がために變じ、腸之がために苦鳴す。下気不足なれば則ち乃ち痿厥《イケツ》心悗《シンバン》す（霊枢口問二八）。

五液　心は汗、肺は涕、肝は涙、脾は涎、腎は唾。

五病　心は噫、肺は咳、肝は語、脾は呑、腎は欠、嚏《テイ》、胃は気逆、噦《エツ》、大腸小腸は泄、下焦は溢れて水と爲る、膀胱は不利なら癃《リュウ》（尿閉性膀胱腫瘤）、不約なら、遺尿、胆は怒。

五労　久視は血を傷《やぶ》る、久臥は気を傷る、久坐は肉を傷る、久立は骨を傷る、久行は筋を傷る。

五并　精気が心に并《ヘイ》（並ぶ）すれば則ち喜ぶ、肺に并すれば則ち悲しむ、肝に并すれば則ち憂う、脾に并すれば則ち畏《おそ》る、腎に并すれば恐る（宣明五気二三）。

第七章　症候

第一　寒熱

・陽虚するときは則ち外寒す、陰虚するときは則ち内熱す。
陽盛なときは則ち外熱す、陰盛なるときは則ち内寒す（調経論六二）。

第二　疼痛

・寒気、経（脈）に入りて稽遅《ケイチ》し、泣《キュウ》（すすり泣くように流れがとどこおる）して行かず、脈の外に客《やど》るときは則ち血（減）少《へ》り、脈の内に客るときは則ち気通ぜず、故に卒然として痛む（挙痛論三九）。

第三　咳嗽

・五藏六府皆人をして咳しむ、独り肺のみに非ざるなり（咳論三八）。

第四　皮肉筋骨の病

・少陰（陽明か）有余、皮痺を病む、隠疹（皮膚発疹）す（四時刺逆従六四）。

・病、肌膚に在れば肌膚盡《ことごと》く痛む、名づけて肌痺と曰う。
病、筋に在れば筋攣《ひきつ》れ節痛む、名づけて筋痺と曰う。

病、骨に在れば骨重くして挙げる可からず、骨髄酸痛す（長刺節論五五）。

第五　経脈の病

・頭痛巓疾《テンシツ》、下実上虚、過（病）は足の少陰、太陽にあり、甚だしきときは則ち腎に入る。
徇蒙招尤《ジュンモウショウユウ》、目冥耳聾《モクメイジロウ》、下実上虚、過は足の少陽、厥陰にあり、甚だしければ則ち肝に入る。

腹満䐜脹《シンチョウ》、支鬲胠脇《シカクキョキョウ》、下厥上冒、過は足の太陰、陽明にあり。

咳嗽上気、厥は胸中にあり、過は手の陽明、太陰にあり。

心煩頭痛、痛は鬲中にあり、過は手の太陽、少陰にあり（五藏生成論十）。

第六　藏府の病

・藏気法時論二二に詳しい記載がある。

第八章　疾病

・傷寒、瘧、風、痺、痿、厥、気象病、季節病など多数の疾患について記載がある。

第九章　診断

第一　診法

・診法は常に平旦を以ってす…気血未だ乱れず、故に乃ち有過の脈を診る可し、
脈の動静を切し、睛明（目の活力）を視、五色を察し、五藏の有余不足、六府の強弱、形の盛衰を視る、此を以って参伍し死生の分を決す（脈要精微論一七）。

・治の要極は色と脈を失うこと無れ（移精變気一三）。

第二　色　六節藏象論九、玉版論要一五参照

第三　脈　（四時、五藏の脈）

・春の脈は弦・夏の脈は鉤・秋の脈は浮（毛）・冬の脈は営（石、

沈)(玉機真藏論一九)。

・肝の脈は弦、心の脈は鈎、脾の脈は代、肺の脈は毛、腎の脈は石(宣明五気二三)。

第四　脈と病症　脈要精微一七、平人気象一八を参照

第五　予後

胃気　平人の常気は胃より稟《う》く…人は水穀を以って本と爲す、人は水穀を絶つときは則ち死す、脈に胃気無きもまた死す(平人気象一八)。

形気　形と気と相得、之を治す可しと謂う、色澤以って浮、之を已み易しと謂う、脈が四時に従う、之を治す可しと謂う、脈が弱以って滑、是れ胃気有るなり、命《な》づけて治し易しと謂う、形(やせ方と体型など)と気(脈や顔色に表れた生命力)と相失す、之を難治と謂う(玉機眞藏一九)。

第十章　治療

第一　歴史

・古の治病は、惟だ移精變気し、祝由《シュクユウ》(お祈り)して已《や》む、今世の治病は毒薬其の内を治し、鍼艾其の外を治す(移精變気一三)。

第二　地理

・砭石《ヘンセキ》はまた東方より来る、毒薬はまた西方より来る。灸焫《ゼツ》はまた北方より来る、九鍼はまた南方より来る、導引按蹻はまた中央より出づるなり(異法方宜論一二)。

第三　原則

・必ず先ず其の形の肥痩を度《はか》り、以って其の気の虚実を調える、実するときは則ち之を瀉す、虚するときは則ち之を補う、必ず先ず其の血脈を去り(刺絡による少量瀉血により局所の循環を正常化する)、而して後に之を調える(虚実)、其の病を問うこと無く、平を以って期と爲す(脈と気のバランスのとれた状態)(三部九候二十)。

第四　補瀉

・瀉には方(はりきった状態)を用う…方とは気の方盛を以ってするなり、月の方満を以ってするなり……。

補には員(ぐずぐずにたるんだ状態)を用う。員とは行くなり、行くとは移なり(八正神明二六)。

第五　経刺　病が経に在れば其の経を治す(三部九候二十)。

繆刺、巨刺は繆刺論六三参照

四時刺(四季の治療法)は診要経終論一六参照

食事療法　藏気法時論二二参照

藏病の治療法　藏気法時論二二参照

第六　刺禁

・熇熇《カクカク》の熱(高熱)を刺す無れ、渾渾《コンコン》の脈(不整脈)を刺す無れ、漉漉《ロクロク》の(脱)汗を刺す無れ(瘧論)。

第七　過誤

・刺して心に中れば一日にして死す、肝に中れば五日に死す、腎に中れば六日に死す、肺に中れば三日に死す、脾に中れば十日に死す、胆に中れば一日半に死す。

跗上を刺して代脈に中り、血出て止まらざれば死す、郄(委中穴)を刺して大脈（膝窩動脈）に中れば人をして仆れて脱色せしむ……（刺禁五二）。

第十一章　養生

第一　道家的養生論

・上古の人、其の道を知る者、陰陽に法《のっと》り、術數に和《かな》う、食飲に節有り、起居に常有り、妄りに労を作《な》さず。
故に形と神と倶《とも》にして盡《つ》き、其の天年を終え、百歳を度《わた》って乃ち去る。

虚邪賊風は、之を避けるに時有り、恬惔虚無なれば真気之に従う、精神内に守れば病は安《いず》くより来らん、是を以って志は閑（静）にして欲を少なくし、心を安（落ち着）かせて懼《ク》（きょろきょろ）せず、形《からだ》は労《つと》むるも倦《つか》れず、気は従って以って順《ととの》い、各々其の欲に従って皆願う所を得、故に其の食を美とし、其の服に任じ、其の俗を楽しみ、高下相慕はず、是を以って嗜欲は其の目を労する能わず、淫邪は其の心を惑わす能わず、愚智賢不肖、物に懼せず、故に道に合す、能く年皆百歳を度って動作衰えざる所以は其の徳全くして危うからざればなり（上古天真一）。

第二部　霊枢略説

第一章　人

第一　定義

人の宇宙論的三才的定義は『素問』宝命全形論二五に記されている。天人相応、生体リズムの理論的根拠となる。

・人は天地の気を以って生じ、四時の法をもって成る。

・人は地に生まれ、命を天に懸く、天地気を合す、之を命（名づ）けて人と曰う。

第二　発生

・人の始めて生ずるや先ず精（受精卵に相当する）を成す、精成りて脳髄生ず、骨は幹と為る、脈は営と為《な》る、筋は網と為る、肉は墻《ショウ》（垣）と為る、皮膚堅くして毛髪長ず、穀（飲食物）胃に入り、脈道（血管神経複合体）以って通じ、血気乃ち行く（血流は循環し神経は流通する）（経脈十）。

・生の来る、之を（陰）精と謂う、両精（精子と卵に相当する）相搏《う》つ、（その結果として人体が誕生する、その人体の統合系）之を神と謂う（本神八）。

・両神（男女の精）相搏ち、合して形を成す、常に身に先だって生ず、之を精と謂う（決気三十）。

第三　類型

人は、それぞれに体質や反応性を異にしている。之を類型という。治療に際してもこれを考慮して、刺鍼の深浅、刺入刺出の徐疾などを決定する。以下の諸篇に記されている。

平人（六、九、三二、四八）、五行分類（陰陽二十五人六四）、陰陽分類（通天七二）、年齢（衛気失常五九）、男女（九、四九、七三）、肥痩（衛気失常五九、逆順肥痩三八）、剛柔（寿夭剛柔六）、勇怯

（論勇五十）、耐性（論痛五三）、社会（王侯、大人、血食、匹夫、根結五、師伝二九）。

第四　人体

人のからだは形と気から成る。形とは形態である。気とはエネルギー、精神、心理、神経、また機能一般を意味する。

『霊枢』における形と気の様相を解剖と生理として以下に述べる。

第二章　解剖

第一　意義と所見

中国古代医学は正確な解剖学と生理学を基礎として構成されている。解剖所見は主として、この『霊枢』に記されている。その状況は以下の通りである。

・夫《そ》れ八尺の士（シ、おとこ）の若《ごと》きは、皮肉此にあり、外は度量切循して之を得可し、其の死するや**解剖**して之を視る可し、其の藏（実質藏器）の堅脆、府（中空藏器）の大小、穀の多少、脈の長短、血の清濁、気の多少……皆大数（標準値）有り（経水一二）。

・解剖所見

計測　身体各部間は骨度一四、経脈（血管神経複合体）の長さは脈度一七

経脈　経脈十、経別一一、経筋一三、背腧五一

藏府　藏府の形、大きさ、容量は腸胃三一、平人絶穀三二

第二　人体は層状構造を持っている。これは疾病の経過、病理の展開、診断、治療や予後の判定に関係する。表の病は初期、急性、軽症で予後良好、裏の病は慢性、重症で予後不良という傾向がある。

二層構造　表、外、陽―裏、内、陰

三層構造　皮肉筋骨　十二経絡　六府五藏

・十二経脈は、内は藏府に属し、外は肢節に絡す（海論三三）。

第三　経脈は血管神経複合体である。

経脈のモデルとしては、西アジアの乾燥地帯に見られるカナートあるいはカーレーズと呼ばれる灌漑水道設備を考えるのが適当と考える。これは地下水道であるが、経脈は血液を通す血管とその外壁に分布する神経系から成る。井戸にあたる所が兪穴である。兪穴は神経終末と毛細血管から構成される。神経によって内藏皮膚反射の反応点となり、血管によってツボ局所の軟化、硬結などの形態的変化を形成する。

・経脈十二は分肉の間を伏行して常には見えず（動脈）……諸脈の浮いて常に見える者は皆絡脈（静脈）なり（経脈十）。経と絡は目で見える構造物である。

・（経脈は）此れ気の大経隧《スイ》（トンネル）なり、経は裏為《た》り、支して横する者を絡と爲す、絡の別を孫（毛細血管）と爲す（脈度一七）。

・營気（化して血と成る）を壅《ヨウ》（ふさぐ）遏《カツ》（とめる）して避ける（外に漏れる）所無からしむ、是を脈と謂う（決気三十）。ここでいう脈とは血管である。

衛気には神経機能がある。衛気は経脈に沿って行く。即ち経脈は血管であるとともに神経である。

・平旦陰尽き、陽気（衛気）は目に出づ、目張るときは則ち（衛気は上って頭に行く、項に循《したが》って足の太陽（膀胱経）を下る……（衛気行七六）。神経系の分布が記されている。

経脈十には十二経脈の経路と罹患時の症状が記されている。

第四　血管系

血管としての経脈は四つある。心経、肺経、胃経、衝脈である。衝脈は腎経と重なる。

この四つの経脈によって人体の血管系の主幹を形成している。

・心経　心中から起こり、心系（大動脈弓）に属す、ここから三つの枝に分かれる。

①（胸大動脈を経て）横隔膜を貫いて腹腔に下り、（上腸間膜動脈となって）小腸に分布する。

②心系から咽喉を挟んで上行し（内頸動脈を経て）目系（視神経）に連絡する。

③心系から逆行して肺にもどり（再び心から鎖骨下動脈を経て）腋の下の上腕動脈から尺骨動脈となって小指の末端に至る（この③が一般に少陰心経として使われている）。

・肺経　肺から肺門部を経て鎖骨下動脈、上腕動脈を通り、橈骨動脈となって親指の末端に至る。

・胃経　外頸動脈領域から始まり、鎖骨下動脈から内胸動脈を分枝し、上腹壁動脈、下腹壁動脈を経て外腸骨動脈に入り、大腿動脈、外側大腿回旋動脈を通って前脛骨動脈から足背動脈となって五指に至る（この三脈は経脈十）。

・衝脈　その（心系から）上る者は（総頸動脈より）頏顙《コウソウ》（鼻咽腔）に出、外は顔面の外頸動脈領域に注ぎ、内は内頸動脈領域を灌漑する。（心系から）下行する者は下行大動脈から腹大動脈に下り、直ちに腎動脈を分枝する。直行枝は総腸骨動脈から気街穴のある外腸骨動脈に出、大腿動脈、膝窩動脈、後脛骨動脈となり、少陰腎経と並行する。後脛骨動脈より足底動脈となって足裏を灌漑する。一部は足背にも及ぶ（逆順肥痩三八、動輪六二）。

第五　五兪穴と原穴

井滎兪経合の五つのツボを五兪穴という（各藏府の疾病時の反応状態、圧痛、硬結、軟化、知覚消失などが現れる）。別に原穴がある。手足の肘関節と膝関節より末梢側に存在する。その位置とそこにおける経気の状態が記されている。九鍼十二原一、本輪二、その治療上の利用法の記述は各所に散在する。

第六　藏府

腸胃三一、平人絶穀三二には口から肛門に至る諸器官の重量と胃腸管の形、大きさ、容量について正確な記載がある。五藏の形態については『難経』の四二難に記されているが、本書にはない。その理由は不明である。しかし両々相まって古代における人体の解剖学的所見を知ることができる。

五藏六府の大小、堅脆と高下、正偏という相対的位置関係については本藏四七に記されている。これは内藏の解剖なくしては記載できない内容を含んでおり、一種の病理解剖学的記事である。

・藏府の胸脇腹裏の内にあるや、匣《コウ》（箱）匱《キ》（櫃）の禁器（大切な宝物）を藏するが若《ごと》きなり……胸腹は藏府の郭《くるわ》なり、膻中《ダンチュウ》は心主の宮城なり、胃は太倉なり、咽喉小腸は伝送なり、胃の五竅《キョウ》（咽門、賁門《フンモン》、幽門、闌門《ランモン》、肛門）は閭里《リョリ》の門戸なり、廉泉、玉英（玉堂）は津液（唾液腺）の道なり、故に五藏六府には各々畔界有り（脹論三五）。

脳　脳は髄の海である（海論三三）。

目系即ち視神経に連なる経脈には心経、肝経（経脈十）、胆経、胃経（経別十一）、膀胱経（寒熱病二一）がある。病症としては狂、癲疾《テンシツ》、目黄、頭目苦痛（二一）、頭痛眩仆《ゲンボク》（衛気五二、八一）などがある。

脳に精神作用のあることは知られていないが、その病症に神経異常のあることは注目に値する。精神魂魄は五藏の藏する所である（衛気五二）。

第七　系

系とは物をぶら下げる紐状の物である。本書には系と名づける構造物が幾つか出てくる。

目系あるいは眼系は視神経である。心系は大動脈弓である。肺系は肺門の諸器官である。即ち気管支、脈管（肺動静脈、気管支動静脈、リンパ管）及び神経より成る索状物である。肝系は門脈である。睾系は精索である。

第三章　生理

第一　真気と穀気

人の生命は、三十億年前の地球上に発生して以来、綿々と受け継がれて来たものであり、また未来に向けて伝承していくものである。この根元的な生命の力を真気という。真気とは充実した生命力を意味する言葉である。

この人体に新たに宿った胎児がその生命を続けていくには真気を補充し、生理を維持していくために、出生後に栄養素の補給を必要とする。この補給すべき栄養素を穀気という。飲食物である。

・真気は天より受ける所にして穀気と併《あわ》せて身を充《み》たすものなり（刺節真邪七五）。

・人の始めて生ずるや、先ず精（授精卵）を成す……（出生後）穀（飲食物）胃に入り、（精気即ち栄養素と血液の通路である経）脈（の）道以って通じ、血（液と精）気（栄養素）乃ち行く（経脈十）。

第二　営衛と三焦

生命の維持、継続のためには栄養と循環が必要である。栄養を担うものが精気であり、循環の主となるものが血液と神経である。この生成は三焦において行われ、その運行は経脈によって担われる。経気（営血と衛気、血と気、血液と神経）を運行推進する物は呼吸である。

心藏の拍動ではない。

営血も衛気も一昼夜、二十四時間に全身を五十回循環する。

ウイリヤム・ハーベイは一六二八年に血液循環の原理を発表した。中国古代医学はその千七百年前に血液の循環することを述べている。

・人は（精）気（栄養素）を穀（物）より受く、穀は胃に入り、以って肺に伝與す、（精気は肺より太陰肺経を経て全身を巡る、これにより）五藏六府は皆以って（精）気を受く、其の清なる者を営と爲し、濁なる者を衛と爲す。営は（経）脈中にあり、衛は脈外にあり、營周してやまず……（営衛生会一八）。

三焦は上焦、中焦、下焦から成る。何れも胸腹腔のリンパ管である。

上焦は上腹腔と胸腔に分布するリンパ管である。胃腸で飲食物から生成されるリンパを衛気（栄養素）という。上焦は衛気を集めて胸腔を上り、上肢のリンパ管に連絡する。衛気は太陰肺経の外側に沿って十二経脈を巡行するリンパである（故にその循環障害により水腫を形成する）が、同時に神経、殊に自律神経としての機能を持つ。故に障害時に不仁（知覚異常）を生ずる。

・衛気の身にあるや……脈に幷んで分肉（筋肉群）に循う……厥気下にあり、営衛留止し、寒気逆上し、真と邪と相攻め、両気相搏ち乃ち合して脹（水腫）と爲る（脹論三五）。リンパ液。

・衛気行かざる時は則ち不仁（知覚異常）と爲《な》る（刺節真邪七五）。体性神経。

・衛気は陰（内藏）を行くこと二十五度（夜を支配、睡眠）、陽（頭と四肢と体俵）を行くこと二十五度（昼を支配、活動）、分かって昼夜と爲す（営衛生会一八）。自律神経。

中焦は乳糜槽と胸管である。営気は乳糜である。胸管を通って左静脈角から鎖骨下静脈に注ぎ込まれ血液に混入する。

・此（中焦）が受ける所の（精）気は糟柏を泌し（搾り）、（搾って集めた）津液（液体）を蒸（留）し、其れを精（純）微（妙な物質）に化し、上って肺脈（血管である）に注ぐ、乃ち化して血と爲り、以って身を奉生す、此より貴きは莫（な）し、故に独り経隧（トンネル、即ち血管）を行くことを得、命じて営気と曰う（営衛生会一八）。

下焦は下腹部のリンパ管である。腸管内の糟柏より吸収されたリンパは下焦のリンパ管を通って膀胱の外壁を通して内腔に注入されて小便となる。残った糟柏は大便になる。即ち下焦は屎尿の生成器官である。古代の人は尿が腎で作られることを知らなかった。

第三　五味と五藏

・穀気に五味有り……水（分）穀（物）胃に入る、五藏六府皆気を胃より稟《う》く、五味は各々其の喜ぶ所に走る、穀味酸は先ず肝に走る、穀味苦は先ず心に走る、穀味甘は先ず脾（膵藏）に走る、穀味辛は先ず肺に走る、穀味鹹《カン》は先ず腎に走る、穀気津液（液状の栄養素）已《すで》に行き、営衛大いに通じ、乃ち糟柏を化して次を以って（順序良く）下る（五味五六）。

第四　経脈と流行

・経脈は血気を行《めぐ》らし陰（内藏）陽（体表）を営《めぐ》り、筋骨を濡《うるお》し、関節を利する所以の者なり（本藏四七）。

・経脈は血を受けて之を営《めぐ》らす。即ち血管である（経水一二）。

・営気の道は穀を入れるを宝と為《な》す、穀胃に入り乃ち肺に伝う、中（内藏）に流溢し、外に布散す、精専なる者は経隧を行き、常に営《めぐ》って已《や》むこと無し、終って復た始まる、是を天地の紀（決まり）と謂う（営気一六）。

・経脈の流行の道は営気一六に記されている。

・経気の運行（血液循環と経脈流通）は呼吸によって行なわれる。

・胃は五藏六府の海なり、其の精気は上って肺に注ぐ、肺気は太陰（肺経）に従って之を行《や》る、其の行くや（呼吸の）息を以って往来す（動輪六二）。

第五　酸素と宗気

酸素発見（一七七四年）以前においては、呼吸の生理についての正確な認識は無理である。

しかし古代の人も鼻を通じて大気の出入りがあり、生命の維持に重要な関係を持つことは知っていた。この呼吸を行う物質を宗気と呼んだ。宗気は飲食物から発生すると記している。酸素の存在を知らなかった古代が考えた仮説的物質である。

・穀胃に入り、其の精微の者は先ず胃の両焦（上焦、中焦）より出て、以って五藏に溉《そそ》ぐ……其の大気の搏《ハク》して行かざる者（宗気）は胸中に積る、命じて気海と曰う、（胸中に積もった大気は）肺より出て、喉咽に循《した》がう、故に呼するときは則ち出、吸するときは則ち入る、天地の精気、其の大數は常に出ること三、入ること一、故に穀（飲食物）が入らざること、半日なるときは則ち気衰え、一日なるときは則ち気少《へ》る（五味五六）。

・五穀の胃に入るや、其の糟柏、津液、宗気は分かれて三隧と為る、故に宗気は胸中に積り、喉嚨《コウロウ》（気管）に出て、以って心脈を貫き、而して呼吸を行なう（邪客七一）。

第六　五藏と六府

・五藏六府、肺は之が蓋為《おおいた》り。

五藏六府、心は之が主《シュ》為《た》り。

肝は将為ることを主る、之をして外を候《うか》がわしむ。

脾は衛為ることを主る、之をして粮《リョウ》を迎えしむ。

腎は外を為《おさ》めることを主る、之をして遠くを聞かしむ（師伝二九）。

肺は大腸に合す、大腸は伝道の府なり。

心は小腸に合す、小腸は受盛の府なり。

肝は胆に合す、胆は中精の府なり。

脾は胃に合す、胃は五穀の府なり。

腎は膀胱に合す、膀胱は津液の府なり。

三焦は中涜《チュウトク》（みぞ）の府なり、水道焉《これ》（これ）より出づ、膀胱に属す。

是れ六府の與合する所の者なり（衛気五二）。

第七　精神と魂魄

人の精神構造

・五藏は精神魂魄を藏する所以の者なり（衛気五二）。

・神（精神の中枢）に随って往来する者、之を魂（視床下部、性欲、食欲、情動）と謂う。

・精（生命の中枢）と并《なら》んで出入する者、之を魄（延髄、呼吸、循環、消化）と謂う。物に任ずる所以の者、之を心《こころ》と謂う、心には憶する所有り、之を意（思い）と謂う、意の存する所、之を志と謂う、志（目標をもった心）に因って変を存す、之を慮（思いめぐらす）と謂う、慮に因って物に処す、之を智（さとり、物の本質を見抜く力）と謂う（本神八）。

・志意は精神を御し、魂魄を収め、寒温に適し、喜怒を和《やわら》げる所以の者なり（本藏八）。

神は精神・高次統合系、魂は情動（皮質下中枢）、魄は肉体的生命機構、精は呼吸、循環、栄養の様な生命維持機構の制御に関係する。

第八　五官と五藏

一、五官

・十二経脈……其の血気皆面に上って其の空竅《クウキョウ》に走る、其の精陽の気、目に走って睛（瞳孔）と為《な》る、其の別気は耳に走って聴（覚）と為る、其の宗気は上って鼻に出《い》で臭（覚）と為る、其の濁気は胃より出で味（覚）と為る（邪気藏府病形四）。

・肺気は鼻に通ず、肺和するときは則ち鼻は能く香臭を知る。
心気は舌に通ず、心和するときは則ち舌は能く五味を知る。
肝気は目に通ず、肝和するときは則ち目は能く五色を弁ず。
脾気は口に通ず、脾和するときは則ち口は能く五穀を知る。
腎気は耳に通ず、腎和するときは則ち耳は能く五音を聞く（脈度一七）。

二、目

・五藏六府の精気皆上って目に注ぎこれが精と為る……筋骨血気の精を裹擷《カケツ》（つつむ）して脈と並んで系（視神経）と為り、上って脳に属し後《うしろ》して項中に出づ（視覚の中枢は後脳にあることを認識していたのか）。

目は五藏六府の精なり、営衛魂魄の常に営ずる所なり、神気の生ずる所なり。

目は心の使いなり、心は神の舎（宿る所）なり（大惑論八十）。

第九　発声器官

・口鼻は気（大気、宗気、空気）の門戸なり（口問二八）。

・咽喉は水穀（飲食物）の道なり、喉嚨は気（大気、宗気）の上下する所以の者なり、会厭《エエン》（声帯）は音声の戸なり、口唇は音声の扇なり、舌は音声の機なり、懸雍垂《ケンヨウスイ》（口蓋垂）は音声の関なり、頏顙《コウソウ》（鼻咽腔）は分気の泄《もれ》る所なり、横骨（舌骨）は神気の使う所にして舌を発することを主る（憂恚無言六九）。

第十　生理システム

諸々の藏府、器官はばらばらに存在するものではなく、協同して一つのシステムを作っている。身体は一つの生理システムである。

・人は気を穀より受く、穀胃に入り肺に搏輿す、五藏六府皆以って気を稟《う》く（営衛生会一八）。

・経脈は血気を行《や》り、陰陽（内外）を営り、筋骨を濡し、関節を利する所以の者なり。

衛気（神経）は分肉を温め（温熱）、皮膚を充たし、腠理《ソウリ》を肥《こや》し

(栄養)、(汗腺の)開闔(開閉)を司どる者なり。

五藏は精神※血気魂魄を藏する所以の者なり(※衛気五二は血気の二字を欠く)。

六府は水穀を化して※津液をやる所以の者なり(※衛気五二は津液を化物に作る)。

志意は精神を御し、魂魄を収め、喜怒を和する所以の者なり(本藏四七)。

・宗気は胸中に積り、喉嚨に出て、以って心脈を貫いて呼吸を行なう。

営気は其の津液を泌し、之を脈に注ぎ、化して以って血と爲り、以って四末を栄じ、内《い》りて五藏六府に注ぐ。

衛気(自律神経)は其の悍気《カンキ》の慓疾《ヒュウシツ》なるものを出だし、先ず四末分肉皮膚の間に行きて休まざる者なり。

昼日は陽(頭と四肢)を行き、夜は陰(内藏)を行く(陰を行くには)、常に足の少陰の分間より五藏六府に行く(邪客七一)。

・上焦は(衛)気を出し、以って分肉を温め、骨節を養い、腠理を通ず。

中焦は(営)気を出すこと露の如く、上って谿谷に注ぎ、孫脈に滲みる、津液和調し、変化して赤く血と爲る、血和するときは則ち孫脈(毛細血管)先ず満ち、溢れて絡脈(静脈)に注ぐ、皆盈《みち》て乃ち経脈(動脈)に注ぐ、陰陽已《すで》に張り、息に因って乃ち行く(癰疽八一)。

下焦は回腸に分かれ、膀胱に注いで滲み入る、水穀は胃中に并居し、糟柏を成して倶に大腸に下る、而して下焦を成し、滲みて倶《とも》に下り、下焦(下腹部リンパ管)に循って膀胱に滲みいる(尿の生成)(営衛生会一八)。

第十一　気の種類

神と精　人体は形と気より成る。形態と機能である。この二つを統合、制御している上位器官が大脳皮質である。神は心にやどり、精は肺にやどる。

人体の気　真気　先天的生命力　正気も近いが若干意味がずれる。
穀気　精気　津液　営衛　宗気―栄養と呼吸―生理活性物質
機能　藏器組織の機能　脈気　藏気(肝気など)また機能物質
鍼灸などの刺激に対する反応性

天地の気　天気　天文気象　寒暑燥湿の推移
地気　地形地理　山川草木、鳥獣虫魚の生態(の人体に及ぼす影響)

病気の気　邪気　虚邪　賊風

第十二　ひげ(陰陽二十五人六四、五音五味六五)、下の引用は六五による。

・衝脈、任脈、皆胞中(子宮)に起こり……唇口に絡す、血気盛んなるときは則ち膚を充たし肉を熱す、血独り盛んなるときは則ち皮膚を澹滲《タンシン》し毫毛を生ず。

・婦人の生、気有余にして血に不足す、其の数々脱血するを以ってなり、衝任の脈口唇を栄せず、故に鬚を生ぜず。

宦者（去勢者）は其の宗筋（陰茎）を去り、其の衝脈を傷《やぶ》り、血瀉して復せず、皮膚内に結ぼれ、唇口栄せず、故に鬚生ぜず。

第四章　病因

病は内より起こる場合と外より生ずる時とがある。外から人体を襲う因子を外因と呼ぶ。これを邪気という。また賊（法則破りの）風、また（人に）虚（をもたらす）邪と呼ぶ。

第一　邪気

病とは正常からの歪みである。この歪みをもたらす者を邪という。牙は食い違いを意味する。邪とは人体に食い違い、歪みを生ずる者の集りである。

・気には真気有り、正気有り、邪気有り……。

真気とは天より受くる所、穀気と倶に身を充たすものなり、正気とは正風なり、一方より来る、（万物を育成する）実風に非ず、また（人に）虚（をもたらす邪）風に非ざるなり……正風は其の人に中《あた》るや浅《あさ》し、合して自ら去る、其の気は来ること柔弱にして真気（抵抗力）に勝つ能《あた》わず、故に自ら去る。

邪気は虚風の人を賊傷するものなり、其の人に中るや深し、自ら去る能わず（刺節真邪七五）。

第二　病因

三才

『素問』、『霊枢』の病因論によれば、百病は天地人三才の変動によって発生する。

・夫れ百病の始生するや、皆、風雨寒暑（天文気象の變）、陰陽（男女）喜怒（情動）（合わせて人事の葛藤）、飲食（栄養）居処（風土の生活習慣）（合わせて地理の相違）より生ず（口問二八）。

なお陰陽を陰気不足、陽気有余とする所もある（玉版六十）。

・風雨虚を襲うときは則ち病は上に起こる（頭は顚疾、胸は欬嗽）。

清湿虚を襲うときは則ち病は下に起こる（腹部は下痢、腹痛、下肢はリウマチ）。

喜怒節せざるときは則ち藏を傷る、藏傷るるときは則ち病は陰に起こる（百病始生六六）。

・邪の人の藏に中るや奈何《いかん》（どうなるか）。

愁憂恐懼《キョウク》は則ち心を傷る。

形（からだが）寒（冷）え、寒（冷たいものを）飲めば則ち肺を傷る。

堕墜する所有り、悪血《オケツ》内に留まる、若しくは大いに怒る所有り、気上って下らず、脇の下に積もるときは則ち肝を傷る。

撃仆《ゲキボク》する所有り、若しくは酔って房に入り、汗出て風に当たるときは則ち脾を傷る。

力を用いて重いものを上げる、若しくは房に入ること度を過ごし（房事過度）、汗出て水を浴するときは則ち腎を傷る。

五藏の風に中るや奈何。

陰陽倶に感じ、邪は乃ち往くことを得（邪気藏府病形四）。

故邪（古傷）

・今屏蔽《ヘイヘイ》を離れず、空穴の中を出でざるに卒然として病む者有り、賊風邪気を離れざるに非ざるなり……此れ皆嘗って湿気に傷らる所有り、血脈の中、分肉の間に藏《こも》り、久く留まって去らず、若しくは、堕墜する所有って悪血内に在って去らず、（以上が故邪、この様な状態の所に）卒然として喜怒節せず、飲食不適、寒温時ならざれば（以上が新邪）腠理閉じて通ぜず、其の開かれて風寒に逢うときは則ち血気凝結し、故《コ》（古い）邪と相襲《かさ》なるときは則ち寒痺と爲る（賊風五八）。

第三　素因

身形の虚

・風雨寒暑（の邪気）は（人体の）虚（抵抗減弱部）を得ざれば、邪は独りにては人を傷《やぶ》る能わざるなり、卒然として疾風暴雨に逢って病まざる者は蓋《ことごと》く虚無きなり……此れ必ず虚邪の風と其の身形（の虚）と両虚相得て乃ち其の形《からだ》に客《やど》る……其の虚邪に中《あた》るや、天の時（の運気、年回り）と其の身形（の虚）に因り、参ずるに虚実を以ってし、大病乃ち成る（百病始生六六）。

健康の条件

・五藏堅固、血脈和調、肌肉解利、皮膚緻密、営衛の行《めぐり》其の常を失わず、呼吸微徐にして（精）気は度（渡）り行く、六府は穀を化し、津液布揚し、各々其の常の如し、故に能く長久なり（天年五四）。

素質

・人の生ずるや、剛有り、柔有り、弱有り、強有り、短有り、長有り、陰有り、陽有り、（六）。

また老壮（一八、五九）、男女、勇怯（五十）、身分（王公、大人、布衣、匹夫、根結五）など、その素質に相違があり、病に対する抵抗、反応が違う。

・人の常に病むこと有るはまた其の骨節、皮膚、腠理の堅固ならざるに因り、邪の舎る所なり、故に常に病と爲るなり（五變四六）。

第五章　病理

第一　侵入

・夫れ百病の始期するや、風雨寒暑より生ず、毫毛に循って、腠理（皮膚汗腺）に入る（五變四六）。

・寒温不適、飲食不節にして病は腸胃に生ず（小鍼解三）。

・人は天地と相参ずなり、日月と相応ずるなり、月満つるときは、……人の血気積り、肌肉充《み》ち、皮膚緻《きめこまか》く、毛髪堅く腠理は郄《ゲキ》、烟《エン》垢著く、是の時に当たり賊風に遇うと雖も其の入ること浅くして深からず、其の月郭空《むなし》きに至れば則ち、……人の血気は虚し、其の衛気は去り、形独り居り肌肉減り、皮膚縦《ゆる》み膲《ショウ》理開き、毛髪残《そこな》われ膲理薄く、烟垢落つ、是の時に当たって賊風に遇うときは則ち其の入ること深く、其の人を病ましむるや卒暴なり（歳露七九）。

第二　抵抗

・身の風に中るや、必ずしも藏を動ぜず、邪、陰経に入るときは則ち其の藏気実す（抵抗力）、邪気は入るも客《やど》る能わず、故に之（邪気）を府に（押し）還《かえ》す、故に陽に中るときは経に溜まり、陰に中るときは則ち府に溜まる（邪気藏府病形四）。

心不病

・心は五藏六府の大主なり、精神の舎《やど》る所なり、其の藏は堅固にして邪は容（入）るる能わざるなり、之を容るるときは心傷る、心傷るときは神去る、神去るときは死す、故に諸邪の心にある者は皆心包絡（心包経）にあり（邪客七一）。

第三　経過

・虚邪の人に中るや皮膚より始む、皮膚緩むときは則ち腠理開く、開くときは則ち邪は毛髪より入る、入れば則ち深きに抵《いた》る……留まって去らざれば伝えて絡脈に舎る……留まって去らざれば伝えて経に舎る……此邪気の外より内に入り、上より下るなり（百病始生六六）。

・大（いなる邪）気の藏に入るは奈何《いか》なるか……

病先ず心（火）に発するときには一日にして肺（金）に之《ゆ》く（火克金）、三日にして肝（木）に之く（金克木）、五日にして脾（土）に之く（木克土）、三日已《や》まざれば死す、冬は夜半、夏は日中

（以下同様に相剋の順に病は伝わる）（病傳四二）。

・朝は人気始めて生じ病気衰う、故に旦（朝）は慧《さとし》、日中は人気長ず、長ずるときは則ち邪に勝つ、故に安し、夕べは人気始めて衰え邪気始めて生ず、故に加わる、夜半は人気藏に入る、邪気独り身に居る、故に甚しきなり（順気一日分爲四時四四）。

第四　転帰

・寒邪、経絡の中に客れば則ち血泣す（血液の循環がとどこおる、凝滞する）、血泣すときは則ち肉を腐らす、肉腐らすときは則ち膿と爲《な》る、膿瀉せざれば則ち筋を爛《ただ》らす、筋爛れれば則ち骨を傷る、骨傷れれば髓消《へ》る・筋骨肌肉相栄せず、経脈敗漏し五藏を薫ず、藏傷る、故に死す（癰疽八一）。

・大（いなる邪）気が藏府に入る者は病まずして死す（五色四九）。

第五　病勢

藏府、器官、組織の機能の盛衰、有余不足また病状の虚実の定義は『素問』に記されている。

第六　病変

奇形、炎症、変性、腫瘤について臨床的記述はあるが、基礎医学的記載はない。

血絡、結絡、血脈の形態は以下の如し。刺絡の対象となる。

・血脈は腧にありて横居し、之を視れば独り澄み、之を切《セツ》すれば独り堅し（九鍼十二原一）。

・その奇邪にして経に在らざる者……血絡是なり……

血絡は盛《もりあが》り、堅く、（ほしいままに）横たわりて赤し、上下して常の処無し、小なる者は鍼（蜘蛛状毛細血管拡張、蜘蛛状毛細血管腫）の如く、大いなる者は筋《すじ》（静脈瘤）の如し（血絡論三九）。

第六章　病症

第一　経脈

経脈第十、経別第十一に経脈の経路、症状並びに治療法が記されている。

第二　五藏

・脈の緩急、大小、滑濇とそれに対応する五藏の病状（邪気藏府病形四）。

・邪、肺に在れば則ち皮膚痛み、寒熱、上気喘を病み、咳は肩背を動ず。

邪、肝に在れば則ち両脇中痛み、寒中、悪血内にあり、行けば善く節を掣す、時に脚腫る。

邪、脾胃に在れば則ち肌肉痛を病む、陽気有余、陰気不足なれば則ち熱中、善飢す、陽気不足、陰気有余なれば則ち寒中、腸鳴、腹痛す。

邪、腎に在れば則ち骨痛み、陰痺を病む、陰痺の者は……腹脹り、腰痛み、大便難、肩背頸項痛み、時に眩《めまい》す。

邪、心に在れば則ち心痛、喜《よ》く悲しむことを病み、ときに眩仆《ゲキボク》す（五邪二十）。

第三　六府

大腸の病は腸中切痛して濯濯として鳴る。

胃の病は腹䐜脹《シンチョウ》、胃脘心に当たって痛む。

小腸の病は小腹痛む、腰脊、睾を控いて痛む。

三焦の病は腹に気満ち、小腹尤も堅し、小便を得ず、窘急《キンキュウ》す、溢れるときは則ち水となる。

膀胱の病は小腹偏腫して痛む。

胆の病は、善く太息し口苦く、宿汁を嘔く（邪気藏府病形四）。

第四　営衛

・営の病を生ずるや、寒熱、少気し、血は上下（吐血、下血）に行く。

衛の病を生ずるや、気の痛み時に来たり時に去る、怫気賁響《フンキフンキョウ》（腹鳴、ガスの貯留）す、風寒腸胃の中に客るなり（腸管が冷える）（壽夭《ジュヨウ》剛柔六）。

第五　季節病

・冬、寒に傷られれば春に癉熱《タンネツ》（消耗性熱病）を生ず。

春、風に傷られれば夏に後泄、腸澼《チョウヘキ》（下痢、腸炎）を生ず。

夏、暑に傷られれば秋に痎瘧《ガイギャク》（マラリア）を生ず。

秋、湿に傷られれば冬に欬嗽《ガイソウ》を生ず（論疾診尺七四）。

第六　雑病

耳（耳鳴り、聾、痛）、目、歯（齲歯）、舌（重舌、舌縦）、喉痺、喘息、腹脹満、煩心、癃《リュウ》などについては本書の諸所にしるされている。

また嗌《のど》乾、喉《のど》痺、歯痛、衄《ジク》、腰痛、頬痛、噦《エツ》、小腹満大、喜怒（雑病二六）、心、肺、腸胃、臂脛、頭（五乱三四）、逆症（六十）、五味論（六三）、発声異常（六九）、風水膚脹、解㑊《カイエキ》、風痹（七四）。

第七章　疾病

癲狂《テンキョウ》二二、厥逆二二、熱病二三（偏枯、痱）、厥病二四、周痺二七、海論三三、脹三五、水脹五七（膚脹、鼓脹、腸覃《チョウタン》、石瘕《セキリュウ》、石水）、癰疽《ヨウソ》（玉版六十）、積（六六）、虫（六八）、鼠瘻《ソロウ》寒熱（七十）、季節病（七四）、刺節真邪七五（喘息、視覚障害、睾丸水腫、精神異常）、瘧《ギャク》（七九）、癰疽八一。

第八章　診断

第一　定義

診断とは単に病名をつけることではない。病に関する一切の事項を判定することである。

病は何処にあるのか、何の経脈、どの藏府にあるのか（病位）、

病理は如何、藏府経脈、血気営衛の動態はどうなっているか（病情）、

病勢はどうか、虚実、新旧、急慢の状況（病勢）、

転帰は如何（予後）、

治療法の選択、

以上の事項を決定するのである。

第二　平人　たいらで傾き（病的偏傾）のないこと

・平人は病まず、病まざる者は脈口人迎四時に應ずるなり、上下相應じて倶に往来するなり、六経の脈結動せざるなり……形肉血気必ず相称《かな》うなり、是を平人という（終始九）。

第三　原理

・二十五人の形、血気の生ずるところ、別《わか》って以て候《うかが》う、外より内を知るには何如にするか（陰陽二十五人、六四）。

・其の外應を視、以て其の内藏を知れば則ち病む所を知る（本藏四七）。

・病の應は大表に見《あらわ》る（史記・扁鵲倉公列伝四五）。

第四　方法

一、脈色証

・其の色を睹《み》、其の目を察し（意識）、其の散復を知る、其の形を一にし、其の動静を聞き、其の邪正（体調）を知る……。

凡そ将《まさ》に鍼を用いんとするときは、必ず先ず脈を診《み》て気（正気の反応性）の劇易を視、乃ち以って治す可し（九鍼十二原一）。

・其の色を視て其の病を知る、命じて明と曰う。

其の脈を按じて其の病を知る、命じて神と曰う。

其の病を問うて其の処を知る、命じて工と曰う。

一を知るは則ち工と為す、二を知るは則ち神と為す、三を知るは則ち神にして且つ明なり（邪気藏府病形四）。

・色青き者は其の脈弦なり。

　赤き者は其の脈鈎なり。

　黄なる者は其の脈代なり。

　白き者は其の脈毛なり。

　黒き者は其の脈石なり。

其の色を見て其の脈を得ず、反って其の相勝の脈を得るときは則ち死す。

其の相生の脈を得るときは則ち病已む。

・先ず其の五色五脈の應を定め、其の病乃ち別つ可し……。

色脈已《すで》に定まる……其の脈の緩急小大滑濇を調えて病變定まる（邪気藏府病形四）。

二、脈診一

本書の脈診は人迎脈口（寸口）診だけで他の脈診法はない。
・人迎脈口診（終始九）、人迎寸口診（禁服四八）。

三、脈診二

・其の脈口を持って其の至るを数えるなり、五十動にして一代せざる者は五藏皆気を受く、四十動一代の者は一藏気無し、三十動一代の者は二藏気無し、二十動一代の者は三藏気無し、十動一代の者は四藏気無し、十動に満たずして一代する者は五藏気無し、之を短期に（死亡することを）予（想）す……之を短気に予する者は乍《たちま》ち數《サク》乍ち疎なり（根結五）。
・其の脈口を切《セツ》し滑小緊以って沈なる者は病益々甚だしく中に在り。
人迎の気、大緊以って浮の者は其の病益々甚だしく外に在り。

其の脈口浮滑の者は病日に日に進む。

人迎沈にして滑の者は病日に日に損《そこ》なう。

其の脈口滑にして沈の者は病日に日に進み内に在り。

其の人迎の脈、滑盛にして浮の者は其の病は日に進む。

病藏に在りて沈にして大の者已み易し、小は逆と爲す。

病が府に在り、浮にして大の者は其の病已み易し。

人迎盛堅の者は寒に傷らる、気口盛堅の者は食に傷らる（五色四九）。

四、尺診

・余は色を見、脈を持すること無く、独り其の尺を調《しら》べ以って其の病を言い、外より内を知らんと欲す、之を爲《な》すには奈何《いか》にするか（診尺論疾七四）。

五、証　症状である。

各藏府器官に特有の症状がある。その症状から逆算して病位を推定することができる。
・経脈　　経脈十　経別一一
・経筋　　経筋一三
・五藏の病　五邪二十
・六府の病　邪気藏府病形四　四時気一九

六、外形よりの判断

・肺は之（五藏六府）が蓋爲《おおいた》り、巨肩陥咽、候は其の外に見（現）る。
心は之が主爲り、缺盆は之が道爲り、䯏骨《カッコツ》有余、以って𩩲骬《カッコウ》（剣状突起）を候う。

肝は之が将爲ることを主る、之をして外を候はしむ、（その）堅固を知らんと欲するときは目の小大を視よ。

脾は衛（気）を爲ることを主る、之をして糧を迎えしむ、唇の好悪を視よ。

腎は外を爲《おさ》めることを主る、之をして遠くを聴かしむ、耳の好悪を視よ。

以って其の性（状）を知る。

六府は胃之が海爲り、骸広く、頸大きく、胸張り、五穀乃ち容る（胃が大きい）。

鼻隧《ビスイ》（鼻道）以って長きは以って大腸を候う。

唇厚く人中長きは以って小腸を候う。

目の下（眼瞼）果大なれば其の胆横たわる。

鼻孔外にあるは膀胱漏泄《もれ》る。

鼻の中央起こるは三焦乃ち約《しま》る。

此れ以って六府を候う所以（方法）なり。

（顔の）上下（が）三等（分）なるものは藏は安（定）しており、（機能も）良（好）なり（師伝二九）。

七、五色（顔色）

・赤色小理（肌理）の者は心小、白色小理の者は肺小、青色小理の者は肝小、黄色小理の者は脾小、黒色小理の者は腎小（本藏四七）。
・五（藏の）色の見《あらわ》れるや其の色部（五藏の該当部位）に出づ。
五色には各々藏の部有り、外部有り、内部有り、色の外部より内部に走る者は其の病外より内に走る、其の色内より外に走る者は其の病内より外に走る（五色四九）。
・青黒は痛みと爲す、黄赤は熱と爲す、白は寒と爲す（四九）。
・沈濁は内と爲す、浮澤は外と爲す、黄赤は風と爲す、青黒は痛みと爲す、白は寒と爲す、黄にして膏潤は膿と爲す、赤の甚だしきは血と爲す……五色各々其の部に見わる、其の浮沈を以って浅深を知る、其の澤夭を察して以って成敗を観る、其の散摶を察して遠近を知る、色の上がり下がりを視て病處を知る（四九）。

八、五官

・鼻は肺の官なり……肺病む者は喘息して鼻張る。
目は肝の官なり……肝病む者は眦青し。

口唇は脾の官なり…脾病む者は唇黄ばむ。

舌は心の官なり……心病む者は舌巻き短く顴赤し。

耳は腎の官なり……腎病む者は顴と顔と黒し（五閲五使三七）。

九、面部

・五藏六府肢節の（面部における）部位については五色四九に詳しい。
・何を以って皮肉、血気、筋骨の病を知るか。
色が両眉の間に起こって薄澤の者は病は皮にあり。

唇の色、青黄赤白黒の者は病は肌肉にあり。

営気の霈然《ハイゼン》（潤う）たる者は病は血気にあり。

目の色、青黄赤白黒のものは病は筋にあり。

耳焦げ枯れる（肌荒れて痩せた）者は病は骨にあり（衛気失常五九）。

十、予後

・余聞く、形に緩急有り、気に盛衰有り、骨に大小有り、肉に堅脆有り、皮に厚薄有り、其の以って壽夭《ジュヨウ》を立つるには奈何にするか、形と気と相任ずるときは則ち壽、相任ぜざるときは則ち夭……血気経絡、形に勝つときは則ち壽、形に勝たざる時は則ち夭（壽夭剛柔六）。
・形充（実、み）ちて皮膚緩なる者は則ち壽、皮膚急なる者は則ち夭。
形充ちて脈堅大の者は順なり、……脈小以って弱の者は則ち気衰う、衰えるときは則ち危し……此れ天の生命、形を立て気を定めて壽夭を視る所以の者なり、必ず此の立形定気を明らかにし而して後に病人に臨み死生を決す。

・墻基《ショウキ》卑《ひく》く、高さが其の地に及ばざる者（頬肉が落ちて骨ばっている）は三十に満たずして死す、其の因って疾を加える者は二十に及ばずして死す。

・平人にして気が形に勝つ者は壽、病んで形肉脱し、気が形に勝つ者は死す……（以上六）。

壽中百歳の人相。

・五官已に辨《べん》じ、闕《ケツ》（眉間）庭（顔）必ず張り、乃ち明堂（鼻）立つ、明堂は広大にして蕃《ハン》（頬側）蔽《ヘイ》（耳門）外に見《あらわ》れ、方壁（耳垂）高基にして引き垂れて外に居る、五色乃ち治まり平博広大なれば壽は百歳に中る（五閲五使三七）。

・鼻……眉間……顔……頬側……耳門、其の間が方大ならんことを欲す、之を去ること十歩にして皆外に見る、是の如き者は壽必ず百歳に中る（五色四九）。

・形と色と相得る者は富貴大楽なり（陰陽二十五人、六四）。

十一、脈色

・脈色による予後の判定は五色四九に記載がある。

十二、卒死（急死）

・人、病まずして卒死するは何を以って知るか……大（いなる邪）気が藏府に入る者は卒死す。

病が小愈して卒死する者は何を以って知るか……。

赤色が両顴に出て、大きさが母指の如き者は、病が小愈すと雖《いえど》も必ず卒死す。

黒い色が顔に出て、大きさが母指の如き者は、必ず病まずして卒死す（五色四九）。

十三、年忌

・七歳、十六歳、二十五歳、三十四歳、四十三歳、五十二歳、六十一歳、皆人の大忌なり。

十四、逆証

・腹張り、身熱し、脈大は一の逆なり。

腹鳴して満ち、四肢清（冷）え、（大小便を）泄《もら》し、其の脈大は二の逆なり。

衄《ジク》して止まず、脈大は三の逆なり。

咳して溲《ソウ》（小便）血（血尿）し、形を脱し、脈小動は四の逆なり。

咳して形を脱し、身熱し、脈小以って疾は五の逆なり。

是の如き者は十五日を過ぎずして死す（玉版六十）。

十五、各論

・膿已に成れば十死に一生なり（玉版六十）。

第九章　治療

第一　方針

・凡そ刺の道は気調って止む（終始九）。

・用鍼の類は調気にあり（刺節真邪七五）。

・凡そ刺の法必ず其の形と気を察す（九）。

・膏、肉、脂……必ず先ず其の三形の血の多少、気の清濁を別ち而して後に之を調う（五九）。

・用鍼の理は必ず形と気の所在、左右上下、陰陽表裏、血気の多少、行の逆順、出入の合を知り、過有るを謀り伐つ（七三）。

・用鍼の服には必ず法則有り、上は天の光を視、下は八正（の風）を司（伺）い、以って奇邪を辟（避）く、而して百姓を視て虚実を審《つまび》らかにし、其の邪を犯すこと無かれ（七三）。

・工（医師）の鍼を用いるや、気の所在を知り、其の門戸を守る、調気と補瀉のある所と取る所の処を明らかにする（七三）。

・用鍼の要は其の神を忘れること無かれ（七三）。意識の清濁と精神、心理の安定。

・凡そ鍼を用いる者は審《つまびら》かに病人の態を視、以って精神魂魄の存亡得失の意を知る、五（藏の藏する精神魂魄志意）者已に傷《やぶ》れれば鍼は以って之を治す可からざるなり（本神八）。

第二　手順

・此の諸病を治するには盛んなるときは則ち之を瀉す、虚するときは則ち之を補す、熱するときは則ち之を疾《はや》くす、寒（冷え）るときは則ち之を留む、陥下するときは則ち之に灸す、不盛不虚は経を以て之を取る（名づけて経刺と曰う、四九）（経脈十）。

第三　心得

・深く（どっしりと）静かな処に居し（腰を据え）、（病人の精）神の往来を占う、戸を閉じ牖《ヨウ》（窓）を塞ぎ、魂魄を散さず、意《おもい》を専らにし神を精気の分に一にす、人の声を聞くこと無く以って其の精を収《ひきし》む、必ず其の神を一にし志を鍼に在らしむ、浅くして之を留め、微にして之を浮かべ、以って其の神を移し、気至って休む、男は内、女は外（を慎む）、（男は）堅く拒んで出づること無かれ、（女は）謹んで守って内《い》れること無かれ、是を得気という（終始九）。

・刺の大約は必ず明らかに病の刺す可きと未だ刺す可からずと其の已に刺す可からざるとを知ることなり（逆順五五）。

第四　手段

一、種類

・余は九鍼を夫子に聞く、而れども私（ひそか）に諸方を覧《み》るに、導引、行気、蹻摩、灸、熨《ウツ》（ひのし）、刺、焫《ゼツ》（焼く）、飲薬有り、之が一を独り守る可きか、将《はた》盡《ことごと》く之を行うか……諸方は衆人の方なり、一人の盡く行う所に非ざるなり（病傳四二）。

・凡そ刺の要は官鍼最妙なり、九鍼の宜しきは各々爲す所有り、長短大小、各々施す所有り、其の用を得ざれば病は移す能わず（官鍼七）。

・九鍼とは鍼の形と適用を異にする九つの鍼をいう。その詳細については九鍼十二原一、九鍼論七八に記載されている。

・薬熨《ヤクイ》については壽夭剛柔六に具体的な処方と使用法が記されている。

二、食事療法（五味五六）

五宜

・黄色は甘に宜し、脾病む者は宜しく秔米《コウマイ》（うるち）の飯、牛肉、棗《ナツメ》、葵《アオイ》（皆甘し）を食すべし。

赤色は苦に宜し、心病む者は宜しく麦、羊肉、杏、薤《カイ》（らっきょう）（皆苦し）を食すべし。

黒色は鹹《カン》に宜し、腎病む者は宜しく大豆横巻（もやし）、猪肉、栗、藿《カク》（豆の葉）（皆鹹なり）を食すべし。

青色は酸に宜し、肝病む者は宜しく麻、犬肉、李、韭《キュウ》（韮、にら）（皆酸し）を食すべし。

白色は辛に宜し、肺病む者は宜しく黄黍《きび》、鶏肉、桃、葱（皆辛し）を食すべし。

三、説得療法

・王公、大人、血食の君は驕恣《キョウシ》にして人を軽《かろ》んじ能く之を禁ずること無し、之を禁ずれば其の志に逆《さから》う、之に順えは其の病を加う、之に便するには奈何にするか、人の情、死を悪《にく》んで生を楽しまざる無し、之に告げるに其の敗を以ってし、之に語るに其の善を以ってし、之を導くに其の便する所を以ってし、之を開くに其の苦しむ所を以ってすれば、無道の人有りと雖《いえど》も悪《いずくん》ぞ聞かざる者有らんや（師傅二九）。

四、祝由《シュクユウ》（おはらい）賊風五八に記載がある。

五、手技

・凡そ刺の理は経脈を始と為す、其の行く所（経絡）を営《めぐ》り、其の度量（長さ）を知る、内は五藏を刺し、外は六府を刺す、審《つまび》らかに衛気を察し、百病の母と為す、其の虚実を調えれば虚実乃ち止む、其の血絡を瀉せば血盡《ツ》くるも危うからず（禁服四八）。

六、補瀉　具体的な手技は『素問』（八正神明二六）参照

・迎えて之を奪う者は瀉なり、追って之を済《すく》う者は補なり（小鍼解三）。
・必ず五藏の病形（症状）を審にし以って其の気の虚実を知り、謹んで之を調えるなり（本神八）。
・其の不足を補い、其の有余を瀉し、其の虚実を調え以って其の道を通じて其の邪を去る（邪客七一）。

七、四時刺

・春は経脈、諸滎《ケイ》、大経分肉の間を取る、甚なる者は深く之を取る、間なる者は浅く之を取る。
夏は諸腧《シュ》（兪）孫絡、肌肉皮膚の上を取る。

秋は諸合《ゴウ》を取る、余は春の法の如くす。

冬は諸井《セイ》、諸腧の分を取る、深くして之を留めんと欲す（以上五愈穴を取る）。
・此れ四時の序、気の処《お》る所、病の舎《やど》る所、藏の宜しき所なり（本輸二）。
・春気は毛に在り、夏気は皮膚に在り、秋気は分肉に在り、冬気は筋骨に在り、此の病を刺す者は其の時を以って斉（刺激量）と為す（終始九）。

八、五藏

・邪、肺に在り……之を膺中《ヨウチュウ》の外腧（中府）、背の三節、五藏の傍ら（肺兪）に取る、手を以って疾く之を按じて快然たれば乃ち之を刺す、缺盆（鎖骨上窩）の中に取って之を越す。
肝に在り……之を行間に取って脇下を引く、三里を補って胃中を

温む、血脈を取って悪血を散す（刺絡）、耳の間の青脈を取って
其の掣《セイ》（痙攣）を去る。
脾胃に在り……皆三里に調う。
腎に在り……之を涌泉、崑崙に取る、血有る者を視れば盡《ことごと》く之を
取る。
心に在り……有余不足を視て之を其の輪に調う（五邪二十）。

九、藏府

・頭……之を天柱、大杼に取る、知らざれば足の太陽の滎輸に取
る。
肺……之を手の太陰の滎、足の少陰の輸を取る。
心……之を手の少陰、心主の輸に取る。
腸胃…之を足の太陰、陽明に取る、下らざれば之を三里に取る。
臂足…之を取るには先ず血脈を去る（刺絡）、後に其の陽明、少
陽の滎輸を取る（五乱三四）。

十、三刺　三刺するときは則ち穀気出づ

・先ず浅く刺し皮を絶つ、以って陽邪を出す、再び刺すときは則ち
陰邪を出すとは、少しく深さを益し、皮を絶って肌肉（皮下組織）
に致す、未だ分肉の間に入らざるなり、已に分肉の間（筋肉組織）
に入れば則ち穀気出づ。

十一、五刺　刺に五有り、以って五藏に應ず。

一に曰く、　半刺、　浅く内れて疾《はや》く鍼を抜く、鍼は肉を傷ること
無れ、毛を抜く状の如くす、以って皮気を取る、此れ
肺の應なり。
二に曰く、　豹文刺、左右前後、鍼の（血）脈に中るを故（決り）
と為す、以って経絡の血を取る者、此れ心の應なり。
三に曰く、　関刺、（真っ）直ぐに左右に盡（悉）く筋の上を刺す、
以って筋痺を取る、慎んで血を出すこと無れ、此れ
肝の應なり。
四に曰く、　合谷刺、左右に鶏足（の後に蹴る如くに）し、分肉の
間を刺し、以って肌痺を取る、此れ脾の應なり。
五に曰く、　輸刺、直入直出、深く之を内れ骨に至る、以って骨痺
を取る。此れ腎の應なり。

十二、九刺　刺に九有り、以って九變《キュウヘン》に應ず。

一に曰く、　輸刺、　諸経の滎《ケイ》、輸、藏腧を刺すなり。
二に曰く、　遠道刺、病が上に有るときは之を下に取る、府腧を刺
すなり。
三に曰く、　経刺、　大経の結絡、経（脈の）分を刺すなり（不盛
不虚は経を以って取る）。
四に曰く、　絡刺、　少絡の血脈を刺すなり。
五に曰く、　分刺、　分肉の間を刺すなり。
六に曰く、　大瀉刺、大膿を刺すに鈹鍼（メス型の鍼）を以ってす
るなり。
七に曰く、　毛刺、　浮痺（浅い痺れ）の皮膚を刺すなり。
八に曰く、　巨刺《コシ》、　左は右に取り、右は左に取る（左右の反対側
に取穴する）。
九に曰く、　焠刺《サイシ》、　燔鍼《ハンシン》（焼き鍼）を刺して則ち痺《しび》れを取るなり。

十三、十二刺　刺に十二節有り、以って十二経に應ず。

一に曰く、偶刺、手を以って心若しくは背に直《あ》て痛む所に直て、一つは前（胸）を刺し、一つは後（背）を刺す、以って心痺（狭心症）を治す、此れを刺す者は之を傍鍼するなり。

二に曰く、報刺、痛みの常処無き（移動する）ものを刺すなり、上下に行く者なり、（真っ）直ぐに内《い》れて鍼を抜くこと無く、左手を以って病む所に随って之を按じ、乃ち鍼を出して復た之を刺すなり（報とは報復の意で、刺鍼を反復することである）。

三に曰く、恢刺《カイシ》、（真っ）直ぐに刺して之を傍（横に寝かせる様）にし、之を前後に挙げる、以って筋痺（筋肉リウマチ、筋痛）を治すなり。

四に曰く、斉刺、直入一、傍入二、以って寒気の小深の者を取る、あるいは三刺と曰う、三刺とは痺気の小深の者を取るなり。

五に曰く、揚刺、正しく（真っ直ぐ）内れること一、傍らに入れること四、而して之を浮かせ以って寒気の博大の者を取るなり。

六に曰く、直鍼刺、皮を引いて之を刺す、以って寒気の浅《あさ》き者を治すなり。

七に曰く、輸刺、直入直出し、稀に鍼を発《ハッ》（はじく様にする）し、而して之を深くし、以って気盛んにして熱する者（局所性の炎症性病変、化膿する前）を治すなり。

八に曰く、短刺、骨痺を治す、稍揺すって之を深くし、鍼を骨の所に致し、以って上下して骨を摩するなり。

九に曰く、浮刺、傍らに入れて之を浮かし以て肌急（ひきつれ）れて寒（冷え）る者を治すなり。

十に曰く、陰刺、左右率（ソツ、すべ）て之を刺す、以って寒厥を治す。寒厥に中るは足の踝後の少陰なり（足の少陰の厥）。

十一に曰く、傍鍼刺　直鍼、傍鍼各々一、以って留痺の久く居る者を治すなり。

十二に曰く、賛刺、直入直出、数々《しばしば》鍼を発して之を浅くして血を出す、之は癰腫を治すを謂うなり。

十四、繆刺　本書には依るべき記載はない。『素問』の繆刺論六三参照

十五、血絡刺

・宛陳なるときは則ち之をのぞくとは血脈を去るなり（小鍼解三）。

・血脈は盛《もりあが》って堅く、（ほしいままに）横たわり、赤し、上下して常処無し、小なる者は鍼（毛細血管腫）の如く、大なる者は筋《すじ》（静脈瘤）の如し、則《ソク》（ピタリと脈に鍼を接触）して之を瀉せば万全なり（血絡論三九）。

・其の経絡（静脈）の（血液が）凝濇《ギョウショク》（凝り渋り）を切循《セッジュン》（撫でさすり）す、結《むす》ぼれて流れぬ者は、此れ身において皆痛痺を為す、甚だしき者は（血が）行《めぐ》らず、故に凝濇するなり、凝濇する者は

気を致して之を温む、血和すれば乃ち止む（軽快する）、其の結ぼれて血和せざる者は之を決《ケツ》（切り開く）すれば乃ちに行く（陰陽二十五人、六四）。

・厥（手足の冷え）を治す者は必ず先ず熨《ひのし》して（温め）経脈（血管）を調和す、火の気が已に通ずれば血脈乃ち行く。

厥足の下にあり……脈中の血、凝って留止す（とまる）、之を火にて調えざれば之を取る（治療する）能わず（刺節真邪七五）。

・刺絡に対する人体の反応の様子は血絡論三九に詳しい記載がある。

第五　禁忌

一、原則

・凡そ刺の禁、新内（房事のすぐ後には）刺す無かれ、新刺（刺鍼したら）内する無かれ、新怒（怒っている時は）刺す無かれ、新労（働き疲れた後には）刺す無かれ、已に（のどがカラカラに）渇くときは刺す無かれ、大いに驚いたり大いに怒るときは、必ず其の気（持）を（安）定させて乃ち之を刺す、車に乗って来た者は臥《ガ》（横に）して之を休ませ、食頃（一回食事をする程の時間）の如くして乃ち之を刺す、出行（歩行）してきた者は坐《すわ》らして之を休ませ、十里（四千メートル）頃《ばかり》を行く如くにして、乃ち之を刺す。

凡そ此の十二禁の者は、因って（この様な状態で）此を刺せば陽病は陰に入り、陰病は出て陽と為る、則ち邪気また生ず、粗工（藪医者）は察すること勿《な》し、是を伐身と謂う（終始九）。

二、五奪

・一、形肉已に脱す、二、大脱血の後、三、大汗出の後、四、大泄（嘔吐下痢）の後、五、新産（出産）及び大血の後、此れ皆瀉す可からず。

三、五逆

・刺に五逆有り……病と脈と相い逆す、命じて五逆と曰う。

・一、熱病で脈静、汗出で已《おわ》って脈盛躁、二、泄（下痢）を病んで脈洪大、三、著痺（リウマチ）移らず、䐃肉《キンニク》（大きい筋肉）破れ、身熱し、脈偏絶、四、淫（乱）して奪形（やせ細り）、身熱、色夭然として白し（貧血）、及び後（尻）より血衃《ケッパイ》（血の塊り）を下す、五、寒熱で奪形、脈堅く搏《う》つ（五禁六一）。（此れは手を着けてはいけない）

第六　過誤

・灸して此（適度）を過ぎる者は悪火を得、則ち骨枯れ脈濇《ショク》（不整脈、渋）る。

刺して此を過ぎる者は則ち気を脱す（経水一二）。

・刺して逆順を知らざれば、真（気）と邪（気）と相い搏つ。

満ちて之を補えれば則ち陰陽四（方）に溢れ、腸胃郭（廓、腹腔）に充ち、肝肺内䐜し、陰陽相錯す。

虚して之を瀉すれば則ち経脈空虚となり、血気竭《ケツ》（尽きる）枯し、腸胃懾《ショウ》（寄り添う）辟《ヘキ》（片寄る）す、皮膚は薄著（痩せてひっつく）し、毛腠《モウソウ》（毛や肌理）夭膲《ヨウショウ》（やつれる）し、之に死期を予《あた》う（根結五）。

第七　批判

・余は小鍼を以って、細物と為すなり……能く生人を殺すも死人を起こすこと能わず……余は之を聞くときは則ち不仁と為す、然して願わくは其の道を聞くも、人に行わず（玉版六十）。

第十章　養生

・智者の生を養うや、必ず四時に順って寒暑に適《かな》い、喜怒を和《やわら》げて居処（日常生活）に安んず、陰陽を節（制）して剛柔を調う、是の如きときは則ち邪辟至らず、長生久視す（本神八）。

第十一章　医工

第一　伝授

・雷公、黄帝に問うて曰く、細子、業を受けて九鍼十二原に通ずるを得たり、旦暮に之に勤服す、近き者は編絶え、遠き者は簡垢づく、然れども尚諷誦して置かず、未だ盡《ことごと》くは意を解せず……細子、其の後世に散って子孫に絶えることを恐る、敢えて問う、之を約するには奈何にするか。

黄帝曰く、善きかな問うや、此れ先師の禁ずる所にして坐して私（ひそか）に之を伝う、臂を割《さ》き血を歃《すす》るの盟《ちかい》なり、子若し之を得んと欲せば何ぞ斎（戒）せざる、雷公再拝して起こって曰く、請う命を是に聞かん、乃ち斎宿三日にして請うて曰く、敢えて問う、今日正陽、細子願わくは盟を受けん、黄帝乃ち與《とも》に倶に斎室に入り、臂を割き血を歃る、黄帝親しく祝って曰く、今日正陽血を歃《すす》って方を伝う、敢えて此の言に背くこと有らば反って殃《わざわい》を受けん、雷公再拝して曰く、細子之を受けん、黄帝乃ち左に其の手を握り、右で之に書を授けて曰く、之を慎め、之を慎め、吾、子のために之を言わん（禁服四八）。

・其の人を得れば乃ち伝う、其の人に非ざれば言うこと勿《なか》れ（官能七三）。

第二　習道　誦解別明彰の習道有五については『素問』の著至教論篇七五参照

第三　上工

・上工は其の未だ生ぜざる者を治す、其の次は（病勢の）未だ盛んならざる者を刺す、其の次は其の已に（病勢の）衰える者を刺す、下工は其の方《まさ》に襲わんとする者を刺す、其の形（症状）盛んなる（劇症の）者を刺す、其の病と脈と相逆する者（予後不良）を刺すなり……故に曰く、上工は未病を治す、已病《イビョウ》を治せず、と（逆順五五）。

第四　倫理

・余は先師に聞く、心に藏する所有り、方に著せず、余は聞いて之を藏し、則《のっと》って之を行い、上は民を治し、下は身を治せん、百姓をして病無く、上下和《なご》み親しみ、徳澤下に流れ、子孫に憂い無く、後世に伝えて終る時無からしめん（師傅二九）。

九針十二原　第一

本篇には以下の諸事項が述べられている。

第一　鍼経作成の目標

病人に負担のかからない様に、毒薬や砭石《ヘンセキ》（手術用のメス）を使用しない。

微鍼を以って経脈を通じ、血気を調える。

この鍼の理念を達成するために、わかりやすく、使いやすい教科書を作る。

これが本篇作成の目標である。

第二　鍼道即ち刺鍼の要諦は血気の動態を把握して、これに正確に対応することである。形式にとらわれてはいけない。刺鍼、抜鍼の速度も要件の一つである。

この項の内容は『素問』の離合真邪論篇第二十六と関係がある。要参照。

第三　補瀉の意義と手技

持鍼の道として、治療を行なうにあたっての心得を記す。

血脈（血絡、血絡、蜘蛛状毛細血管拡張、静脈瘤）の存在する場所と形態が記されている。刺絡の対象となる病変である。

第四　九鍼

鍼の九つの種類について、その名称、大きさ、長さ、及びどういう時に使うかという適応が記されている。本書の九鍼論第七十八と補完的関係にある。

第五　刺鍼の深度

病変を起こす邪気が何処に存在しているか、それによって刺鍼の深度も決まってくる。その相互関係を間違えると医療過誤を起こす。その注意を記す。『素問』の刺要論篇第五十と刺斉論篇第五十一を参照。

第六　得気の状況

刺鍼の効果が表れることを気至るという。その状況は風で雲が吹き払われ、蒼天が現れる様だという。

第七　五兪穴　井滎兪経合

名称とそこで気がどの様な状況にあるか、気のあり方を記している。本書の根結第五に関連する文章がある。

第八　診療

診察の要点は脈と色と目をよく診て、病人の気の動静を知ること。

さらに治療の方法と誤治について注意している。

第九　原穴

五藏六府にはその経脈上に原穴がある。五藏の原穴の名称が記されている。

併せて五藏の陰陽の濃度の多少が述べられている。

第十　自信

治療とは刺《とげ》を抜き、汚れを拭き取る様なものである。必ず治癒させることができる。できないという者は技術が未熟なのだ。医師たちの自信が表白されている。

第十一　陰陵泉と陽陵泉の使い分けを述べてある。

第一章

一　黄帝問於岐伯曰
余子萬民、養百姓、而收其租税
余哀其不給※而屬有疾病

黄帝《コウテイ》、岐伯《キハク》に問うて曰く
余は万民を子とし、百姓を養い、其の租税を収む
余は其の給せずして疾病有るに属《つ》くを哀れむ

【注】　**○給**　衣食の不足を充足すること。しかし「養百姓」での問題はすんでいる。ここは病の話であるから、校正にある様に「終」とした方が通りがよい。**○百姓**　ヒャクセイ。もと血族のこと。ここは庶民の意味。**○屬**　帰属である。その範囲に入っていること。また付着。ここは病気になるという状態にあることをいう。連属とする解釈には従い難い。

※給　『太素』巻二十一、九鍼要道は「終」に作る。訳文はこれに従う。

【訳】　黄帝が岐伯に質問していう。
私は万民を我が子の様にいつくしみ、多くの部族を養って衣食と平安を保証し、そのために租税を徴収している。しかしながらその人民が天寿を全うしないで生涯を終り、病気にかかることを可哀そうに思っている。

二　余欲勿使被毒藥
無用砭石
欲以微鍼通其經脈
調其血氣
營其逆順出入之會

余は毒薬を被らしむること勿《な》く、
砭石《ヘンセキ》を用いること無《な》からしめんと欲す
微鍼を以て其の経脈を通じ
其の血気を調《ととの》え
其の逆順出入の会を営じ

令可傳於後世　　後世に伝う可《べ》からしめんと欲す

【訳】私は、病気を治すのに、苦い薬を飲んだり、おできの治療に石で作ったメスで切開する様な、苦痛をともなう治療法を使わないようにしたい。

そこで細くて小さい鍼によって、経脈即ち血管神経複合体の流通を良くし、血液や神経の機能がバランスを失わない様に調節し、経脈や血気が往来、出入して、その機能状況が反映される場所であるツボ（兪穴また経穴）を適切に運営したいと思う。

そしてこの優れた方法を後世に伝え（人々の医療、福祉に役立つようにし）たい。

【注】**○毒薬**　ドロドロになるまで煮た薬草である。ここの毒には有害の意味はない。ただし飲み良いものではないと思う。**○砭石**　石で作ったメスである。おでき即ち体表部の化膿性腫瘍の切開に用いられた。**○經脈**　血管とその周囲を伴走する神経をいう。内藏に異常がある場合、その反応が皮膚上に点状に現れる。これをツボという。このツボをつらねた仮想線もまた経脈という。一般には両者を一括して経脈と呼ぶ。血管神経複合体である。十二経脈と任脈、督脈の十四本がある。**○血氣**　血液と神経である。その機能状況は脈拍やツボに現れる。**○逆順**　経脈は手足や躯幹を上下に往来して流通する。その状況を逆行、順行といった。下降が順なら上昇は逆である。**○出入**　血気の機能状況（陰陽虚実）がツボに反映する様子を出入（出現と消褪）と表現したものである。**○會**　会合である。ツボは藏府、経脈、血気の機能状況が会合して現れる場所である。故に会という。

三　必明為之法令　　必ず明らかに之が法令を為《つく》り、終って滅びず、
終而不滅、久而不絶、易用難忘　　久しくして絶えず、用い易く忘れ難くす
為之經紀、異其章※　　之が経紀を為り、其の（篇）章を異《こと》にし
別其表裏　　其の表裏を別《わか》たん
為之終始、令各有形　　之が終始を為り、各々形有らしめん

先立鍼經、願聞其情

先ず鍼経を立てん、願わくは其の情を聞かん

【注】　**〇為之法令**　法はおきて。令はきまり。ここは鍼治療の一定の決まったやり方、定式である。その定式は真理なるが故に不滅であり、有効なので長く伝承され、簡明なので使いやすく忘れ難い。**〇為之經紀**　經は筋道。紀は糸口。經紀とは、出発点とそれからの筋道をきめ仕事を進めて行くことで、経営、運営をいう。ここでは鍼治療のやり方を意味する。そのやり方について部門をたてるのを異篇章という。具体的には五藏六府、表裏内外の病位に応じて処置するので別表裏という。**〇為之終始**　始は出発点。終はそこから終点までの全経過をいう。終始で物事の全体になる。ここは次節の岐伯の答から見て九鍼を意味する。九鍼の形態とその適応である。なお終始についての解説が、本書の根結第五、終始第九の二篇にある。

※異其章　『太素』巻二十一の九鍼要道は「異其篇章」に作る。『太素』の方が良い。

【訳】　必ず明確な微鍼による治療方式を制定しよう。その方式は真理によって永遠に消滅せず、効果によって歴代に伝承されて廃絶せず、使いやすく、一度覚えたら忘れない様な簡単にして明瞭なものである。

その教科書を作るにあたっては、方式の内容を分別して合理的な順序に従って篇や章を立てる、また表裏内外にわたる五藏六府の病変が反映する四関や五兪、十二原を弁別する。

使用する鍼については一に始まり九に終る九鍼の形態と効用を確立する。そこで先ず鍼治療の教科書を作ろう。

以上の問題について正確な事情を聞かせてもらいたい。

――第二章――

一　岐伯答曰、臣請

岐伯答えて曰く、臣請う

推而次之、令有綱紀
始於一、終於九焉
請言其道

推して之を次《じ》し、綱紀有らしめん
一に始まり、九に終る
請う、其の道を言はん

【訳】 岐伯が答えていう。
それでは私が一つ一つ順序をつけ、先ず鍼治療の基準を作り、次に鍼の形と効用について一から九に及ぶ九鍼の説明をする。ひとつその道理を申し述べよう。

【注】 ○綱紀 綱は大づな。紀は小づな。綱紀で物事の規制、きまり、構成。前節の経紀と同意。また綱は篇、紀は章に対応する。
○始於一、終於九 九鍼のことである。前節の終始を承け、第四章の九鍼に応ずる。

二 小鍼之要、易陳而難入
粗守形、上※守神
神乎神、客在門
未覩其疾
悪知其原

小鍼の要は陳《の》べ易くして入り難し
粗は形を守り、上は神《シン》を守る
神なるかな神、客門に在り
未だ其の疾を覩《み》ず
悪《いず》んぞ其の原《みなもと》を知らん

※上 『太素』巻二十一の九鍼要道は「工」に作る。工は粗と対句になる。

【訳】 小鍼即ち微鍼の要点は、口でいうのはやさしいが、実際の運用は難しく、入りやすいとはいえない。

藪医者は鍼治療の形式にとらわれ、これを墨守し、変化に対応できない。
名医は病人の神気、即ち神経、ホルモンの変動により、顔色や脈拍に現れる血気の動態に注目し、臨機応変に対処する。
神気なるかな、神気なるかな、鍼治療の実際においては、この神気の動態をとらえることが大切なのである。外から客として侵入してくる邪気が人体の門というべき体表に存在している時には、未だ病変は形、症状としては現れていない。従ってその病の病原のあり場所は知り様がない。しかし神気には既に変動が現れている。上工はこれを知って早期に対応することができる。

【注】　○粗　粗工である。工は技術者である。ここは医学に関する工で、医師のことである。『説文解字』には「医、病を治する工なり」とある。また医工ともいう。粗工とは学術ともに粗末な医師で、いわゆる藪医者である。○上　上工である。いわゆる名医である。工は、その医療技術の優劣によって、上中下の三等に分けられる。工の技術評価の基準は本書の邪気藏府病形第四に記されている。『太素』は工に作るが、この一字で上工を意味する。○覩　音ト、視線を一点に集めること。

三　刺之微在速遅　　刺の微は速遅に在り
粗守關、上守機　　粗は形を守り、上《ジョウ》は機を守る
機之動不離其空　　機の動は其の空《クウ》を離れず
空中之機、清靜而微　　空中の機は清静《セイセイ》にして微なり
其來不可逢、其往不可追　　其の来るや逢う可からず、其の往くや追う可からず、
知機之道者不可掛以髮　　機の道を知る者は掛《か》くるに髪を以てす可からず、
不知機道、叩之不發　　機の道を知らざれば、之を叩くも発せず
知其往來、要與之期　　其の往来を知るには、之と期するを要す
粗之闇乎　　粗は闇《くら》いかな
妙哉工獨有之　　(巧) 妙なるかな、工独り之有り

【訳】　鍼治療の微妙なコツは、鍼を早く刺すか、ゆっくり刺すか、という刺入と抜鍼の技術にある。それによって、精気を補うことになったり、邪気を排除する瀉になったりする。精気と邪気、また血気のあり様を変化させるための精妙な操作である。

下手な医者は、扉を例にとると、扉やかんぬきという形を重視する。そこで鍼治療についても、後述の四関が五藏の病を主治するという原則にとらわれて臨機の対応ができず、皮肉筋骨に現れる症状の様な、表面的な形の変化に拘泥《こうでい》する。

上手な医者は、扉の回転の機構、メカニズムを重視する。その様に、医療でも、形の変化の現れる前に、脈診や顔色や目の力などに現れる血気や邪気の動態に注目する。

扉の動きは回転軸の空間を離れては起こらない。この空間中での軸の動きは静かで音もなく且つ微妙なものである。

人体における血気の動態もこれと同じ。血気の変動として現れる兆候は静かで微妙なために、これを前向きに把握することは難しい。ましてその反応が消えてしまった後では、追いかけても及ばない。

この様に「くるる」の回転のメカニズムを知っている者、即ち血気や邪気の到来の兆候を認識できる人は、気血の変動に対して間髪を入れずに適切に対応し、成果を上げる。このメカニズムを知らない者は、扉を叩いても何も起こらない様に、見当外れの処置を施して効果を上げることができないのである。

血気の往来、その出現と消褪を知るには、前々から心構えして、その兆候を待機して捕まえる様にすることが必要である。粗末な医者はこの様な神気の動きについての知識がない。偉いことにはこの精妙な技術は名医だけが持っているのである。

【注】 **○其來不可逢、其往不可追……不可掛以髪**　この三つの句の解説にあたる文章が、『素問』の離合真邪論第二十七にある。この論篇は長江浮腫即ち顎口虫症についての記載である。その仔虫が皮膚の静脈中を移動する場合の症状と処置が記されている。この時には、仔虫の所在を的確に判断し、正確に刺鍼しなければ、徒に出血するだけで仔虫の排出は見られない。故に刺鍼に際しては間髪を入れない微妙な技術が要求される。しかし一般の鍼治療では、補瀉その他において、この場合ほどの正確さや瞬発性が要求されることはないであろう。本節の一般的な解釈は訳文の通りで宜しいと考えるが、離合真邪論との関係も一考すべきである。記して後考を待つ。**○要**　ここは必要の意。**○期**　必ずそうなると目当てをつけて待つこと。

四　往者為逆、來者為順
明知逆順、正行無問
迎而奪之、悪得無虚
追※而濟之、悪得無實

往く者は逆と為《な》す、来る者は順と為す
明らかに逆順を知り、正行して問うことなかれ
迎えて之を奪すれば悪《いず》くんぞ虚なきを得ん
追って之を済《サイ》すれば悪んぞ実なきを得ん

迎之随之、以意和之
鍼道畢矣

之を迎え之に随い、意を以て之を和せ
鍼道畢《おわ》る

※追　『黄帝内経霊枢校注語釈』は「随」に作るべし、「迎之随之」とあう、という。

【訳】　精気が消え去ってしまった、これは逆調で病的である。「精気奪するときは則ち虚す（『素問』通評虚實論篇第二十八）」である。精気が回復して邪気を駆逐できるようになるのは順調で正常である。

正邪の気の往来、虚実盛衰を明確に判断し、右顧左眄することなく、正しい方法に従って治療すれば効果を上げることができる。

精気であれ邪気であれ、これを迎えて抜き取る様なこと（瀉法）をすれば、必ず虚となる。同様にこれに追い掛けて加勢する様なこと（補法）をすれば、必ず実の状態になる。「邪気盛んなれば則ち実す（『素問』通評虚實論）」はその一例である。

邪気を迎えて瀉し、正気に随って補す。これが一般的な補瀉の手法である。よく血気正邪の状況を勘案して、適宜に体勢を調節すべきである。

以上が鍼の道理に関する説明の一区切である。

【注】　○本章に述べられている虚実は全身的なものである。その状況は形の上の変化として現れる前に、先ず脈状や皮膚の色艶に現れる。それは気の変動であり、形の変化より把握しにくいものである。その補瀉も五兪穴や経脈上の兪穴を使って行なわれる。**○濟**　音サイ。「すくう」と訓ずるが、不足を補って平等にならすことである。一定の水準まで揃えること。また「わたす、わたる」と訓じて川や難所を無事に通る、通すことをいう。

第三章

一
凡用鍼者
虚則實之、満則泄之
宛陳則除之
邪勝則虚之
大要曰
徐而疾則實、疾而徐則虚
言實與虚、若有若無
察後與先、若存若亡
為虚與※實、若得若失
虚實之要、九鍼最妙
補寫之時、以鍼為之

凡そ鍼を用いる者は
虚すれば則ち之を実し、満つれば則ち之を泄《も》らす、
宛陳《エンチン》なるときは則ち之を除く
邪勝つときは則ち之を虚す
大要に曰く
徐にして疾なれば則ち実し、疾にして徐なれば則ち虚す
実と虚と言う、若しくは有り若しくは無し
後と先とを察す、若しくは存し若しくは亡《な》し
虚と実とを為す、若しくは得、若しくは失う
虚実の要は九鍼の最妙なり
補瀉の時は鍼を以て之を為す

※與　『甲乙経』巻五第四は「為」に作る。訳文はこれに従った。

【訳】　一般的にいって、鍼を用いて治療する時、精気が虚していれば補法を行なってそれを充実させる。邪気が充満していれば（例えば化膿性のおでき）瀉法を行なってこれを排除する。血気が滞留したものを悪血という。それは血絡即ち鬱血性の毛細血管拡張として現れる。これを刺絡して取り除く。邪気が勝つと激しい局所的反応を起こす。これは瀉法を行なってその勢いを衰えさせる。

大要という書物にいう。

ゆっくりと鍼を刺し入れ、素早く鍼を取り出すと精気が集まって実してくる。素早く刺し入れ、それからゆっくり取り出すと邪気が排除されて、虚となる、と。

実と虚とについていえば、邪気の有るのが実であり、精気のないのが虚である。鍼治療に際しては、その前後における精気と邪気の存

亡を比較診察して確認する。補法では精気を獲得して充実する。瀉法では邪気が消失し、弛緩して軟化する。

人体の虚実に応じて、これに適切な補瀉を行なえば、それぞれ精気を得、邪気を除くことができる。

虚実の補瀉は九鍼のなかでも最も精緻微妙な技術を要するものである。

補瀉に際しては、鍼を用いてこれを行なう。

なお、ここに気についていわれていることは、正邪いずれの気についても成立する。

【注】 **○宛陳**　宛は屋根などの覆の下でからだを屈めて丸まっている様を示す。ここでは気血の鬱積を意味する。陳は袋の中身を広げて陳列することである。棚晒しにより陳旧化する意も含む。宛陳で陳旧化し鬱積した悪血を意味する。本章五節の血脈がこれにあたる。血絡、結絡ともいう。静脈瘤あるいは蜘蛛状毛細血管拡張である。刺絡の目標になる。

○本章に述べられる虚実は局所的なものである。その補瀉も局所の病変（腫脹、硬結や軟化、陥凹）を対象にして行なわれる。実の場合、皮膚、筋肉の膿瘍を考えると以下の記述が理解しやすい。膿瘍をメス（砭石）で切開したり、鍼で穿刺する時、鍼孔を拡大して排膿しやすい様にする手技が瀉法にあたる。

二　寫曰[※1]　　瀉には曰く（之を迎える、之を迎えるの意は）

必持内之、放而出之　　必ず持《ジ》して之を内《い》れ、放つて之を出す

排[※2]陽得鍼、邪氣得泄　　陽を排して鍼を得れば、邪気を泄らすことを得

按而引鍼、是謂内温　　按じて鍼を引く、是を内温と謂う（その場合には）

血不得散、氣不得出也　　血は散ずることを得ず、気は出づるを得ざるなり

※1　寫曰　『甲乙経』巻五第四には、「瀉曰」の下に「迎之迎之意」の五字あり。次節の「随之随之意」と対になる。当に補うべきである。訓、訳ともに補って読む。

※2　排陽得鍼　『甲乙経』巻五第四は、「陽」を「揚」に、「得」を「出」に作る。

【訳】　瀉法を行なうことを「これを迎える」という。その意味は、邪気を迎え撃ってこれを除くということである。即ち、邪気（例えば化膿菌）の充満によって腫脹、硬結した局所の組織（膿瘍）に向かって鍼を刺入し、膿汁を抜き取ることである。
そのために次の様な操作を行なう。先ず左手でしっかりと鍼を持って皮膚に固定し、右手で鍼を局所に刺し入れる。次に左手を鍼から放し、右手で鍼をゆっくりと抜き取る。陽即ち体表部の皮膚を押し広げる様にして鍼を出せば、鍼にともなって邪気（膿汁）が排除される。この時、鍼を抜いたあとの孔を按摩してふさぐ様なことをすると、邪気は内部にこもり、悪血を散らすこともできないし、邪気を排除することもできない。

【注】　**○持**　単に手にしていることではない。確《しっか》りと保持することである。

三　補曰、随之、随之意
※1若妄之
※2若行、若按
如蚊虻止、如留如還
去如絃絶
令左屬右、其氣故止
外門已閉
中氣乃實
必無留血
急取誅之

補には曰く、之に随う、之に随うの意は
若しくは妄《みだり》に之《ゆ》き
若しくは行《コウ》し、若しくは按じ
蚊虻の止まるが如く、留まるが如く還《かえ》るが如くし
（鍼を）去るには絃の絶えるが如くす
左（手）を右に属せしむれば、其の気は故に止まる
（そうすれば）外門已《すで》に閉じ
中気乃ち実す
必ず血を留むること無《な》かれ、
（留血は）急《いそ》ぎ取りて之を誅《チュウ》せよ

※1　若妄之　『素問』離合真邪論第二十七、王注引く『鍼経』並びに『甲乙経』巻五　第四は「妄」を「忘」に作る。

※2　若行、若按　『素問』離合真邪論、王注引く『鍼経』並びに『太素』巻二十一は「按」を「悔」に作る。

【訳】　補法を行なうには「これに随う」という。これに随うということの意味は、例えば主人に付き従って行動するように、進めば進み、止まれば止まるという様に、相手の状況に応じて動くことである。鍼灸の補瀉についていえば、精気が衰退、消失して行くのを追い掛けて、これに助力し加勢し、力を回復するようにすることである。

そのために次の様な手技を行なう。いい加減に、場あたり的に、その場その場の状況に応じて行なう。あるいはきちんと一定の正しい方法によって行なう。あるいは押したりもんだりするくらいで、鍼を刺入しない。あるいは蚊や虻が止まる様に、皮膚に触れたか触れなかった程度にする。留まったり還ったりと、状況次第の貴方任せで、どうするのか見当がつかないようなやり方をする。

さて鍼を抜く時は、張り切った弦がプツンと切れる様に、すばやく引き出す。その際、右手は鍼を持ち、左手は鍼を抜いたあとの孔をピタリと閉じるのである。そうすれば精気は外に漏れることなく局所に止まる。鍼孔はふさがり、補法によって内部の血気は次第に充実してくる。

局所の血脈の様な毛細血管拡張（細絡）の悪血は放置することなく、必ず刺絡して瀉血すべきである（そうすれば局所の血液循環が良好となり、精気の回復を促す）。

【注】　**○妄**　音モウ、みだりに、いい加減に、でたらめに。**○行**　亢然と直線状に進むこと。ここは一定の方式でやり通す意味。**○属**　虫の交尾を描いた象形文字である。ここは、抜鍼後の穴を何かで埋める様に、手でふさぐことである。**○誅**　剪除。草木を切り払い、除くこと。また、殺す、滅ぼす意がある。ここは取り除く意である。

【考】　補法の場合は置鍼、留鍼して長時間刺入したままにしておくことが多い。長く刺激して、その間に血液循環や神経機能が次第に回復してくるのを待つわけである。それとともに、本節の様にその時の状況に応じて色々に操作するのである。なお補瀉の手技については、『素問』の八正神明論第二十六、離合真邪論第二十七、鍼解第五十四に詳しい記載がある。本節とは相互に参照すべきである。

四　持鍼之道、堅者為寶
正指直刺、無鍼左右
神在秋毫、屬意病者
審視血脈、刺之無殆

鍼を持するの道は堅きことを宝と為す
正指して直刺し、左右を鍼《はりさ》すこと無《な》かれ
神は秋毫に在りて意を病者に属す
審《つまび》らかに血脈を視て之を刺せば殆《あやう》きこと無し

方刺之時、必在懸陽及與両衛※
神屬勿去、知病存亡

刺す時に方《あた》っては、必ず懸陽と両衛に在り
神、属して去ることなければ、病の存亡を知る

※衛　『太素』巻二十一は「衡」に作る。楊上善は「懸陽は鼻なり、鼻は明堂為り、五藏六府の気色は皆明堂と眉上両衡の中に見（現）る」と注している。

【訳】　鍼を持って治療を行なうにあたっての原則として、緊張して、しっかり鍼を保持することが大切である。鍼を刺すには、真っすぐ刺鍼点に方向を定め、皮膚に垂直に刺入し、右や左にずれない様にする。その際、医師は秋に生える動物の毫毛の様な微細なものも見落とさないくらいの細心の注意を払い、病人に精神を集中して施術する。血脈（静脈瘤あるいは蜘蛛状毛細血管拡張）を刺す場合も、間違って動脈を刺すことがない様に、精細に状況を観察して刺鍼すれば危険なことはない。

刺鍼にあたって、最も大切なことは医師の心構えと病人の衛気が陰陽何れの分にあるかを知って処置することである。精神を病人に集中して観察していれば、病の存亡、予後、転帰を判断することができる。

【注】　**○正指**　正は真っすぐ。指は指示、「ゆび」ではない。**○屬意病者**　屬は音ショク。ある対象に気持や注意を注いで離さないこと。意はこころ。精神を病人に集中することである。**○懸陽**　懸は宙ぶらりん。陽はここでは心藏のこと。五藏は六府に対すれば陰であるが、心はその中では陽中の陽である（『素問』六節藏象論第九）。**○両衛**　衛は昼は陽（体表）にあり、夜は陰（内藏）にある。両衛とは病が陰陽何れの部位にあるかをいう。**○病存亡**　病が存続することと亡失すること。即ち予後、転帰の意となる。

五　血脈者在腧横居
視之獨澄※
切之獨堅

血脈は腧に在りて横居し
之を視れば独り澄み
之を切《セッ》すれば独り堅し

※澄　『太素』巻二十一は「満」に作る。この方がわかりやすい。

【訳】　血脈即ち血絡即ち静脈瘤や蜘蛛状毛細血管拡張は全身の兪穴の部位に存在するが、すじ状や結節状や蜘蛛の巣状など、色々様々の姿を呈していて、決まった形はない。これをよく視るとそこだけが盛り上がっており、手を当ててみるとそこだけが硬く触る。

【注】　**○血脈**　血絡（本書の血絡論第三十九）、結絡（本書の陰陽二十五人第六十四）ともいう。その本体並びに形態は訳文に示した通りである。これを刺して血を出す治療法を刺絡という。**○横居**　横は四方に広がる意。居は尻を据えること。横居で、だらしなく四方に広がっていることである。血絡は正にその様な形で存在する。**○澄**　登は上がる、上方に浮かび上がることを意味する文字である。サンズイを付けて上澄みの意になるが、ここは上方に盛り上がる意味である。血脈即ち静脈瘤や蜘蛛状毛細血管拡張などが周囲の皮膚面から浮き上がっている姿を表現している。

第四章

一　九鍼之名、各不同形
一曰鑱鍼、長一寸六分
二曰員鍼、長一寸六分
三曰鍉鍼、長三※1寸半
四曰鋒鍼、長一寸六分
五曰鈹鍼、長四寸、広二分半
六曰員利鍼、長一寸半
七曰毫鍼、長三※2寸六分

九鍼の名、各々形を同じくせず
一に曰く、鑱鍼《ザンシン》、長さ一寸六分
二に曰く、員鍼《エンシン》、長さ一寸六分
三に曰く、鍉鍼《テイシン》、長さ三寸半
四に曰く、鋒鍼《ホウシン》、長さ一寸六分
五に曰く、鈹鍼《ヒシン》、長さ四寸、広さ二分半
六に曰く、員利鍼《エンリシン》、長さ一寸半
七に曰く、毫鍼《ゴウシン》、長さ三寸六分

八日長鍼、長七寸
九日大鍼、長四寸

八に曰く、長鍼《チョウシン》、長さ七寸
九に曰く、大鍼《ダイシン》、長さ四寸

※1　三寸半　『太素』巻二十五、熱病説の楊注は「二寸半」に作る。
※2　三寸六分　本書の九鍼論は「一寸六分」に作る。

【訳】　鍼には九つの種類がある。これを九鍼という。それぞれに名称がつけられており、形態が違っている。

第一は鑱鍼という。長さは一寸六分。

第二は員鍼という。長さは一寸六分。

第三は鍉鍼という。長さは三寸半。

第四は鋒鍼という。長さは一寸六分。

第五は鈹鍼という。長さは四寸、巾は二分半。

第六は員利鍼という。長さは一寸六分。

第七は毫鍼という。長さは三寸六分。

第八は長鍼という。長さは七寸。

第九は大鍼という。長さは四寸。

【注】　○一寸　漢代の一寸は約二・三糎である。一寸六分は三・六八糎、三寸半は八糎、三寸六分は八・二八糎、四寸は九・二糎、七寸は十六糎である。

二　鑱鍼者、頭大末鋭、去[※1]寫陽気
員鍼者、鍼[※2]如卵形、揩摩分間
不得傷肌肉、以[※3]寫分氣
鍉鍼者、鋒如黍粟之鋭
主按脈勿陥、以致其氣
鋒鍼者、刃三隅、以發癰疾
鈹鍼者、末如剣鋒、以取大膿

鑱鍼は頭が大きく、末は鋭い、陽気を去瀉す
員鍼は鍼は卵の形の如く、（筋肉の）分間を揩摩《カイマ》す
肌肉を傷《やぶ》ることを得ず、以て分気を瀉す
鍉鍼は鋒は黍粟の鋭の如し、脈を按ずることを主どる、
陥らすことなかれ、以て其の気を致す
鋒鍼は三隅を刃とし、以て癰疾を発《ひら》く
鈹鍼は末が剣鋒の如く、以て大膿を取る

員利鍼者、※4大如氂、且員且鋭
中身微大、※5以取暴氣
毫鍼者、尖如蚊虻喙、靜以徐往
※6微以久留之而養、以取痛痺
長鍼者、※7鋒利身薄
可以取遠痺
大鍼者、尖如梃、其鋭微員
以寫機關之水也、九鍼畢矣

員利鍼は大きさ氂《り》の如く、且つ員、且つ鋭、
中身は微大、以て暴気を取る
毫鍼は尖は蚊虻の喙《くちばし》の如く、静かに以て徐に往き
微かに以て久しく之を留めて養い、以て痛痺を取る
長鍼は鋒は利《と》く、身は薄く、
以て遠痺を取る可し
大鍼は尖は梃の如く、其の鋭は微かに員く、
以て機関の水を瀉するなり、九鍼畢《おわ》る

※1　去　『太素』巻二十二、九鍼所主の楊上善注は「主」に作る。以下の例にならえば「以」とすべきであろう。
※2　鍼如卵形　『太素』同上の楊注は「鋒如卵」に作る。
※3　以寫分氣　本書の九鍼論は「主治分間気」に作る。是に従う。
※4　大如氂　本書の九鍼論は「大」を「尖」に作る。是に従う。
※5　以取暴気　『太素』同上の楊注は「気」を「痺」に作る。
※6　微以久留之而養　本書の九鍼論は「微以久留、正気因之」に作る。『太素』の楊注は「留之養神」に作る。
※7　鋒利身薄　本書の九鍼論には「必長其身、鋒其末、可以取深邪遠痺」とある。「薄」の字は当に「長」に作るべきである。

【訳】　鑱鍼は鍼頭が大きく末端が鋭利である。皮膚（の炎症性）の熱気を取り去るのに使う。

員鍼は鍼先が卵の様な丸い形をしている。従って筋肉を傷つけることはできない。筋肉をマッサージして、その麻痺や痙攣、痛みや痺れを取るのに使う。

鍉鍼は鍼先が黍や粟の実の尖の様に鋭利である。経脈にそって按摩し（減弱していた）精気を招き寄せ、気血の流通を良くするのに使う。その際、脈に刺入してはいけない。

鋒鍼は三面に刃をつけてある。慢性の頑固な病を治療するのに使う。この場合、悪血の溜まっている血脈があるので、鍼をはじく様に使って、瀉血して血液の循環を良くする。

鈹鍼は鍼先が剣の刃先の様な形をしている。大きな膿瘍を切開して排膿するのに使う。

員利鍼は大きさは細い毛の様である。鍼先は丸く、その先端は尖っており、鍼身はやや大きい。これで急性の痛みや痺れを取る。

毫鍼は先端が蚊や虻の喙《くちばし》の様に細く尖っている。静かにゆっくりと刺入し、動かさないで長時間置鍼し、精気が集まるのを待つ。それによって慢性の痛みや痺れを取る。

長鍼は鍼先は鋭利で鍼身は長い。広い範囲に及ぶ慢性の痺れを取るのに使う。

大鍼は鍼先が尖っていて、真っすぐな杖の様な形をしており、先端が少し丸みを帯びている。関節の水を取り去るのに使う。

以上で九鍼についての説明を終る。

【注】　**○鑱鍼**　鑱は『説文』に「鋭なり」とある。先が細く尖って皮膚に差し込むことのできる鍼をいう。**○揩摩**　音カイマ。揩はぬぐう、摩はなでる意。合わせてマッサージである。**○陽氣**　頭部、皮膚、体表は陽の部位である。また陽は熱である。そこで、ここにいう陽気は頭や皮膚の発熱性病変を意味する。皮膚化膿症などその例である。**○分間**　分肉の間で、皮下に幾筋にも分かれて見える筋肉群をいう。**○分氣**　分間の気である。ここに気とは機能である。その異常として（運動性、知覚性の）麻痺や痙攣が考えられる。**○鍉**　鏑《やじり》である。**○痼疾**　凝り固まった長患い。変形性骨関節症、動脈硬化症など変性性の疾病や慢性気管支炎など慢性炎症がこれに属する。この様な病では局所に血脈（血絡）などができやすい。刺絡によって局所的循環を良くすることで病勢を動かすことができる。**○鈹**　『説文』には「大鍼なり」とある。昔の砭石に代わって膿瘍を切開するメスである。**○氂**　『広雅』釈器に「毛なり」とある。毛の様に細いもののことである。**○暴氣**　暴は「にわか」である。気は邪気あるいは邪気による病変である。ここは体表部の急性の痛みや痺れであろう。**○遠痺**　痺は血痺即ち痺れ、湿痺即ち関節炎などの病変に属する。遠は時間的に久しい、距離的に広いことを意味するのではないか。長鍼の形から見て広い意味ではないかと考える。**○挺**　真っすぐ延びること。ここは梃の意味であろう。梃は真っ直ぐな丸い棒である。**○機關**　関節である。本書の邪客第七十一に「骨節機関不得屈伸」とある。

第五章　刺の深さ

一
夫氣之在脈也
邪氣在上、濁氣在中、清氣在下
故鍼陥脈則邪氣出
鍼中脈則濁氣出

夫れ気の脈に在るや
邪気は上に在り、濁気は中に在り、清気は下に在り
故に陥脈に鍼するときは則ち邪気出づ
中脈に鍼するときは則ち濁気出づ

【訳】　病は外来の邪気の侵襲や、精気の減弱、偏在などによって起こる。今、これらの気が経脈のどの場所にあるかを考えると以下の通りである。

風雨寒暑の様な邪気は上半身に中って熱病を生ずる。

脾胃、三焦に病のある時は、飲食物から作られた濁気は胃に留って害をなす。

寒湿の気が人に中《あた》るときは下半身を侵して神経痛や関節炎を起こす。

諸経脈の五兪穴中の腧穴の様に、経脈上の陥《カン》なる者の中（凹んだ所）にあるツボは多い。上半身（例えば頭）のこの様な陥凹したツボに刺鍼すれば風寒の邪気が出てきて、取り除かれる。

身体の中部の経脈上にあるツボ、例えば中脘穴に鍼を刺せば胃中の濁気が出て、脾胃三焦の欝滞は解消する。

【注】　**○邪氣**　邪はストレッサーである。人体に歪みをもたらす因子をいう。ここでは風雨寒暑など、外から人を襲う病因要素である。気象の変動であるときと病原微生物と解釈すべき場合とがある。

○濁氣　本書の営衛生会第十八には「人は気を穀より受く……清なる者は営と為り、濁なる者は衛と為る」とある。また陰陽清濁第四十には「人の気の清濁は……穀を受ける者は濁、気を受ける者は清、清なる者は陰に走り、濁なる者は陽に走る」とあり、さらに「清なる者は上って肺に注ぎ、濁なる者は下って胃に走る」とある。この場合の濁気は胃で作られた津液即ち精気が脾胃に鬱滞した物としてよいであろう。

○清氣　ここの清気は上に述べた生理的な精気とは別である。病因としての清冽の気で、湿気を含むものである。邪気藏府病形第四には「邪気の人に中るや高し……身半以下は湿、之に中るなり」とあるものがこれである。**○陥脈**　張介賓の注には「諸経の孔穴は多く

は陥者之中にあり……故に凡そ寒邪を去らんと欲するときは須《すべから》く諸経の陥脈を刺すべし、則ち経気行きて邪気出づ」とある。本書の本輸第二によれば、五兪穴のうち腧穴は多く「陥者之中」にある。張志聡は頭部の額顱の中のツボとする。頭のツボは骨の陥凹部にあるものが多いからであろう。本書の小鍼解第三には単に「之を上に取る」とだけあって、具体的なツボを指定していない。**〇中脈**　陥脈と違って、小鍼解第三は「之を陽明の合（足の三里穴）に取るなり」とツボを指定している。足の陽明では中脈といえないのではないか。私は上腹部中央にある中脘穴を当てる。

二　鍼大深則邪氣反沈病益
故曰
皮肉筋脈各有所處
※1病各有所宜
各不同形、各以任其所宜
※2無實（實）無虚（虚）
損不足益有餘、是謂甚病
病益甚
取五脈者死、取三脈者恇
奪陰者死、奪陽者狂
鍼害畢矣

鍼、大《はなは》だ深ければ則ち気反って沈む、病益す、
故に曰く
皮肉筋骨、各々処《お》る所有り
病には各々宜しき所有り
各々形を同じくせず、各々以て其の宜しき所に任ず
実を実すること無かれ、虚を虚することなかれ
不足を損し有余を益す、是を病を甚だしくすと謂う
病益々甚だし
五脈を取る者は死す、三脈を取る者は恇《キョウ》す、
陰を奪する者は死す、陽を奪する者は狂す
鍼の害畢《おわ》る

※1　病各有所宜　『甲乙経』巻五第四は「宜」を「舍」に作り、下に「鍼各有所宜」の五字あり。この方が意味がよく通る。

※2　無實無虚　『甲乙経』巻五第四は「無實實虚虚」に作る。『素問』鍼解篇第五十四の王注が引く『鍼経』は「無實實無虚虚」

に作る。是に従う。

【訳】　病変部は浅い所にあるのに、鍼が甚だしく深く入り過ぎると、邪気は反って深部に沈み込み、病は慢性化し、重症化する。そこで次の様にいう。

皮肉筋脈はそれぞれ形態も違えば、その存在する深さも異なる。その病気の所在もいろいろである。その病にはそれぞれに適切な治療法がある。治療についていえば、九鍼は形態も効用も互いに違っており、それぞれの適応症がある。病によって適宜に使い分けることが必要である。

治療に際しては、邪気の盛んな時にさらにこれを強める様なことをしてはいけない。精気が減弱している時にさらにこれを弱める様なことをしてはいけない。不足している精気を減らしたり、過剰な邪気を増やしたりすれば、病はますます重症となる。

病がますます重症化するとき、手足の陰経を瀉する様な処置を行なえば五藏の精気が消耗して死の転帰をとる。

手足の三陽経に瀉法を施して陽気を減衰させればおびえを起こして精神を不安定にする。陰経の精気を抜き取るようなことをすれば死に至る。陽経の精気を奪い取るようなことをすれば発狂する。

鍼による傷害についての解説を終る。

【注】　**〇各不同形**　九鍼のことである。**〇取五脈**　本書の小鍼解第三には「大いに諸陰の脈を瀉するなり」とある。**〇取三脈**　同じく小鍼解には「尽く三陽の気を瀉するなり」とある。**〇恇**　『説文』には「怯なり」とある。おびえること。**〇奪陽者狂**　『素問』腹中論第四十にも「陽気虚則狂（陽気虚するときは則ち狂す）」とある。

第六章　効の信

刺之而氣不至、無問其數	之を刺して気至らざれば、其の数を問うことなかれ
刺之而氣至、乃去之、勿復鍼	之を刺して気至らば乃ち之を去る、復た鍼するなかれ、
鍼各有所宜、各不同形	鍼には各々宜しき所有り、各々形を同じくせず
各任其所為	各々其の為す所に任ず

刺之要、氣至而有効
効之信、若風之吹雲
明乎若見蒼天
刺之道畢矣

刺の要は気至って効有り
効の信《しるし》は風の雲を吹くが若《ごと》し
明らかなること蒼天を見るが若し
刺の道畢《おわ》る

【訳】　鍼治療で重要なことは気が至ったかどうかである。鍼を刺しても気が至らなければ何回でも刺す。回数を気にすることはない。刺して気が至ったなら、そこでゆっくり鍼を抜き取る。その上、さらに刺す様なことをしてはいけない（下手に刺せば折角集まった気が消散してしまうかもしれない）。九鍼には各々適当な使い場所がある。形も働きも違う。それぞれの効用にしたがって使い分けるのである。刺鍼の要点は気が至って効果が表れるということである。効果の表れ方は、風が雲を吹き払う様に迅速であり、晴れ渡った青空を見るように明確である。症状は一気に消散する。以上が鍼治療の大要である

【注】　**○氣至**　ここに気とは神経、循環の反応である。至とはそれが明瞭に確認できたということである。これを確認する場所は脈所や経脈上のツボである。脈の陰陽が相移り、虚実が相代り、ツボの硬軟凹凸が交替するなどによって、気の到達を知ることができ、症状の消散によって効果の発現を認めることができる。

――第七章　五兪穴――

一　黄帝曰、願聞
五藏六府所出之處

黄帝曰く、願わくは
五藏六府の出づる所の処《ところ》を聞かん

【訳】　黄帝がいう。五藏六府の状態が体表部の反応として現れる場所を聞きたい。

二　岐伯曰
五藏五腧、五五二十五腧
六府六腧、六六三十六腧
經脈十二、絡脈十五
凡二十七氣以上下

岐伯曰く
五藏五腧、五五二十五腧
六府六腧、六六三十六腧
経脈十二、絡脈十五
凡そ二十七気、以て上下す

【訳】　岐伯がいう。

五藏の経脈にはそれぞれ五つの重要な反応点がある。井滎兪経合である。五藏それぞれに五兪穴があり、五×五、二十五兪となる。六府の経脈にはそれぞれ六つの主要な反応点がある。井滎兪原経合である。六府それぞれに六兪で六×六、三十六兪である。

手足には六藏（肝心脾肺腎と心包）と六府（胃大腸小腸胆膀胱と三焦）の経脈があり、合計十二経脈である。絡脈には手足の三陰三陽の十二経脈の別に任脈の別、督脈の別及び脾の大絡の三つを加えて十五ある。

以上の合計二十七の経絡の中を通って気血は上下左右に走り、全身を巡行している。


【注】　**○腧**　音シュ、兪（音はユ）と同じ。経脈上の反応点兼治療点である。

兪という文字の上の部分は丸太である。右は「りっとう」で刃物を意味する。左は舟月である。兪は丸太の不用部分を刃物でえぐりとって（医療でいうと病変部分を取り除くことにあたる）作った丸木舟である。河川は歩いては渡れない（人体における循環や神経機能の障害にあたる）。舟はそこを通れるようにする道具である（医療でいえば鍼灸、薬物に相当する）。即ち兪は病の治療をする手段である。古代医学では治療点を意味する。

丸木舟は舟航の便を提供するだけではない。船端をたたいて、モールス信号のように、通信にも使える。兪には、「はい」という返事の意味があるのはそのためであろう。医療でいえば、体内の情報を外部に提供することにあたる。即ち反応点である。

『易』に「木を刳《えぐ》って舟を為《つく》る、木をけずって楫《かい》を為る、舟楫《シュウシュウ》の利、以て不通を済《わた》す」とある。不通が病で、舟が兪である。

〇經脈十二、絡脈十五　本書の経脈第十に具体的なことが記されている。**〇絡脈**　本書の脈度第十七に「経は裏と為す、支して横する者は絡と為す」とある。本書の経脈第十では、十二経脈から分岐して他経へと連絡する場所を「別」とし、これを十五絡と数えている。ただし『素問』調経論第六十二には「風雨……先ず皮膚に客す、伝えて孫絡に入る、孫脈満つれば則ち伝えて絡脈に入る、絡脈満つれば則ち大経脈に輸す」とあり、ここの孫脈は毛細血管、絡脈は静脈で、経脈は動脈である。絡脈には、他経への連絡部としての意味と静脈としての意味があるので注意を要する。

〇經脈　血管とそれに同伴する神経から構成される構造物である。皮下、筋肉の間を走り、体表の皮肉筋骨、内部の藏府とを連絡している（『素問』調経論第六十二参照）。

経脈は皮膚表面にある兪穴を、平面的に連ねたものではない。即ち兪穴は経脈上にあるのではない。経脈と兪穴は三次元の立体構造をなしている。

経脈と兪穴との関係は西アジアなどに見られるカナートと井戸のそれに相当する。水道は地下深くに存在し、ある距離をおいて井戸が掘られ、地上に水を供給する。経脈は水道にあたり、兪穴は井戸にあたる。経脈は皮下組織や筋肉の間を走り、ある距離を置いて皮膚表面に兪穴がある。内藏などの藏器組織の状況は経脈を通して兪穴に通報され、そこに反応を発現させる。兪穴の反応によって皮肉筋骨、経脈、藏府の状況を推測することができるのである。

三　所出為井
所溜為滎
所注為腧
所行為經
所入為合
二十七氣所行皆在五腧也

出づる所を井《セイ》と為す
溜《リュウ》する所を滎《ケイ》と為す
注《チュウ》する所を腧《ユ》と為す
行《コウ》する所を経《ケイ》と為す
入る所を合《ゴウ》と為す
二十七気の行く所、皆五腧に在るなり

【訳】　藏器組織の状態は経脈上に点状の反応として現れる。この反応点を一般的に兪穴という。一つの経脈上にはこの兪穴が五個ある。これを五兪といい、井滎腧経合と呼ぶ。この名称は各経脈に共通の一般名である。五兪の反応点、治療点としての特質は以下の様である。

一、所出為井

井戸を掘っている時、不意に水が湧き出てくるように、今まで何でもなかったのに、病に際して突然反応が現れる所、手足の末端で爪のわきにあるツボを井（穴）という。故に急性症状の時に使われ、効果を発揮する。

このツボはまた人の危急存亡のとき（脳卒中の意識障害など）に治療点として用いられる。即ち生命維持の上で重要な所である。井戸の水が生存の基本的な資源であるように。

【注】　**○出**　シュツという言葉は突や凸と同意で、突き出る意である。穴から犬が突然飛び出すのが突である。今まで何もなかった所に不意に何ものかが出現することを出という。**○井**　静かに澄み切った水をたたえる井戸である。『白虎通』に「井によって市をなす、故に市井という」とある。古代、都市は井戸を中心として発達した。オアシス都市はその例である。井戸の水は人々の命を支える最も重要な資源である。

二、所溜為滎

軒から垂れ落ちて庭の表面に溜まった水のように、あるいはせき止められた流水のように、経気がツボの表面にぐるぐるまわっている所を滎（穴）という。小量の水溜まりで、井戸のように豊かな水量をたたえている訳ではないので、反応の程度は井穴程強くは出ないが井穴とほぼ同様な場合に使用する。

【注】　**○溜**　留は戸を締めて中の物を閉じこめること。溜は流水を出口を締めて閉じこめることを意味する。また軒から落ちた水溜まりの意味に用いられる。『左伝』の宣公二年に「三進及溜而後視之（みたび進んで溜に及び而して後之を視る）」とある溜がこれである。井戸水の深在性に対して表在性である。量も少ない。従って滎穴の反応性も効用も軽微である。**○滎**　『説文』には「絶小の水なり」とある。『周礼』には「滎とは水のめぐる貌なり」とある。即ち小量の水がぐるぐるまわっている姿である。

三、所注為腧

水が直線状にドーッと入れ物に注ぎ込まれて、そこに止まる様に、経気が大量に注入され、駐留しているツボを腧（穴）という。ここに刺鍼されると、人体は激しい刺激を受けて強く反応し、活力を与えられて、病邪を駆逐し精気を増強し五藏の病を治することができる。故に『素問』欬論第三十八に「（五）藏を治する者は其の兪を治す」という。

【注】　**○為腧**　腧は兪と同じ、兪は基本的一般的に反応点にして治療点として働くという性格を持つツボである。五兪中の三番目に位置するこの腧穴は、この基本的性格を持つ上に、経気が注する所という条件を併せ持ったツボである。両者は同じ兪という名称を持

つが、その性情を異にするものである。

四、所行為經

　正常時には経気の駐留はなく、病変に際してサッと流入して反応を現すツボである。経（穴）という。一過性の異常事態に使用される。『素問』欬論第三十八に「浮腫は其の経を治す」とあるのはその一例である。

【注】　○行　亢然と、頭を上げ、胸を張り、意気込んで、真直ぐ歩くこと。普通に歩いたのでは入れない場所、抵抗が予想される所に向かう時の様子である。経というツボには経気は常在せず、異常の事態の時に入り、反応を現すのである。本書の本輪第二で心経の五兪穴についての記載で「間使の道は、両筋の間、三寸の中なり、過（異常事態）有るときは則ち通ず、過無きときは則ち止まる、経と為す」とある。○經　機織り（はたおり）の真直ぐの縦糸である。主軸、常道の他、経過、真直ぐ通り過ぎる、という意味を持っている。ここは後者であろう。過有るとき即ち病的状態で一時的に入るが、正常化すると去る、という経気の通り方をするツボである。

五、所入為合

　経気が潜り込んで蓋《ふた》を閉められた様な状態にあるツボを合（穴）という。常時経脈と流通している訳ではない。軽々に反応を現すことはないので、慢性の疾患時に使用される。また四肢末端の井穴に比べて陽性が強く、陽気が入りやすいので府の病で取穴される。

【注】　○『素問』痺論第四十三に「五藏みな合有り、病久しくして去らざる者は内りて其の合に舍す」とある。慢性病に使われる例である。○同書の水熱穴論第六十一に「陽気は合にあり、合を取って以て陽邪を虚す」とある。また欬論第三十八に「(六)府を治する者は其の合を治す」とある。陽性の病に使うことを示している。

四　節之交三百六十五會
知其要者、一言而終
不知其要、流散無窮
所言節者、神氣之所遊行出入也
非※皮肉筋骨

節の交、三百六十五会《カイ》
其の要を知る者は一言にして終る
其の要を知らざれば流散して窮まりなし
言う所の節とは神気の遊行出入する所なり
皮肉筋骨に非ざるなり

※非皮肉筋骨也　『素問』調経論第六十二王注引く『鍼経』は「非　骨節也」に作る。

【訳】　経脈（血管神経複合体）は皮下組織の中を走っている。そこから短い距離を置いては皮膚表面のツボに連絡枝を送っている。この切れ目即ちツボへの連絡部分の数が三百六十五箇所ある。この経脈とツボとの関係の要点は、以上の様に一言で説明できる。この要点がわからないと、鍼灸の理論も実際も、五里霧中で、訳がわからなくなる。
即ちここでいう節とは、神気即ち経脈を流れる血気が自由に出入りする所で、経脈の機能（血液循環と神経機能）が活発に発現する場所のことであって、内外の藏器組織の反応の現れる所である。皮肉筋骨という目に見える構造物のことではない。

――第八章　診療　刺の害とその対策――

一　覩其色、察其目、知其散復	其の色を覩《み》、其の目を察し、其の散復を知る
一其形、聴其動静、知其邪正	其の形を一にし、其の動静を聴き、其の邪正を知る

【訳】　患者の診察に際しては、顔の色艶に注目し、目の生気を観察して、藏府や精神が正常に機能しているかどうかを判断する。患者の外形、肥痩大小強弱を注意深く観察し、音声の性状に耳を澄ませ、病邪が強いか正気が勝《まさ》るかを診断する。

【注】　**○一其形**　諸注この「一」の意義を明確に解釈しているものがない。郭靄春編著の『黄帝内経霊枢校注語釈』は『呂氏春秋』挙難の高誘注「一は分なり」を引いて、「一其形」とは「形体の肥痩強羸を分別することである」という。高注の「一分」とは人の能力の一部分という意味であって、名詞である。「分別する」意味ではない。本文の「一」は動詞である。本書の小鍼解第三、四時気第十九の解釈も今一つ理解しがたい。「其の形」を診察する医師の態度と解釈すると、「一にする」とは「精神を専一にし、患者に集中して診察する」意味に解することができる。本篇第三章第四節に「意を病者に属し、審に血脈を視る……神属して去ること勿れ、病の存亡を知る」とあるのはその例証となる。郭氏の解釈は甚だ無理

と考えるが、一応これに従って訳文を作った。**○聴其動静**　本書の小鍼解第三は脈状の意味に解しているが、郭靄春が「病人の音声の動静を聴く」としているのが無理がないように思う。

二　**右主推之、左持而禦之**
氣至而去之

右は之を推すことを主どり、左は持して之を禦す
気至れば之を去る

【訳】　右手は鍼を皮内に推し進める仕事をする。左手は鍼体を支え持って、刺入の速度を調節する。鍼を推す右手と、これを持つ左手に、刺入部における血気の到来を示す反応が感じられたら、鍼を抜き取る。

【注】　**○禦**　ふせぐ意。ここは御の意味である。制御、調整である。本書の小鍼解第三には御の字が使われている。

三　**凡將用鍼**
※必先診脈
視氣之劇易
乃可以治也

凡そ将《まさ》に鍼を用いんとするときは
必ず先ず脈を診《み》
気の劇易を視て
乃ち以て治す可きなり

※　必先診脈視氣之劇易　『甲乙経』巻五第四は「必先視脈気之劇易」に作る。

【訳】　鍼を用いて治療しようとするときは、必ず脈の状況をよく診て、そこに現れた病気の激しさ、重いか軽いかを正確に判断し、その診断に基づいて、処置を施すべきである。

四　五藏之氣已絶于内
而用鍼者
反實其外、是謂重竭
重竭必死、其死也靜
治之者輒
反其氣取腋與膺

五藏の気、已《すで》に内に絶え
而るに鍼を用いる者は
反って其の外を実す、是を重竭《ジュウケツ》と謂う
重竭は必ず死す、其の死するや静かなり
之を治する者は輒《すなは》ち
其の気に反して腋と膺《ヨウ》（上胸）を取る

【訳】　疾病によって、五藏の機能が障害され、陰虚の状態に陥っているとき、鍼治療をする者が、体表の陽気を補って、皮肉筋骨の機能を活発にすれば、そのためのエネルギーを供給する内藏は無理矢理働かされてますます消耗する。これを二重の消耗という。二重に精気を消耗すれば、体力が尽きて死の転帰をとることになる。その死に方は静かである。この様な病人を治療するときは、盛んな陽気に対抗して、腋（心経の極泉穴、脾経の大包穴、肝経）と上胸部（肺経の中府穴）のツボを取って補法を施し、陰気を補うべきである。

【注】　**○治之**　従来の注解は「之」を「五藏之気已絶於内」という病変としている。また「取腋與膺」を瀉法と決めている。これはおかしい。すでに「用鍼者反實其外」と外に対して補法を行なったために重竭が起こったといっているのである。わざわざもう一度誤治の手技を繰り返す必要はない。「之」は重竭を指していると考えるべきである。重竭の予後は必死といっても、大変悪いということで、回復不能というわけではない。治療の方法はあるのである。

五　五藏之氣已絶于外而用鍼者
反實其内、是謂逆厥
逆厥則必死、其死也躁
治之者反取四末

五藏の気、已に外に絶え、而るに鍼を用いる者は
反って其の内を実す、是を逆厥《ケツ》と謂う
逆厥は則ち必ず死す、其の死するや躁《さわが》し
之を治する者は反って四末を取る

【訳】 五藏の合即ち協同器官にあたる皮肉筋骨の機能が廃絶し、陽虚の状況で、四肢の麻痺や萎縮が起こっているとき、鍼で治療して、陰気を補って五藏の機能を亢進させると、生産されたエネルギーは溢れて、四肢の陽気を刺激する。すでに機能は障害されているので正常の反応はせず、陽気の上逆が起こって、頭痛、癲癇《テンカン》、脳卒中など、脳神経系の病変が生ずる。
上逆が起こると死の転帰を取ることがある。その際は陽気が擾乱されるので手足をバタつかせながら死ぬ。この様な状態の治療をするときは、盛んな陰気に対抗して、四肢のツボを取って補法を施し、陽気を補うべきである。

【注】 **○逆厥** 軽いときは「冷えのぼせ」、重いときは脳卒中の様な病症である。ここは死の転帰を取るのであるから重症の方である。

○治之 従来の注解は四節と同様の説明をしている。これも間違いで、逆厥の治療についての論述である。

六 刺之害

中而不去則精泄
害※1中而去則致氣
精泄則病益※2甚而恇
致氣則生為癰瘍※3

刺の害、
中《あた》って去らざるときは則ち精泄《も》る
中らずして去るときは則ち気を致す
精泄るるときは則ち病は益々甚だしくして恇《キョウ》す
気を致すときは則ち生じて癰瘍《ヨウヨウ》と為る

※1 害 本書の寒熱病第二十一は「不」に作る。是に従う。
※2 益 本書の寒熱病第二十一、『甲乙経』巻五第四は「益」の字なし。
※3 瘍 本書の寒熱病第二十一は「疽」に作る。

【訳】 刺鍼の副作用による障害には以下の様なものがある。刺した鍼が病の要点に的中したときは直ぐに抜き取って、邪気例えば膿汁などを排泄させるべきである。これを何時までも抜かないでおくと、邪気は外に漏れず、かえって精気の方が漏れてしまう。病の要点に中《あた》らないのに鍼を抜き取ってしまうと、邪気はかえって健康な刺鍼部にまで広がってくる。この様にして、鍼の操作を間違えると傷害を生ずることになる。即ち精気が消耗するときは病はますます重症化し、気持ちも落込むし、　邪気（例えば化膿菌）が広がってくれば膿瘍を起こすことになる。

第九章

一　五藏有六府　　五藏に六府有り
六府有十二原　　六府に十二原有り
十二原出於四關　　十二原は四関に出づ
四關主治五藏　　四関は五藏を治することを主どる
五藏有疾、當取十二原　　五藏に疾有れば当に十二原に取るべし

【訳】　五藏（実質藏器）には表裏をなして協同関係を保つ府（中空藏器）が六つある。肝の胆、心の小腸、脾の胃、肺の大腸、腎の膀胱、心包の三焦がこれである。五藏、六府にはそれぞれの名のついた経脈があり、各経脈にはそれぞれ一個の原と呼ぶツボがある。その数は十二個あり、左右の手首、足首の関節部付近にある。この関節部付近にあるツボ（陰経では兪穴、陽経では兪穴と原穴）は五藏の機能の調整を行なっている。そこで五藏に病のあるときはこのツボを取って処置を施すべきである。

【注】　**〇六府**　ここの二つの六府は衍文《えんぶん》ではないかと思う。後の文章に関係がない。六府の原穴は次の本輪第二に述べられている。ここでは五藏の原穴、実は五兪穴の兪穴にあたるツボである。故に「五藏有六府六府有十二原」は「五藏有十二原」とあるべきである。**〇四關**　五藏六府の原穴は手首、足首の関節部にある。陰経の場合は兪穴である。経気の注する所であり、五藏の気の最も集中的に存在する所である。このことは次の第二節の文章と相応する。

二　十二原者
五藏之所以稟三百六十五節気味也
五藏有疾也、應出十二原
十二原各有所出
明知其原、覩其應
而知五藏之害矣

十二原は
五藏が三百六十五節に気味を稟《さず》くる所以なり
五藏に疾有らば応は十二原に出づ
十二原は各々出づる所有り
明らかに其の原を知り、其の応を覩て
而して五藏の（障）害を知るなり

【訳】　五藏は全身にある三百六十五個のツボに精気即ち五味の栄養素を供給するが、この十二個の原穴は、その内の最も重要な所である。そこで五藏に病があるときは、この十二個の原穴にその反応が出るのである。原穴にある経気が出現する場所は経脈ごとに決まっている。鍼治療にあたっては、この原穴の場所を正確に認識し、そこに現れる五藏の反応を的確に判断する。そうすれば五藏の障害を確実に診断することができる。

【注】　**○稟**　郭靄春は「聚めて集中しておく」意味に解している。これを「稟受、受け取る」の意味にとると、本文は何をいっているのかわからなくなる。郭氏の様に、「藏」と読んで「納める、仕舞い込む」意味とすれば、少しは通ずるが、五藏が何故三百六十五の気味を納めるのか、話は逆ではないかと思う。ここは五藏が三百六十五節に気味を「さずける」場所と読むしか方法がないと考える。私は、原穴はこの三百云々の節の代表だ、という意味に解するものである。**○原各有所出**　原穴が出現するのではない。原穴にきている経気が出現する場所の意味である。

三　陽中之少陰肺也
其原出於大淵、大淵二
陽中之太陽心也

陽中の少陰は肺なり
其の原は大淵に出づ、大淵二
陽中の太陽は心なり

其原出於大陵、大陵二
陰中之少陽肝也
其原出於太衝、太衝二
陰中之至陰脾也
其原出於太白、太白二
陰中之太陰腎也
其原出於太谿、太谿二
膏之原出於鳩尾、鳩尾一
肓之原出於脖胦、脖胦一
凡此十二原者
主治五藏六府之有疾者也

其の原は大陵に出づ、大陵二
陰中の少陽は肝なり
其の原は太衝に出づ、太衝二
陰中の至陰は脾なり
其の原は太白に出づ、太白二
陰中の太陰は腎なり
其の原は太谿に出づ、太谿二
膏の原は鳩尾《キュウビ》に出づ、鳩尾一
肓の原は脖胦《ボツオウ》に出づ、脖胦一
凡そ此の十二原は
五藏六府の疾有る者を治することを主どるなり

【訳】　人体においては、陰は夜と安静を主どり、陽は昼と活動を主どる。活動の源泉であるエネルギーの生産と消費についていうと次の通りである。

陰は内藏を支配し、飲食物を消化、代謝して栄養素を生産する。栄養素はエネルギーの担体である。陽は頭、四肢、体表を支配し、知覚、運動を行なう。この際、陰の生産したエネルギーを消費して、熱を発生する。故に陽は熱である。陰はエネルギー吸収的に機能するので寒である。

藏府の陰陽もこの原理によって分類される。府は消化、吸収の機能はあるが、栄養素生産に直接には参加しない。そこで藏は陰で、府は陽となる。

藏の中でも昼、活動時に活発に機能するのは心であり、次いで肺である。胸廓内に位置して、腹腔より上にある。上は陽とする。故に心肺は陽である。心を太陽とし、肺は少陰とする（『素問』六節藏象論第九では「太陰」とする）。腹部藏器は一括して陰とする。その中で、肝は活動時、糖質代謝に参加するので陽性が強く、陰中の少陽とする。腎と脾は運動時での機能状況から少陰と至陰に分ける。肺は、胸廓内に位置し、運動時に呼吸を増強して陽の性質を持つ。また心を覆って冷却作用も持つので少し陰の気味もあるとする。この肺の原穴は手の太陰肺経の兪穴である大淵穴に経気を出現する。

大淵は左右に二個ある。手首横紋の親指側の端にある。

心は陽性藏器の中で最も陽気の強い太陽である。この心の原穴は厥陰心包経の兪穴である大陵穴に経気を出現する。大陵は左右で二個ある。手首横紋の中央にある。心包は心の代理を務める藏器である（本書の邪客第七十一を参照）。

肝は腹腔内にあるので陰である。人体のエネルギーは筋肉と肝に藏されている。活動時にはこれを放出して運動を支える。そこで少し陽性がある。この肝の原穴は足の厥陰肝経の兪穴である太衝穴に経気を出現する。太衝は左右に二個ある。足の甲で親指の本節の上二寸の拍動部にある。

脾は現代医学の膵藏である。腹腔にあり、運動時には働かないので陰の中の陰で至陰である。この脾の原穴は足の太陰脾経の兪穴である太白穴にある。太白は左右に二個ある。足の親指の付け根で本節の皺の端にある。

腎は腹腔の後ろにあり、運動時には余り働かない。そこで陰の中の少陰とする。この腎の原穴は足の少陰腎経の兪穴である太谿穴に経気を出現する。太谿は左右に二個ある。太谿穴は足の内踝の後ろで後脛動脈の拍動部にある。

膏は横隔膜である。横隔膜の原穴は胸腹部の中央を縦に貫く任脈上の鳩尾穴にある。鳩尾は中央の一個だけである。心下部で胸骨体下端の下一寸にある。

肓は腸間膜である。腸間膜の原穴は任脈上の脖胦にある。脖胦は気海穴の別名である。臍の下一寸五分にある。

以上十二の原穴は、五藏六府に病があるとき、その治療点となるツボである。

【注】　**〇陽中之少陰肺也**　五藏の陰陽の濃度については、『素問』の六節藏象論第九に詳しい。本項については「肺者……為陽中之太陰」に作る。**〇膏肓**　病が深部にあって処置の仕様がないことを「病、膏肓に在り」という。『左伝』成公十年に、「医至って曰く、病為《おさ》む可からず、肓の上、膏の下に在り」とあるのがその出典である。膏は『左伝』杜預の注に「鬲なり」とある。横隔膜である。故に『左伝』の「肓」は横隔膜の下にある。本文の肓は臍の下にある器官である。そこでこれと区別して「下肓」と呼ぶ。『甲乙経』巻三第十九に、「気海、一名脖胦、一名下肓、臍下一寸五分にあり、任脈の気の発する所」とある。

四　脹取三陽、飧泄取三陰　　脹は三陽に取る、飧泄《ソンセツ》は三陰に取る

【訳】　脹の病のときは手足の三つの陽経の上にツボを取って治療する。下痢症のときは手足の三つの陰経の上にツボを取って治療する。

【注】　**○脹**　脹の病については、本書に脹論第三十五と水脹第五十七の二篇がある。脹には脈脹、膚脹、五藏の脹などがあり、一律に何病と括《くく》ることはできない。水脹では水腫、浮腫との関係、区別の問題もある。**○飧泄**　飧は水かけ飯。飧泄で水様便をいう。

第十章

今夫五藏之有疾也
譬猶刺也、猶汚也
猶結也、猶閉也
刺雖久猶可抜也
汚雖久猶可雪也
結雖久猶可解也
閉雖久猶可決也
或言久疾之不可取者
非其説也
夫善用鍼者、取其疾也

今夫れ五藏の疾有るや
譬えば猶お刺《とげ》の如きなり、猶お汚の如きなり、
猶お結びの如きなり、猶お閉の如きなり
刺は久しと雖《いえど》も猶お抜く可きがごとし
汚れは久しと雖も猶お雪《そそ》ぐ可きがごとし
結びは久しと雖も猶お解く可きがことし
閉《ヘイ》は久しと雖も猶お決す可きがごとし
或は久疾は取る可からずと言う者は
其の説に非ざるなり
夫れ善く鍼を用いる者の其の疾を取るや

猶抜刺也　　　　　　猶お刺を抜くが如くなり
猶雪汚也　　　　　　猶お汚れを雪《すす》ぐが如くなり
猶解結也　　　　　　猶お結びを解くが如くなり
猶決閇也　　　　　　猶お閇を決するが如くなり
疾雖久猶可畢也　　　疾は久しと雖も猶お畢《おわら》す可きが如くなり
言不可治者未得其術也　治す可からずと言う者は未だ其の術を得ざるなり

【訳】　五藏に病がある状態をたとえていうと次の様なことである。まるでトゲが刺さったのとそっくりである。丁度汚れが付いた様なものである。ひもが結ぼれた様なものである。門をぴたりと締め切ったのと同じ様な状態である。

トゲは古くても抜くことができる。汚れは時間が経ったものでも洗って取り去ることができる。ひもの結びは久しいものでも解きほぐすことができる。門は長く閉じられていても推し開くことができる。この様に色々な故障も解決することができるものである。病の治療もまた同じ。それを慢性の疾病は治すことができないという人がいるが、それは正しい論説ではない。

上手な鍼の使い手が病気を治療する様子は、ちょうどトゲを抜く様であり、汚れを洗い流す様であり、結びを解きほぐす様であり、閉じた門を推し開く様である。経過の遷延した病でも具合良く終結させることができるのである。治療することができないというものは未だ十分医療の技術を会得していないからである。

【注】　**○猶**　丁度……にそっくりだという意で、如や若より強い調子を持つ言葉である。**○閇**　閉の俗字。門を閉じること。塞ぐこと。

第十一章

刺諸熱者如以手探湯
刺寒清者如人不欲行
陰有陽疾者取之下陵三里
正往無殆
氣下乃止
不下復始也
疾高而内者取之陰之陵泉
疾高而外者取之陽之陵泉

諸々の熱を刺す者は手を以て湯を探るが如くす
寒清を刺す者は人の行くを欲せざるが如くす
陰に陽疾有る者は之を下陵三里に取る
正往して殆《あやう》きこと無し
気下って乃ち止む
下らざれば復た始むるなり
疾高くして内なる者は之を陰の陵泉に取る
疾高くして外なる者は之を陽の陵泉に取る

【訳】　諸々の熱病の治療をする場合は手で熱湯を探るときの様に慎重にし、鍼の操作は浅く、素早く行なう。

手足の厥冷の病人を治療するときは、去りがたい思いをしながら立ち去るときの様に、ゆっくりと且つ長時間、鍼を刺入したままにしておく。

陰即ち内藏（脾胃）に熱の症状のある場合は足の三里穴を取って瀉法を行ない熱をとる。狐疑逡巡しないで、どんどん施術しても危険なことはない。熱気が下がったら、そこで治療を止める。熱が下がらなければもう一度初めからやり直すのである。

脾胃の病で上半身に症状があるとき、病原は藏にあるので陰陵泉に治療点を取る。

胆の病で、上半身に症状があるとき、病原は府にあるので陽陵泉に治療点を取る。

【注】　**〇殆**　危険の意。殆は怠に通ずるとする解釈もある。「危険がない」あるいは「怠る勿れ」は何れでも通ずる。ただし、医療過誤の多かった古代においては「危険がない」の方があたっているかもしれない。

〇刺諸熱者　本書の邪気藏府病形第四に「(脈) 緩なる者は熱多し……緩なる者を刺すには浅く入れて疾く鍼を発し、以て其の熱を去る」とある。本文と相応する。**〇刺寒清者**　本書の同篇に「(脈)

急なる者は寒多し……急なる者を刺すには深く入れて久しく之を留む」とある。本文と相応する。**○陰陵泉**　本書の四時気第十九では飧泄《ソンセツ》、同じく熱病第二十三では挟臍急痛胸脇満（臍を挟んで急痛し胸と脇と満つ）の場合に取穴している。**○陽陵泉**　本書の邪気藏府病形第四では「内府を治す」として、胆の病の場合に治療点として挙げられている。『素問』奇病論第四十七では「口苦」の場合に取穴されている。これも胆の症状である。

本輸　第二

本篇には以下の諸事項が記されている。

第一　刺の道

刺鍼の実践にあたっては経絡、兪穴、五藏六府の機能と反応点、四季の気血の状況などに通暁しておくべきである。

第二　十二経脈の五兪穴

五兪穴とは井、滎、兪、経、合という五つのツボである。それぞれのツボの機能的特徴及びその十二経脈上の位置と名称と取穴法が記されている。

本篇の内容の七割の部分を占める。

第三　頸部周囲の十の経脈の脈所の穴名

任脈　天突《テントツ》
一次　足の陽明　人迎《ジンゲイ》
二次　手の陽明　扶突《フトツ》
三次　手の太陽　天窓《テンソウ》
四次　足の少陽　天容《テンヨウ》
五次　手の少陽　天牖《テンユウ》
六次　足の太陽　天柱《テンチュウ》
七次　督脈　風府《フウフ》
腋内　手の太陰　天府《テンプ》
腋下　手の心主　天池《テンチ》

第四　上関、下関、犢鼻《トクビ》、内関の刺し方

第五　頸部周囲の四つのツボと尺動脈在五里についての記載がある。

三項の別伝の如き文章である。

五里は禁穴とされているが、本書玉版第六十の刺禁の記事を参照のこと。

足陽明　喉を挟む動脈　その腧《ユ》は膺中《ヨウチュウ》にあり
手陽明　扶突穴に当たる
手太陽　曲頬《キョクキョウ》に当たる
足少陽　耳の下、曲頬の後ろにあり
手少陽　耳の後上、完骨《カンコツ》の上に加わる
足太陽　項を挟む大筋の中、髪際の陰
尺動脈、五里にあり、五腧の禁なり

第六　五藏六府の合関係と六府の機能

第七　四時刺　春夏秋冬の各季節における取穴法

第八　転筋と痿厥の取穴法

――第一章　五藏の五兪穴――

一　黄帝問於岐伯曰
凡刺之道
必通十二經[※1]絡之所終始
絡脈之所別[※2]處
五輪之所留
[※3]六府之所與合
四時之所出入
[※4]五藏之所溜處
闊數之度、浅深之状
高下所至
願聞其解

黄帝、岐伯に問うて曰く
凡そ刺の道は
必ず十二経絡の終始する所
絡脈の別れる所の処（別れ起こる処）
五輸の留《とど》まる所
六府の与合する所
四時の出入する所
五藏の溜する所の処
闊数の度、浅深の状
高下の至る所に通ず
願わくは其の解を聞かん

【訳】　黄帝が岐伯に質問していう。
一体、刺鍼を行なうにあたっては、
必ず十二の経脈の出発点から終点までの全経絡、
絡脈が経脈から分岐する十五絡の場所、
五兪穴の存在、五藏六府の機能が互いに関与し合作する協力関係、
四季の気候が人体の生理に影響して、血気の盛衰を生ずる状況、
五藏の藏気が溜まって、其の機能状況を発現する場所（募穴、背兪）、

※1　經絡　『太素』巻十一、本輪は「経脈」に作る。訳文は是に従う。
※2　別處　『太素』巻十一、本輪は「別起」に作る。
※3　六府　『太素』巻十一、本輪は「五藏六府」に作る。訳文は是に従う。
※4　五藏之所溜處　『太素』巻十一、本輪は「藏府之所流行」に作る。

経脈、絡脈、孫絡の広さ、またその所在の深さ、さらにその上下に流通する状況、この様な事項について精通していなければならぬ。一つその解説をお願いしたい。

【注】 **○與合** 與は協力する、一緒に仲間になって仕事をすること。組みする。関与する。合はぴたりと蓋をすること。合同するの意。**○闊數** 闊は広くゆったりしている様。數は窄の仮借で、狭い、狭める意。

二 岐伯曰、請言其次也
肺出於少商
少商者手大指端内側也、為井木※
溜于魚際、魚際者手魚也、為滎
注于大淵
大淵魚後一寸、陥者中也、為腧
行于經渠
經渠寸口中也、動而不居、為經
入于尺澤
尺澤肘中之動脈也、為合
手太陰經也

岐伯曰く、請う、其の次を言わん
肺は少商に出《い》づ
少商は手の大指の端の内側なり、井木と為《な》す
魚際《ギョサイ》に溜《リュウ》す、魚際は手の魚なり、滎と為す
大淵に注《チュウ》す
大淵は魚の後一寸の陥なる者の中なり、腧と為す
経渠《ケイキョ》に行《コウ》す
経渠は寸口の中なり、動じて居らず、経と為す
尺澤《シャクタク》に入る
尺澤は肘の中の動脈なり、合と為す
手の太陰の経なり

※為井木　『太素』巻十一本輸には「木」の字なし。

【訳】 岐伯がいう。それではそれらの事項について逐次説明する。
肺の機能状況は、肺経を流れる経気の変動として、その経穴の上に現れる。その経気が出《シュツ》という状態で存在するツボは少商穴である。少商穴は手の親指の爪の内側の端である。五俞穴中の井穴であり、五行の木の性質を持っている。
経気は魚際穴には溜《リュウ》という状態で存在する。魚際穴は手の魚の所に

ある。魚とは「さかな」の尾が二つに割れ、硬くピンと張っている様を示す言葉である。ここでは親指の中根骨と示指のそれとが魚の尾の様に分岐している場所を指している。五兪穴中の滎穴である。

経気は太淵穴には注《チュウ》という状態で存在する。太淵穴は魚の後一寸の陥凹した場所にある。五兪穴中の腧穴である。

経渠穴には行《コウ》という状態で存在する。経渠穴は腕関節で橈骨動脈の脈拍の所にある。拍動して止むことがない。五兪穴中の経穴である。

尺澤穴には入《ニュウ》という状態で存在する。尺澤穴は肘の中の動脈の所である。五兪穴中の合穴である。

以上が手の太陰肺経の五兪穴の所在である。

【注】　**○肺出**　肺の何が出るのか。それは肺経の経気である。経気の本は藏気である。藏気とは藏の機能を担う物質である。これが経脈の中を流れて、ツボの所に流入し、その機能状況を顕示すると考えられていた。実際には、経脈は藏と関連する血管と神経の複合体である。藏に異変のある時は、この経脈を通じて、その機能状況がツボに反応として現れる。**○動而不居**　居とは腰をすえて落ち着くこと。ここは落ち着いていない、即ち動じて止まない状態をいう。

三　心[※1]出於中衝	心は中衝に出づ
中衝手中指之端也、為井木	中衝は手の中指の端なり、井木と為す
溜于勞宮、勞宮掌中	勞宮に溜す、勞宮は掌中にて
中指本節之内間也、為滎	中指の本節の内《うち》の間なり、滎と為す
注于大陵、大陵掌後両[※2]骨之間	大稜に注す、大稜は掌の後にて両骨の間の
[※3]方下者也、為腧	方《まさ》に下なる者なり、腧と為す
行于間使	間使に行す
[※4]間使之道	間使の道は
[※5]両筋之間三寸之中也	両筋の間にて三寸の中なり
有過則至、無過則止、為經	過有るときは則ち至り、過無きときは則ち止む、経と為す
入于曲澤	曲澤に入る

曲澤肘内廉下陥者之中也
屈而得之、為合
手少陰經也

曲澤は肘の内廉の下にて陥《カン》なる者の中なり
屈して之を得、合と為す
手の少陰経なり

【訳】　心の機能状況は、心包経の上の経穴に経気の変動として現れる。

その経気は中衝穴には出という状態で現れる。中衝穴は手の中指の端である。五兪穴中の井穴であり、五行の木の性質を持つ。

次いで労宮穴に溜という状態で存在する。労宮穴は掌の真ん中で、中指の本節（中根骨と手根骨の関節部）の凹みにある。滎穴である。

次いで大陵に注という状態で存在する。大陵穴は掌の後ろの横紋の上で、尺骨と橈骨の間の真下にある。腧穴である。

次いで間使穴には行という状態で存在する。間使穴は二つの筋肉（長掌筋と橈側手根屈筋）の間を肘関節側に三寸離れた凹みの中にある。経気に異常のある時は反応が出現するが、正常の時には反応がない。経穴である。

次いで曲澤穴には入という状態で存在する。曲澤穴は肘の内側の角を橈骨側に入った凹みにある（心経の小海穴と肺経の曲泉穴の中央）。肘を曲げて取穴する。合穴である。

以上が手の少陰心経（の代理である心包経）の五兪穴の所在である。

※1　心　『甲乙経』巻三第二十五は「心主」に作る。『素問』気穴論第五十八の王注は「心包」に作る。心と心主（心包）は藏と外経の関係にあり、外経は病むが藏は病まない、故に病に際しては心主のツボを取って処置を加えるという。ことは本書の邪客第七十一に詳しい。参照のこと。

※2　両骨　『甲乙経』巻三第二十五、『素問』気穴論第五十八の王注は「骨」を「筋」に作る。

※3　方下者　『甲乙経』巻三第二十五は「方下」を「陥者中」に作る。是の方が前後と合う。わかりやすい。

※4　間使之道　『太素』巻十一、本輸には「之」の字なし。郭靄春は「間使道」はもと「間使者」とあったのではないか、そうすれば前後の句法と合うという。もっともな考えである。

※5　両筋之間三寸之中　『甲乙経』巻三第二十五は「在掌後三寸両筋間陥中」に作る。

四

肝出于大敦、大敦者足大指之端
及三毛之中也、為井木、
溜于行間、
行間足大指間也、為滎
注于大衝
大衝行間上二寸陥者之中也、為腧
行于中封
中封内踝之前一寸半、陥者之中
使逆則宛、使和則通
揺足而得之、為經、
入于曲泉
曲泉輔骨之下、大筋之上也
屈膝而得之、為合
足厥陰也、

肝は大敦《ダイトン》に出づ、大敦は足の大指の端
及び三毛の中なり、井木と為す
行間《コウカン》に溜す
行間は足の大指の間なり、滎と為す
大衝に注す
大衝は行間の上二寸の陥なる者の中なり、腧と為す
中封《チュウフウ》に行す
中封は内踝の前一寸半、陥なる者の中なり
逆せしむれば則ち宛《つも》り、和せしむれば則ち通ず
足を揺《ゆ》すって之を得、経と為す
曲泉に入る
曲泉は輔骨の下、大筋の上なり
膝を屈して之を得、合と為す
足の厥陰の経なり

【訳】　肝の機能状況は、肝経上の経穴に経気の変動として現れる。

その経気は大敦穴には出という状態で存在する。大敦穴は足の親指の端と三毛の部分である。五兪穴中の井穴であり、五行の木の性質を持つ。

次いで行間には溜という状態で存在する。行間穴は足の親指と次指の間である。滎穴である。

次いで太衝穴には注という状態で存在する。太衝穴は行間穴の上二寸の凹んだ所である。腧穴である。

次いで中封穴には行という状態で存在する。中封穴は内くるぶしの前、一寸半の凹んだ所である。このツボは、経気の流れを逆行させる様な処置を施すと血気は欝滞する。適切に処置する時は正常に流通する。足首を前後左右に揺する様に動かすとツボの位置がよくわ

かる。経穴である。
次いで曲泉穴には入という状態で存在する。曲泉穴は（内）輔骨（脛骨内側果）の下で、大きな筋肉の上である。膝を曲げて取穴する。合穴である。
以上が足の厥陰肝経の五兪穴の所在である。

【注】 **○使逆則宛** 逆は経気の逆行で正常に流通しないことである。宛はからだをかがめることで、ここは血気が欝滞して積もり、血絡を作ることである。この場所は血絡が多発する部位である。**○輔骨** 膝の内外を構成する骨である。内輔骨は脛骨果、外輔骨は腓骨頭である。

五 脾出于隠白
隠白者[※1]足大指之端内側也為井木
溜于大都
大都本節之後下陥者之中也、為滎
注于太白
太白腕[※2]骨之下也、為腧
行于商丘
商丘内踝之下、陥者之中也、為經
入于陰之陵泉
陰之陵泉輔骨之下、陥者之中也
伸[※3]而得之、為合
足太陰也

脾は隠白《インパク》に出づ
隠白は足の大指の端の内側なり、井木と為す
大都《タイト》に溜す
大都は本節の後下にて陥なる者の中なり、滎と為す
太白に注す
太白は腕骨の下なり、腧と為す
商丘に行す
商丘は内踝の下にて陥なる者の中なり、経と為す
陰の陵泉《リョウセン》に入る
陰の陵泉は輔骨の下にて陥なる者の中なり
伸して之を得、合と為す
足の太陰なり

※1 隠白者足大指之端内側也 『甲乙経』巻三第三十は、「隠白在足大指端内側去爪甲如韮葉（隠白は足の大指の端の内側で爪甲を去ること韮の葉の如きに在り）」に作る。
※2 腕骨 『太素』巻十一本輸、『甲乙経』巻三第三十は「核骨」

に作る。楊上善の注に「核骨は大指の本節の後、然骨の前に在り、高骨是れなり」という。

※3　伸而得之　『太素』巻十一本輪は「伸」の上に「屈」の字あり。『甲乙経』巻三第三十は「而」を「足」に作る。

【訳】　脾の機能状況は、脾経上の経穴に経気の変動として現れる。その経気は隠白穴には出という状態で存在する。隠白穴は足の親指の端の内側である。五兪穴中の井穴であり、五行の木の性質を持つ。次いで大都穴には溜という状態で存在する。大都穴は足の親指の本節（指骨と中足骨の関節）の下の凹んだ所である。滎穴である。次いで太白穴には注という状態で存在する。太白穴は本節の丸い関節部の後（然骨穴の前）である。腧穴である。次いで商丘穴には行という状態で存在する。商丘穴は内くるぶしの下で凹んだ所である。経穴である。次いで陰陵泉穴には入という状態で存在する。陰陵泉は輔骨（脛骨の内側果）の下の凹みの中である。膝を伸ばして取穴する。合穴の性質を持つ。

以上が足の太陰脾経の五兪穴の所在である。

六　腎出于湧泉
湧泉者足心也、為井木
溜于然谷
然谷然骨之下者也、為滎
注于太谿、太谿内踝之後、
跟骨之上、陥中者也、為腧
行于復留
復留上内踝二寸、動而不休、為經
入于陰谷、陰谷輔骨之後、
大筋之下、小筋之上也、
按之應手、屈膝而得之、為合、

腎は湧泉《ユウセン》に出づ
湧泉は足心なり、井木と為す
然谷《ネンコク》に溜す
然谷は然骨《ネンコツ》の下の者なり、滎と為す
太谿《タイケイ》に注す、太谿は内踝の後、
跟骨《コンコツ》の上の陥なる中の者なり、腧と為す
復留《フクリュウ》に行す
復留は内踝を上ること二寸、動じて休まず、経と為す
陰谷《インコク》に入る、陰谷は輔骨の後
大筋の下、小筋の上なり
之を按ずるに手に応ず、膝を屈して之を得、合と為す

足少陰經也、

足の少陰経なり

【訳】　腎の機能状況は、腎経上の経穴に経気の変動として現れる。その経気は湧泉穴で出という状態で存在する。湧泉穴は足の中心である。五兪穴中の井穴で、五行の木の性質を持つ。

次いで然谷穴では溜という状態で存在する。然谷穴は然骨の下（で中足骨と第一楔状骨の関節部）の凹みである。滎穴である。

次いで太谿には注という状態で存在する。太谿穴は内くるぶしの後ろで跟骨（踵骨）の上の凹みの中である。兪穴である。

次いで復留穴では行という状態で存在する。復留穴は内くるぶしの上、二寸の所である。いつも拍動している。経穴である。

次いで陰谷穴では入という状態で存在する。陰谷穴は輔骨（内側果）の後で大きい筋肉（腓腸筋）の下、小さい筋肉（半膜様筋の腱）の上である。手で押すと（痛みなどの）反応がある。膝を曲げて取穴する。合穴である。

以上が足の少陰腎経の五兪穴の所在である。

【注】　**〇動而不休**　大谿穴では後脛動脈の脈拍を触れるが、復留穴では触れない。

――第二章　六府の五兪穴と原穴――

一　膀胱出于至陰
至陰者※足小指之端也、為井金
溜于通谷
通谷本節之前外側也、為滎

膀胱は至陰《シイン》に出づ
至陰は足の小指の端なり、井金と為す
通谷《ツウコク》に溜す
通谷は本節の前の外側なり、滎と為す

注于束骨
束骨本節之後陥者中也、為腧
過于京骨
京骨足外側大骨之下、為原
行于崑崙
崑崙在外踝之後跟骨之上、為經、
入于委中
委中膕中央、為合、委而取之
足太陽也

束骨《ソクコツ》に注す
束骨は本節の後にて陥なる者の中なり、腧と為す
京骨《キョウコツ》に過《よ》ぎる
京骨は足の外側の大骨の下なり、原《ゲン》と為す
崑崙《コンロン》に行す
崑崙は外踝の後、跟骨の上に在り、経と為す
委中《イチュウ》に入る、
委中は膕の中央なり、合と為す、委して之を取る
足の太陽なり

※足小指之端也　『甲乙経』巻三第三十五は「在足小指外側」に作る。

【訳】　膀胱の機能状況は、足の太陽膀胱経の経脈上に経気の変動として現れる。

その経気は至陰穴においては出という状態で存在する。至陰穴は足の小指の端にある。五兪穴中の井穴であり、五行の金の性質を持つ。

次いで通谷穴では溜という状態で存在する。通谷穴は本節（中足骨と指骨）の関節部の外側である。滎穴である。

次いで束骨穴には注という状態で存在する。束骨穴は本節の後の凹んだ所である。腧穴である。

次いで京骨では過という状態で存在する。過とは経気がスルスルと自由に出入りできることをいう。京骨穴は足の外側の大骨（中足骨と第一楔状骨の関節部）の下である。原穴である。

次いで崑崙穴では行という状態で存在する。崑崙穴は外くるぶしの後ろで跟骨の上（の凹み）である。経穴である。

次いで委中穴では入という状態で存在する。委中穴は膕《ヒカガミ》の中央である。合穴である。膝を曲げて取穴する。

以上が足の太陽膀胱経の五兪穴と原穴の所在である。

【注】　○委　曲がりくねること。委中穴の取穴法としては、本書の邪気藏府病形第四には「委中者屈而取之」に作る。訳文はこれに従った。なお『素問』気穴論第五十八の王注には「背而取之」とある。

二

膽出于竅陰
竅陰者足※1小指次指之端也為井金
溜于俠谿
俠谿※2足小指次指之間也、為滎
注于臨泣、臨泣※3上行一寸半
陥者中也、為腧
過于丘墟
丘墟※4外踝之前下陥者中也、為原
行于陽輔
陽輔※5外踝之上、輔骨之前
及※6絶骨之端也、為經
入于陽之陵泉
陽之陵泉在膝外陥者中也、為合
伸而得之、足少陽也

胆は竅陰《キョウイン》に出づ
竅陰は足の小指の次の指の端なり、井金と為す
俠谿《キョウケイ》に溜す
俠谿は足の小指の次の指の間なり、滎と為す
臨泣《リンキュウ》に注す、臨泣は上行一寸半の
陥なる者の中なり、腧と為す
丘墟《キュウキョ》に過ぎる
丘墟は外踝の前下の陥なる者の中なり、原と為す
陽輔に行す
陽輔は外踝の上、輔骨の前
及び絶骨の端なり、経と為す
陽の陵泉に入る
陽の陵泉は膝の外の陥なる者の中に在り、合と為す
伸ばして之を得、足の少陽なり

※1　足小指次指之端　『甲乙経』巻三第三十四は「在足小指次指之端、去爪甲如韮葉」に作る。

※2　足小指次指之間　『甲乙経』巻三第三十四は「在足小指次指之岐骨間、本節前陥者中」に作る。

※3　上行一寸半陥者中　『甲乙経』巻三第三十四は「足小指次指本節後間陥者中、去俠谿一寸五分」に作る。

※4　外踝之前下陥者中　『甲乙経』巻三第三十四は「在足外廉踝下如前陥者中、去臨泣一寸（『素問』気穴論第五十八の王注は「三寸」に作る）」に作る。

※5　外踝之上　『甲乙経』巻三第三十四には、この下に「四寸」の二字あり。

※6　絶骨之端　『甲乙経』巻三第三十四には、この下に「如前三

分去丘墟七寸」の九字あり。

【訳】　胆の機能状況は少陽胆経の経脈上に経気の変動として現れる。

その経気は、竅陰穴においては出という状態で存在する。竅陰穴は足の小指の次の指の端である。五兪穴中の井穴で、五行の金の性質を持つ。

次いで侠谿穴では溜という状態で存在する。侠谿穴は足の小指の次の指（と第三指）の間である。滎穴である。

次いで臨泣穴では注という状態で存在する。臨泣穴は（侠谿穴から）上行すること一寸半の凹みの中である。腧穴である。

次いで丘墟（『太素』巻十一本輪は「丘虚」に作る）には過という状態で存在する。丘墟穴は外くるぶしの前下の凹みの中（臨泣を去ること三寸）である。原穴である。

次いで陽輔穴では行という状態で存在する。陽輔穴は外くるぶしの上（四寸）で、（外）輔骨（腓骨）の前、絶骨の端（前方に三分進んだ所で丘墟を去ること七寸）である。経穴である。

次いで陽稜泉穴には入という状態で存在する。陽稜泉穴は膝の外の凹みの中である。合穴である。膝を伸ばして取穴する。

以上が少陽胆経の五兪穴と原穴の所在である。

三　胃出于厲兌、厲兌者足[※1]大指内
次指之端也、為井金
溜于内庭
内庭[※2]次指外間也、為滎
注于陷谷、陷谷者[※3]上中指内間
上行二寸、陷者中也、為腧
過于衝陽、衝陽足跗上五寸
陷者中也、為原、搖足而得之
行于解谿、解谿[※4]上衝陽一寸半
陷者中也、為經

胃は厲兌《レイダ》に出づ、厲兌は足の大指の内、
次の指の端なり、井金と為す
内庭《ナイテイ》に溜す
内庭は次指の外（側）の間なり、滎と為す
陥谷に注す、陥谷は中指の内（側）の間を上り
上行すること二寸の陥なる者の中なり、腧と為す
衝陽に過ぎる、衝陽は足の跗の上五寸の
陥なる者の中なり、原と為す。足を揺すって之を得る
解谿《カイケイ》に行す、解谿は衝陽を上ること一寸半の
陥なる者の中なり、経と為す

入于下陵、下陵膝下三寸
※5胻骨外三里也、為合
復下三里三寸、為巨虚上廉
復下上廉三寸、為巨虚下廉也
大腸屬上、小腸屬下
足陽明胃脈也
大腸小腸皆屬于胃
是足陽明也

下陵《カリョウ》に入る、下陵は膝の下三寸
胻骨《コウコツ》の外の三里なり、合と為す
復た三里を下ること三寸を巨虚上廉と為す
復た上廉を下ること三寸を巨虚下廉と為すなり
大腸は上に属し、小腸は下に属す
足の陽明は胃の脈なり
大腸小腸は皆胃に属す
是れ足の陽明なり

※1　足大指内　『甲乙経』巻三第三十三には「内」の字なし。衍文《えんぶん》であろう。

※2　次指外間也　『甲乙経』巻三第三十三には「次指」の上に「大指」の二字あり。『太素』巻十一本輸には「外間」の下に「陥者中」の三字あり。

※3　上中指内間　『太素』巻十一には「中指」の上の「上」の字なし。

※4　上衝陽　『甲乙経』巻三第三十三は「在衝陽後」に作る。

※5　胻骨外　『甲乙経』巻三第三十三には「外」の下に「廉」の字あり。

【訳】　胃の機能状況は、陽明胃経の経脈上の経穴に経気の変動として現れる。

その経気は厲兌穴には出という状態で存在する。厲兌穴は足の親指の次の指の端である。五兪穴中の井穴で、五行の金の性質を持つ。

次いで内庭穴には溜という状態で存在する。内庭穴は親指の次の指と中指の間にある。滎穴である。

次いで陥谷《カンコク》穴には注という状態で存在する。陥谷穴は中指と第二指の間（の内庭穴）を二寸上った凹みの中である。腧穴である。

次いで衝陽《ショウヨウ》穴では過という状態で存在する。衝陽穴は足背部（足の甲）で内庭穴から五寸上の凹みの中である。原穴である。足を揺すって取穴する。

次いで解谿穴では行という状態で存在する。解谿穴は衝陽穴の上一寸半の凹みの中である。経穴である。

次いで下陵穴《カリョウ》では入という状態で存在する。下陵穴は膝の下三寸で胻骨（脛骨）の外の廉の三里穴である。合穴である。

これよりさらに三里を三寸下った所は巨虚上廉《コキョジョウレン》である。また上廉を三寸下った所は巨虚下廉《コキョゲレン》である。大腸は巨虚上廉に所属している。小腸は巨虚下廉に所属する。大腸小腸は何れも陽明胃経に所属しており、その機能状況は胃経の上に現れる。

以上が陽明胃経の五兪穴と原穴の所在である。

【注】　**○大腸小腸皆屬于胃**　陽明大腸経、太陽小腸経は上肢に存在する。横隔膜下にある藏器の反応点が何故上肢にあるのか。生理的には納得し難い。実際上にも大小腸の病の反応が上肢に現れることは余りないであろう。またその治療に際してここに取穴することも少ないと思われる。本節に大小腸の反応が胃経の上に現れるというのは正にそうあるべきことと考えられる。胃経に限らず、脾経にも現れる。私は休日診療所の当番の時、八十才の老女の鼠径ヘルニア（小腸の脱出）を脾経の箕門穴付近の指圧で直した経験がある。
○跗　音フ、足の甲、足背である。**○胻**　音コウ、脛の骨である。

四　三焦者、上合手少陽
出于關衝
關衝者手小指次指之端也、為井金
溜于液門※1
液門小指次指之間也、為榮
注于中渚
中渚本節之後陥中者也、為腧
過于陽池
陽池在腕上陥者之中也、為原
行于支溝、支溝上腕三寸
両骨之間、陥者中也、為經

三焦《サンショウ》は上は手の少陽に合す
関衝《カンショウ》に出づ
関衝は手の小指の次の指の端なり、井金と為す
液門《エキモン》に溜す
液門は小指の次の指の間なり、榮と為す
中渚《チュウショ》に注す
中渚は本節の後の陥なる中の者なり、腧と為す
陽池《ヨウチ》に過ぎる
陽池は腕の上の陥なる者の中に在るなり、原と為す
支溝《シコウ》に行す、支溝は腕を上ること三寸
両骨の間の陥なる者の中なり、経と為す

入于天井
天井在肘外大骨[※2]之上
陥者中也、為合、屈肘乃得之
三焦下腧
在于足[※3]大指之前、少陽之後
出于膕中外廉、名曰委陽
是太陽絡也
手少陽經也

天井《テンセイ》に入る
天井は肘の外、大骨の上の陥なる者の中に在り
合と為す、肘を屈して乃ち之を得
三焦の下腧《カユ》は
足の大指（陽）の前、少陽の後に在り
膕中の外廉《ガイレン》に出づ、名づけて委陽と曰う
是れ太陽の絡なり
手の少陽の経なり

※1　液　『太素』巻十一は「掖」に作る。『甲乙経』巻三第二十八は「腋」に作る。
※2　大骨之上　『甲乙経』巻三第二十八は「上」を「後両筋間」に作る。
※3　足大指之前　『太素』巻十一、『甲乙経』巻三第三十五は「足太陽之前」に作る。「太陽」の方がよい。

【訳】　三焦は上焦（乳糜槽と胸管）、中焦（胃周囲リンパ管系）と下焦（腸間膜、結腸、骨盤内のリンパ管系）より構成されるリンパ系である。その経気は上っては上肢の少陽三焦経に合流し、頭及び上肢のリンパ管系と連絡している。

三焦の機能状況は手の少陽三焦経の経脈上の経穴に経気の変動として現れる。

その経気は関衝穴では出という状態で存在する。関衝穴は手の小指の次の指の端である。五兪穴中の井穴で、五行の金の性質を持つ。

次に液門穴では溜という状態で存在する。液門穴は小指と次の指の間である。滎穴である。

次に中渚穴には注という状態で存在する。中渚穴は手骨と中手骨との関節部より後ろの凹みの中である。腧穴である。

次に陽池穴では過という状態で存在する。陽池穴は（中渚穴を上にずらせて当たる）腕関節の上の凹みである。原穴である。

次に支溝穴には行という状態で存在する。支溝穴は腕関節の上三寸で両筋の間の凹みの中である。経穴である。

次に天井穴では入という状態で存在する。天井穴は肘の外側で橈骨

頭の後ろの凹みの中である。合穴である。肘を曲げて取穴する。三焦の下肢における腧穴（反応点、治療点）は、足の太陽膀胱経の前で、足の少陽胆経の後ろにある。そこでの経気は膕の中で外側の角に出という状態で存在する。この腧穴は委陽と名づける。これは足の太陽膀胱経の（他経との連）絡穴である。以上が手の少陽三焦経の五兪穴と原穴の所在である。

【注】　○三焦　本書の営衛生会第十八に詳しい解説がある。

五

[※1]三焦者
[※2]足少陽太陰（一本作陽）之所将
太陽之別也、上踝五寸
別入貫腨腸、出于委陽
並太陽之正、入絡膀胱
約下焦
實則閉癃、虚則遺溺
遺溺則補之、閉癃則寫之

三焦は
足の少陽太陰（陽）の将《やしな》う所
太陽の別なり、踝を上ること五寸にて
別れて入りて腨腸を貫き、委陽に出で
太陽の正に並んで、入りて膀胱に絡し
下焦を約す
実するときは則ち閉癃し、虚するときは則ち遺溺す
遺溺《イニョウ》するときは則ち之を補し、閉癃《ヘイリュウ》するときは則ち之を瀉す

※1　三焦者　『太素』巻十一は「三」の上に「足」の字あり。
※2　足少陽太陰　『太素』巻十一には「足少陽」の三字なく、「太陰」を「太陽」に作る。『太素』の方が意味が良く通る。「太陰」を「少陰」の誤りと見る人もいるが、それでも通ずる。

【訳】　三焦は足の少陽胆経と太陽膀胱経が助け合っている所である。その下肢における反応点（委陽穴）は太陽膀胱経の大絡で、分枝の出る所である。外くるぶしの上方五寸で太陽経と分かれて「ふくらはぎ」を貫き、膝裏の委陽穴の所に出る。ここから太陽経の本流に合流し、腹腔に入って膀胱に連絡し、飲食物の糟粕から大小便を分別する下焦《ゲショウ》の仕事を一まとめにしている。この委陽に邪気が盛んになると尿閉による膀胱腫瘤ができ、機能が弱ると尿失禁が起こる。尿閉の時は瀉法を施し、尿失禁の時は補法を行なう。

【注】 ○**将** 養う、助け支える意味である。将帥、率いるではない。○**癃** 音リュウ、尿閉塞による膀胱腫瘤。○**遺溺** 音イニョウ、尿失禁である。○**腨** 音セン、ふくらはぎ。

六 手[※1]太陽小腸者、上合手太陽
出于少澤
少澤小指之端也、為井金
溜于前谷、前谷在手外廉本節前
陥者中也、為滎
注于後谿
後谿者在手外側本節之後也、為腧
過于腕骨
腕[※2]骨在手外側腕骨之前、為原
行于陽谷、陽谷在鋭[※3]骨之下
陥者中也、為經
入于小海、小海在肘内、大骨之外
去[※4]端半寸、陥者中也
伸[※5]臂而得之、為合
手太陽經也

手の太陽小腸は上って手の太陽に合す
少澤《ショウタク》に出づ
少澤は小指の端なり、井金と為す
前谷《ゼンコク》に溜す、前谷は手の外廉にて本節の前の
陥なる者の中に在り、滎と為す
後谿《コウケイ》に注す
後谿は手の外側にて本節の後に在るなり、腧と為す
腕骨に過ぎる
腕骨は手の外側にて腕骨の前にあり、原と為す
陽谷《ヨウコク》に行す、陽谷は鋭骨の下にて
陥なる者の中に在り、経と為す
小海に入る、小海は肘の内、大骨の外にて
端を去ること半寸の陥なる者の中に在り
臂《ヒ》（前腕）を伸ばして之を得、合と為す
手の太陽経なり

※1 手太陽 『太素』巻十一にはこの三字なし。他の文例より見て削るべきである。

※2　腕骨之前　『甲乙経』巻三第二十九は「腕骨之前」を「腕前起骨下」に作る。
※3　在鋭骨　『甲乙経』巻三第二十九は「在」の下に「手下側陥中」の五字あり。
※4　去端　『太素』巻十一、『甲乙経』巻三第二十九には「去」の下に「肘」の字あり
※5　伸臂　『太素』巻十一楊注所引の『明堂』、『甲乙経』巻三第二十九は「屈肘」に作る。

【訳】　小腸の府気は腹腔から上って手の太陽経に合流している。その機能状況はこの経脈上の経穴に経気の変動として現れる。少澤穴には出という状態で存在する。少澤穴は小指の（外側の）端である。五兪穴中の井穴で、五行の金の性質を持つ。次に前谷穴では溜という状態で存在する。前谷穴は手の外側で本節（指骨と中手骨の関節部）の前の凹みである。滎穴である。次に後谿穴では注という状態で存在する。後谿穴は手の外側で本節の後である。腧穴である。次に腕骨では過という状態で存在する。腕骨は手の外側の腕骨の前（指側）で起骨（尺骨頭）の下にある。原穴である。次に陽谷穴では行という状態で存在する。陽谷穴は（手の外側の凹みの中で）鋭骨（尺骨頭）の下（肘側）の凹みの中にある。経穴である。次に小海穴《ショウカイ》では入という状態で存在する。小海穴は肘の内側で大骨（上腕骨の内側上果）の外で、（肘を）去ること半寸の凹みの中にある。肘を伸ばして（曲げて）取穴する。合穴である。以上が手の太陽小腸経の五兪穴と原穴の所在である。

【注】　**○臂**　音ヒ。前腕。臑は音ドウ、上腕（膊）である。音ジュのときは柔かい意。

七　大腸上合手陽明
出于商陽
商陽大指次[※1]指之端也、為井金
[※2]溜于本節之前二間、為滎
[※3]注于本節之後三間、為腧
過于合谷

大腸は上って手の陽明に合す
商陽に出づ
商陽は大指の次の指の端なり、井金と為す
本節の前の二間《ジカン》に溜す、滎と為す
本節の後の三間《サンカン》に注す、腧と為す
合谷《ゴウコク》に過ぎる

合谷[※4]在大指岐骨之間、為原
行于陽谿、陽谿[※5]在両筋間
陥者中也、為經
入于曲池[※6]、在肘外輔骨
陥者中、屈臂而得之、為合
手陽明也

合谷は大指と岐骨の間に在り、原と為す
陽谿に行す、陽谿は両筋の間の
陥なる者の中に在り、経と為す
曲池《キョクチ》に入る、肘の外の輔骨の
陥なる者の中にあり、臂を屈して之を得、合と為す
手の陽明なり

【訳】　大腸の府気は、腹腔から上行して手の陽明大腸経に合流する。その機能状況は、この経脈の経穴に経気の変動として現れる。その経気は、商陽穴では出という状態で存在する。商陽穴は親指の次の指の端である。五兪穴中の井穴で、五行の金の性質を持つ。

次に本節（指骨と中手骨の関節部）の前の二間穴では溜という状態で存在する。滎穴である。

次に本節の後ろの三間穴では注という状態で存在する。兪穴である。

次に合谷穴では過という状態で存在する。合谷穴は親指（の中手骨）と岐骨（示指の中手骨）の交差点にある。原穴である。

次に陽谿穴では行という状態で存在する。陽谿穴は両筋の間（合谷穴の上、腕関節の前）の凹みの中にある。経穴である。

次に曲池穴では入という状態で存在する。曲池穴は肘の外で輔骨（外側果）の凹みの中にある。肘を曲げるとツボが得られる。合穴である。

以上が手の陽明大腸経の五兪穴と原穴の所在である。

※1　次指之端　『甲乙経』巻三第二十七は「之端」を「内側」に作る。
※2　溜于本節之前二間　『太素』巻十一は「溜于二間、二間在本節之前」に作る。
※3　注于本節之後三間　『太素』巻十一は「注于三間、三間在本節之後」に作る。
※4　在大指岐骨之間　『太素』巻十一は「岐骨」の二字なし。『甲乙経』巻三第二十七は「大指」の下に「次指」の二字あり。『素問』三部九候論第二十の王注には「大腸脈在手大指次指岐骨間合谷之分、動応於手也」とある。
※5　在　『甲乙経』巻三第二十七には「在」の下に「腕中上側」の四字あり。
※6　曲池　『太素』巻十一には「曲池」の下に「曲池者」の三字あり。

【注】　**〇本節**　指骨と中手骨の関節部である。現在、実地診療上では、二間穴は近位指節間関節に取り、三間穴は指骨と中手骨の関節部に取っている。

八　是謂五藏六府之腧
五五二十五腧、六六三十六腧也
六府皆出足之三陽、上合于手者也

是を五藏六府の腧と謂う
五五二十五腧、六六三十六腧なり
六府は皆足の三陽に出で、上って手に合する者なり

【訳】　以上が五藏六府の反応点兼治療点である腧穴の所在と機能状態である。五藏にそれぞれ五個で五×五、二十五穴、六府にそれぞれ五腧と原穴の六個で六×六、三十六穴である。六府は皆足の三陽から出発して上って手のそれぞれ同名の経脈に合流するのである。

【注】　**〇六府皆出足之三陽、上合于手者也**　意味不明である。本書の経脈第十によれば、手の太陽小腸経は小指の端から始まり、上肢を上って頭に行き、膀胱経に連絡して背、腰から下肢を下って足に行く。手から足に行くのであって足から上に行くのではない。

――第三章――

缺盆之中任脈也、名曰天突
一次任脈側之動脈
足陽明也、名曰人迎

缺盆の中は任脈なり、名づけて天突と曰う
一次の任脈の側の動脈は
足の陽明なり、名づけて人迎と曰う

二次脈手陽明也、名曰扶突
三次脈手太陽也、名曰天窻
四次脈足少陽也、名曰天容
五次脈手少陽也、名曰天牖
六次脈足太陽也、名曰天柱
七次脈頸中央之脈
督脈也、名曰風府
腋内動脈手太陰也、名曰天府
腋下三寸、手心主也、名曰天池

二次の脈は手の陽明なり、名づけて扶突と曰う
三次の脈は手の太陽なり、名づけて天窻と曰う
四次の脈は足の少陽なり、名づけて天容と曰う
五次の脈は手の少陽なり、名づけて天牖と曰う
六次の脈は足の太陽なり、名づけて天柱と曰う
七次の脈は頸の中央の脈
督脈なり、名づけて風府と曰う
腋内の動脈は手の太陰なり、名づけて天府と曰う
腋の下三寸は手の心主なり、名づけて天池と曰う

【訳】　頸項部の周囲に存在する兪穴は次の様に配列している。左右の鎖骨上窩に挟まれた中央を通っているのは任脈である。任脈上で喉頭結節の下には天突《テントツ》穴がある。任脈の天突穴を中央にして、その左右に並ぶ経脈の一番目の動脈は足の陽明胃経である。その上のツボを人迎《ジンゲイ》と名づける。二番目の経脈は手の陽明大腸経である。その上のツボは扶突《フトツ》と名づける。人迎の背側一寸五分の所にある。三番目の経脈は手の太陽小腸経である。その上のツボは天窻《テンソウ》と名づける。天容の下で扶突の後、胸鎖乳突筋の中央にある。四番目の経脈は足の少陽胆経である。その上のツボは天容《テンヨウ》と名づける。下顎骨の角の下で胸鎖乳突筋の前にある。

五番目の経脈は手の少陽三焦経である。その上のツボは天牖《テンユウ》と名づける。天窓の背側で完骨《カンコツ》の下にある。六番目の経脈は足の太陽膀胱経である。その上のツボは天柱《テンチュウ》と名づける。僧帽筋の付着部の背側の凹みにある。七番目の経脈は後頸中央の督脈である。その上のツボは風府《フウフ》と名づける。外後頭隆起の下の凹みである。腋窩に触れる動脈は手の太陰肺経である。その上のツボは天府《テンプ》と名づける。腋の下三寸には手の心主、心包経のツボがある。天池《テンチ》と名づける。

【注】　**〇天容**　『甲乙経』では手の太陽小腸経に属す。

第四章

刺上關者呿不能欠
刺下關者欠不能呿
刺犢鼻者屈不能伸
刺両※（内）關者伸不能屈

上関を刺すときは呿するも欠する能《あた》わず
下関を刺すときは欠するも呿する能わず
犢鼻を刺すときは屈するも伸びる能わず
両関を刺すときは伸びるも屈する能わず

※両關　『太素』巻十一、『甲乙経』巻五第四は「内關」に作る。訳は内関を取る。

【訳】　上関穴《ジョウカンケツ》を刺すには口をあけて取穴する。口を閉じてはうまくない。

下関《ゲカン》穴を刺すには口を閉じて取穴する。口をあけてはいけない。

犢鼻《トクビ》穴を刺すには膝を曲げて取穴する。伸ばしては適切でない。

内関《ナイカン》穴を刺すには手首を伸ばして取穴する。曲げてはできない。


【注】　**○**本文は取穴法を述べたものとして訳文を作った。しかし刺鍼によって起こる障害として読む人もいる。

上関穴に刺すと、口をあけることはできるが、口を閉じることはできない、と読むのである。

上関、下関、犢鼻、内関、何れも日常的に使用するツボである。よほど深く刺すのでなければこの様な障害は起こらない。また口の開閉は下顎骨の運動であり、下関穴の方が関係する。上関穴はほとんど問題ないであらう。

ここは取穴法と読む方が適切と考える。
○呿と欠　呿《キョ》は口をあけることである。欠《ケツ》はあくびである。ほとんど同じ意味である。このままでは意味をなさない。欠の字は何かの間違いと思われる。ここは文脈から「口を閉じる」ことと解釈した。

第五章

足陽明挟喉之動脈也
其腧在膺中
手陽明次在其腧外
不至曲頬一寸
手太陽當曲頬
足少陽在耳下曲頬之後
手少陽出耳後
上加完骨之上
足太陽
挟項大筋之中髪際陰
尺動脈在五里、五腧之禁也

足の陽明は喉を挟む動脈なり
其の腧は膺中《ヨウチュウ》に在り
手の陽明は、次は其の腧の外に在り
曲頬に至らざること一寸なり
手の太陽は曲頬《キョクキョウ》に当る
足の少陽は耳の下、曲頬の後に在り
手の少陽は耳の後に出で
上って完骨《カンコツ》の上に加わる
足の太陽は
項を挟む大筋の中の髪際の陰《カゲ》なり
尺の動脈は五里に在り、五腧の禁なり

【訳】　頚部における各経脈の腧穴の所在は次の通りである。

足の陽明胃経のツボは喉頭結節を挟む動脈上にある人迎である。この経脈の腧穴はここより下って上胸部に分布している。

手の陽明大腸経の並びはこの人迎の外（背側）で、下顎骨の角の下一寸の所にある。扶突穴である。

手の太陽小腸経の天窓穴は下顎骨の角の下の所に該当する。

足の少陽胆経のツボは下顎骨の角の後ろにある。天容穴である（近世このツボは小腸経に属する）。

手の少陽三焦経のツボは耳の後ろで完骨（乳様突起）の上に乗っかる所にある。完骨穴である。

足の太陽膀胱経のツボは項の大筋（僧帽筋付着部）の中で髪の生え際の陰の所にある。天柱穴である。

手の太陰肺経の尺澤穴から上方三寸の所の動脈は手の陽明大腸経の五里穴である。このツボは禁穴で、注意して刺すべきツボである。

【注】　**〇髪際陰尺**　陰の字、上に属するか、下に属するか、両方の読み方がある。しかし尺澤の部分を陰尺と称するかどうか、問題である。ここは髪際の陰と読んだ。**〇動脈在五里**　五里の所で拍動を触れるか、疑問である。動脈を触れる所は尺澤（肺）と俠白《キョウハク》と天府で肺経の上である。この一条は何か錯誤があると思われる。
〇本章は第三章の別伝の様な文章である。ただし本来の形からはくずれている様に思われる。

——第六章　藏府の合関係と六府の機能——

肺合大腸、大腸者傳道之府
心合小腸、小腸者受盛之府
肝合膽、膽者中精之府
脾合胃、胃者五穀之府
腎合膀胱、膀胱者津液之府也
※少陽屬腎
腎上連肺、故將両藏
三焦者中瀆之府也、水道出焉
屬膀胱、是孤之府也
是六府之所與合者

肺は大腸に合す、大腸は伝道の府なり
心は小腸に合す、小腸は受盛の府なり
肝は胆に合す、胆は中精の府なり
脾は胃に合す、胃は五穀の府なり
腎は膀胱に合す、膀胱は津液《シンエキ》の府なり
少陽は腎に属す
腎は上って肺に連なる、故に両藏を将《ひき》ゆ
三焦は中瀆の府なり、水道焉《これ》より出づ
膀胱に属す。是れ孤の府なり
是れ六府の与合《ヨゴウ》する所の者なり

※少陽　『太素』巻十一、『甲乙経』巻一第三は「陽」を「陰」に作る。少陽なら手の三焦経、少陰なら足の腎経であろう。しかし後者は自明のことで、わざわざこの様に断る必要があるかどうか。少陽として差し支えはないと考える。

【訳】　藏即ち実質藏器と府即ち中空藏器とは形態的には表裏の関係にある。生理的にも相互に協同して協同の機能を遂行している。この関係を合《ゴウ》という。藏府ごとに一対一の組合せがある。

肺は大腸と合の関係にある。大腸は胃から送られてくる糟粕を屎尿に振り分け、膀胱と肛門へ伝送し、排出する働きを持つ。

心は小腸と合の関係にある。小腸は胃から送られてくる糟粕を受け取り、大腸に盛り付ける働きをしている。

肝は胆と合の関係にある。胆は中正で公平な判断を下すという機能を持つ。

脾は胃と合の関係にある。胃は口から入ってくる飲食物を消化する機能を持つ。

腎は膀胱と合の関係にある。膀胱は、大腸が糟粕から作った津液即ち水分を尿として排泄する機能を持つ。

少陽三焦経は腎に所属している。三焦には上中下の三つがある。

上、中焦は水穀から衛営の気を抽出して肺に送る働きを持つ。

下焦は尿の生成に関係する。営衛が抽出された後の糟粕は大腸に下る。大腸が糟粕から済泌《サイヒツ》した別汁は下焦に循って膀胱に滲入する。

膀胱は腎の合同機関である。故に手の少陽三焦経は腎に所属するというのである。

また腎経は上方では肺に連絡している。

肺は胃の上中焦から送られた津液を全身に配送する働きをしている。

そこで腎は津液の代謝を司る三焦と膀胱という二つの藏器を統率していることになる。

上中焦は津液、即ち精気の生成を主る。残る下焦は排水管である。

大腸が糟粕から作った水分を膀胱に配送する通路となる。そこで膀胱に所属している。

三焦は合の関係にある藏を持たない。孤立した藏器である。

以上が五藏六府の合同関係である。

【注】　**〇中精**　『素問』霊蘭秘典論第八には「胆は中正の官」とある。官吏の評定を行なう役目である。ここも其の意味を踏まえており、中立公平の判断を行なうことである。清澄の津液を藏するとする解は従い難い。胆汁が清澄とは見えない。**〇腎合膀胱**　腎と合同関係にある藏器は次の通りである。本書の本藏第四十七には「腎合三焦膀胱」とあり、五色第四十九には「腎合骨」とある。**〇三焦**　ここの三焦は下焦を指す。腸間膜のリンパ管、骨盤内のリンパ管などが所属する。腎の輸尿管である可能性もある。但し、腎が尿を作るという認識があったかどうかは問題である。なお本書の営衛生会第十八を参照。**〇中瀆**　音チュウトク。瀆は溝《みぞ》である。水を通す穴である。中は中空の意であろう。

――第七章　四時刺　四季の刺法――

春取絡脈諸滎大經分肉之間
甚者深取之、間者浅取之
夏取諸腧孫絡肌肉皮膚之上
秋取諸合、余如春法
冬取諸井諸腧之分、欲深而留之
此四時之序、氣之所處
病之所舍、藏之所宜

春は絡脈、諸滎、大経の分肉の間を取る
甚だしきは深く之を取り、間《ひま》ある者は浅く之を取る
夏は諸腧、孫絡、肌肉皮膚の上を取る
秋は諸合を取る、余は春の法の如くす
冬は諸井、諸腧の分を取る、深くして之を留めんと欲す、
此れ四時の序、気の処《お》る所、
病の舍する所、藏の宜しき所なり

【訳】　四季において鍼治療のために取る兪穴の種類、場所は以下の通りである。

春は絡脈（十五絡）、十二経の滎穴、筋肉の間を経過している経脈上に取穴する。

重症の時は鍼を深く刺す。軽症の時は浅く刺す。

夏は十二経の腧穴、孫絡（毛細血管）、筋肉や皮膚の上に取穴する。

秋は合穴に取穴する。その他は春と同様に処置をする。

冬は十二経の井穴、腧穴に取穴する。深く刺入し、長時間留めて置鍼しておく。

以上の四季における刺法は、四季の気象の推移、血気の季節的変位、病勢の季節的変動　五藏機能の季節的変動に適応する様に決められているのである。


【注】　**〇四季の刺法**を要約すると、井より合にと四季の陰陽の推移に一致している。

冬は井穴。冬は陰の極で気血は最も深部にある。井穴の刺鍼は強い刺激を人体に与え、深部にある気血を賦活し、動員する穴である。

春は滎穴。春は陰より陽へ行く季節で、気血は少し浮いてくる。滎の気血は井より浅くにある。

夏は腧穴。夏は陽の極で気血は最も浮いている。腧の気血は一番浅くにあり、反応しやすい。

秋は合穴。秋は陽より陰へ行く季節で、気血は少し深くに入る。合

の気血は再び深みにもぐる。

○四時之序　寒暑燥湿をいう。春夏秋冬の気象の推移である。**○気之所處**　陰陽、血気営衛の年周リズムである。春は陰より陽に転ずる時、夏は陽の極、秋は陽より陰へ転ずる時、冬は陰の極ということ。**○病之所舎**　病にも季節的推移がある。肝の病は秋悪化し、春軽快する、などの例である。**○藏之所宜**　五藏の機能も季節的に変動する。それに従って病の経過も変移する。肝の機能は春に旺盛となり、秋に低下するなどである。

――第八章　転筋と痿厥の治法――

轉筋者立而取之、可令遂已
痿厥者張而刺之、可令立快也

転筋は立たせて之を取る、遂に已《や》ましむ可し
痿厥《イケツ》は張って之を刺す、立ち所に快ならしむ可し

【訳】　転筋即ち腓腸筋の痙攣（こむらがえり）は患者を立たせて刺鍼する。治癒に持ち込むことができる。

「あしなえ」や手足の冷えはひっぱって刺鍼する。即座に治癒する。

【注】　この章の文章は本篇の他の章と関係がない。錯簡であらう。**○張**　この字は誤字の疑いがある。おそらく立の対で臥位を意味する字があったのではないかと考える。張では意味をなさない。**○痿**　痿は音イ、手足の萎縮、脱力である。『素問』痿論第四十四参照。**厥**　厥は音ケツ、手足の冷えである。広義の厥については『素問』厥論第四十五、本書の厥病第二十四参照。

小針解　第三

第一　本篇は本書の九鍼十二原第一に見える約五十条の字句を解釈したものである。

小鍼解の篇名は、その初頭に「小鍼之要云々」とあることによったと思われる。

『素問』の鍼解篇第五十四にも同様の記述がある。相互に参照すべきである。

何れも簡便な用語集あるいは定義集になっており、『素問』、『霊枢』を読む上の参考になる。

第二　解釈の内容はおおむね妥当であるが、若干の項目について所見を述べる。

一、第一章第一節、第二節、第四節
粗守形上守神、粗守關上守機、粗之闇……工獨有之は、鍼治療の理念である「微鍼を以って其の経脈を通じ、其の血気を調える（九鍼十二原第一）」を具体的に細説したものである。

二、第二章第四節
実者有気、虚者無気は『素問』刺志論第五十三の「実とは気の入るなり、虚とは気の出づるなり」、また同書の通評虚実論第二十八の虚実の定義と対応し、虚実の意味を明確にしている。

三、第二章第四節
察後與先と為虚與実の解説は、刺鍼の結果として現れる効果を的確に記しており、所謂得気、また気至の具体的様相を示している。『素問』の鍼解篇第五十四の記述と相補うものである。

四、第三章第一節、第二節
気之在于脈也の記載は本書の邪気藏府病形第四の初頭の文章と重なる。要参照。

五、第一章第二節、第三節
機之動不離其空中から扣之不発に至る六つの字句について、これを刺鍼における補瀉の問題として解説している。一般論としては見当違いともいえないが、ここは『素問』の離合真邪論第二十七との関係を考慮すべき所であると考える。ここは顎鉤虫症の仔虫の摘除に関する記述であって、刺鍼の一般的要請としては特殊過ぎるように思う。

第一章

一　所謂易陳者易言也　　所謂陳《の》べ易しとは言い易きことなり
難入者難著于人也　　入り難しとは人に著《つ》き難きことなり
粗守形者守刺法也　　粗《ソ》は形を守るとは刺法を守ることなり
上守神者　　上（医）は神《シン》を守るとは
守人之血氣有餘不足可補寫也　　人の血気の有余不足を守って補瀉す可しとなり
神客者正邪共會也　　神客とは正と邪と共に会するなり
神者正氣也、客者邪氣也　　神とは正気なり、客とは邪気なり
在門者邪循正氣之所出入也　　門に在りとは邪は正気の出入する所に循うことなり
未覩其疾者　　未だ其の疾を覩《み》ずとは
先[※1]知邪正何經之疾也　　先ず邪正何《いず》れの経の疾なるかを知らざるなり
悪知其原者　　悪《いず》くんぞ其の原《ゲン》を知らんやとは
先[※2]知何經之病也、所取之處也　　先ず何経の病なるかと取る所の処を知らざるなり

【訳】　九鍼十二原第一の「陳べ易し」とは、口で言うのは簡単だということである。

「入り難し」とは、身に覚えて実践するのは容易ではないということである。

「粗は形を守る」とは刺し方の形式にこだわってそれに固執することである。血気の動態に注意しないこと。粗とは未熟な医師のこと

※1　先知邪正　「先」の字は「未」の字の誤りと考える。ここは「知る」ことではなく、「知らない」ことをいっているのだから、「先」は「未」でなければならない。よって訓読、訳文ともに「未」として読んだ。「正」、孫鼎宜は「在」に作る可し、という（郭靄春、『黄帝内経霊枢校注語釈』）。

※2　先知　「先」は「未」とすべきである。

である。

「上は神を守る」とは人の血気の動態を見て、有余と不足の状況を判断し、適切に補瀉を行なうことである。上とは上医、名医のことである。

「神と客」とは正気と邪気が一緒になっていることである。ここに「神」とは正気のことである。「客」と邪気のことである。

「門に在り」とは、正気の出入り口である皮膚の紋理（腠理）の所に邪気が存在して、今にも入り込もうとしているということである。

「未だ其の疾を観ず」とは、邪気や正気が十二経脈の何処で抗争して病変を起こしているかがわからないということである。

「悪《いずく》んぞ其の原を知らん」とは、どの経脈の病で、何処に取穴したらよいかわからないということである。

【注】　〇正気　生命力である。病に対しては抵抗力となる。真気また神気ともいう。
〇邪気　人体に歪み、ストレス、病変をもたらす因子である。ストレッサーと呼ぶ。風雨寒暑の気象条件、細菌・ウイルスなどの病原微生物をいう。

二　刺之微者※數遲者徐疾之意也
粗守關者
守四肢而不知血氣正邪之往來也
上守機者知守氣也
機之動不離其空中者
知氣之虚實用鍼之徐疾也
空中之機清浄以微者
鍼以得氣密意守氣勿失也

刺の微は数（速）遅に在りとは徐疾の意なり
粗は関《カン》を守るとは
四肢を守って血気正邪の往来を知らざることなり
上は機を守るとは気を守るを知ることなり
機の動きは其の空中を離れずとは
気の虚実と用鍼の徐疾を知ることなり
空中の機は清浄にして以て微とは、鍼を以て気を
得れば意を密にして気を守り失うこと勿れとなり

※者數　本書の九鍼十二原第一は「在速」に作る。訓は是に従う。

【訳】　「刺の微は数（速）遅に在り」とは、鍼を刺す速度の問題である。それによって補瀉の何れになるかが決まる。
「粗は関を守る」とは、未熟な医者は手足のツボの定石的な使用法

にとらわれて、血気の状況、正気や邪気の動態について関心を持たないということである。

「上は機を守る」とは、上手な医者は血気の動態をしっかり掴んで診療しているということである。

「機の動きは其の空中を離れず」とは、気血の虚実とそれに見合った用鍼の速度について良く知っていることである。

「空中の機は清浄以て微」とは、鍼治療によって効果が上がり、正気が回復し邪気が消退したら、十分注意してその状態を確保し、元の木阿弥にならない様にすることである。

三　其來不可逢者
氣盛不可補也
其往不可追者
氣虚不可瀉也
不可掛以髪者
言氣易失也
扣之不發者
言不知補瀉之意也
血氣已盡而氣不下也
知其往來者知氣之逆順盛虚也

其の来るや逢う可からずとは
気、盛んなれば補う可からずとなり
其の往くや追う可からずとは
気、虚すれば瀉す可からずとなり
掛くるに髪を以てす可からずとは
気は失い易しとなり
之を扣《たた》くも発せずとは
補瀉の意を知らず、
血気已に尽きて而も気下らざるを言うなり
其の往来を知るとは気の逆順盛虚を知ることなり

【訳】　「其の来るや逢う可からず」とは、邪気が盛んなときは補法を行なってはいけないということである。

「其の往くや追う可からず」とは、正気が衰弱しているときは瀉法を行なってはいけないということである。

「掛くるに髪を以てす可からず」とは、血気の変動は迅速で移行しやすいから、機を失しない様にすることが必要だということである。

「之を扣くも発せず」とは、補法と瀉法の神髄を知らず、誤った治療をして、血気は消耗してしまい、邪気は消去されないという状態になることである。

「其の往来を知る」とは、正気や邪気が盛んになったり衰えたりする、その動態を知ることである。

【注】　**○不可掛以髮**　掛は、高い所に吊るす事。また「時間が掛かる」の掛で、時間や手間隙のかかること。ここは後者の意味である。間一髪とか間髪を容れずとかいう様に、髪の毛一本を挟む程のすき間しかない、一瞬の油断も許されないほど、事態が差し迫っていること、を意味する。**○扣**　音コウ、ひかえる、たたく。ここは後者である。コツコツと叩くこと。

四　要與之期者知氣之可取之時也
之と期するを要すとは気の取る可きの時を知るなり

粗之闇者冥冥不知氣之微密也
粗は闇しとは冥冥として気の微密を知らざるなり

妙哉上[※1]獨有之者、盡知鍼意也
妙なるかな工独り之有りとは尽く鍼の意を知るなり

往者為逆者言氣之虚而小
往く者は逆と為すとは気の微にして小なるを言う

小者逆也
小は逆なり

來者為順者言形[※2]氣之平
来る者は順と為すとは形と気の平《ひとしき》を言う

平者順也
平は順なり

明知逆順正行無問者
明らかに逆順を知り正行して問うことなかれとは

言知所取之處也
取る所の処を知るを言うなり

迎而奪之者瀉也
迎えて之を奪うとは瀉することなり

追而済之者補也
追って之を済《すく》うとは補することなり

※1　上　九鍼十二原は「工」に作る。訓【訳】ともに是に従う。

※2　形氣之平　『校注語釈』は「形」の字恐らくは衍とする。しかしあっても通ずる。

【訳】　「之と期するを要す」とは、邪気の到来を待ち構えて、これを取りのぞく時期を間違わないようにするということである。

「粗は闇《くら》し」とは、未熟な医者はぼんやりしていて気血の微妙な動きを知らないというのである。

「妙なるかな、工独り之有り」とは、上手な医者は鍼治療の神髄を十分に把握しているということである。

「往く者は逆と為す」とは、正気が虚弱となり衰小となることをいう。衰小なことは逆即ち異常乃至病的である。

「来る者は順と為す」とは、形（からだの外的所見）と気（内的機能水準）の調和がとれていることである。調和のとれていることは順即ち正常を意味する。

「明らかに逆順を知り正行して問うことなかれ」とは、血気の動態を正確に把握し、それに正しく対応する処置を施し、狐疑逡巡することなく実行することである。

「迎えて之を奪う」とは、瀉法を行なうことである。

「追って之を済う」とは、補法を行なうことである。

【注】　**○平**　高低のないこと、バランスがとれていることである。**○済**　すくうこと。不足を補って平等にならすこと。**○闇**　暗と同じ。暗いこと。**○無問**　疑問のないこと。ためらうことなく。**○正行**　正は真っ直ぐ行くこと。征と同じ。行は十字路の真っ直ぐの道の象形文字。これも真っ直ぐ進むこと。**正行無問**とは、ためらうことなくどしどし仕事を進めることである。

第二章

一　所謂虚則實之者
氣口虚而當補之也
満則泄之者
氣口盛而當寫之也

所謂虚するときは則ち之を実すとは
気口虚するときは当《まさ》に之を補うべしとなり
満つるときは則ち之を泄《もら》すとは
気口盛んなれば当に之を瀉すべしとなり

【訳】　九鍼十二原第一に「虚するときは則ち之を実す」とあるのは、気口（寸口）の脈所の脈の打ち方が虚しているときは当然補法を行なうべきであるということである。

「満つるときは則ち之を泄す」とは、気口の脈所の脈の打ち方が盛んなときは当然瀉法を行なうべきであるということである。

二　宛陳則除之者去血脈也
邪勝則虚之者
言諸經有盛者皆寫其邪也

宛陳なるときは則ち之を除くとは血脈を去るなり
邪勝つときは則ち之を虚すは、諸経に盛んなる者有れば皆其の邪を瀉することを言うなり

【訳】　「宛陳《エンチン》なるときは則ち之を除く」とは、血脈即ち病的な毛細血管拡張を刺して瀉血を行なうことである。
「邪勝つときは則ち之を虚す」とは、諸々の経脈上に盛り上がっているものがあるときは、皆そこから瀉血をして病変を取りのぞくということである。

【注】　**○宛陳**　**宛**とはからだをかがめること、ここは草が丸くこんもり茂った様である。静脈や細絡が丸く盛り上がっている姿である。**陳**は陳旧（古い）、陳列の意味。

○諸經有盛者　**盛**とは、形態的には盛り上がることであり、機能的には病的に亢進することである。機能の亢進は脈口の脈状に現れる。これによって当該経脈に瀉法を施すのである。
　これが一応の解釈であるが、ここはむしろ形態的な盛り上がりについて述べているのではないだろうか。即ちここの経は絡即ち静脈ではないか。静脈で盛り上がるとすれば静脈瘤か『素問』の離合真邪論第二十七の顎鉤虫症の場合である。これなら直接に邪即ち仔虫を瀉すことになる。なお経は動脈であり、孫は毛細血管である。

三　徐而疾則實者
言徐内而疾出也

徐にして疾なるときは則ち実すとは
（鍼を）徐《しず》かに内《い》れて疾《はや》く出だすことを言うなり

疾而徐則虚者
言疾内而徐出也

疾にして徐なるときは則ち虚すとは
疾《すみやか》に内れて徐かに出すことを言うなり

【訳】「徐《ジョ》にして疾《シツ》なるときは則ち実す」とは、補法を行なうには、ゆっくりと鍼を入れて、速やかに鍼を抜く、という意味である。「疾にして徐にするときは則ち虚す」とは、素早く入れて、ゆっくり鍼を抜くということである。

四　言實與虚若有若無者
言實者有氣虚者無氣也
察後與先若亡若存者
言氣之虚實補瀉之先後也
察其氣之已下與常存也
為虚與實若得若失者
言補者佖然若有得也
寫則怳然若有失也

実と虚と言うは、若しくは有り若しくは無しとは
実とは気が有り、虚とは気が無きことを言うなり
後と先を察するに若しくは亡く若しくは存すとは
気の虚実と補瀉の先後を言うなり
其の気の已に下ると常に存するとを察することなり
虚と実とを為し若しくは得、若しくは失うとは
補は佖然に得るもの有るが若《ごと》く
瀉は怳然《キョウゼン》として失うもの有るが若きを言うなり

【訳】「実と虚と言うは、若しくは有り若しくは無し」とは、補法を行なうと正気が充実してくるし、瀉法を行なうと邪気が消失してゆくということである。「後と先を察するに若しくは亡《な》く若しくは存す」とは、邪気を瀉したり、正気を補したりした先後の気のあり方をいうのである。邪気がすでに減弱したか、ずっと変らずに存在するかをしっかりと判断することである。「虚と実とを為すとは若しくは得、若しくは失う」とは、補のときにはものが満ちるときの様に正気の充実する感じがあり、瀉のときは魂が抜けた様に邪気の消失して行く感じがするということである。

【注】　**○佖**　音ヒツ、威儀ある様、また満つること。ここは後者であろう。**○怳**　漢音はキョウ、呉音はコウ、恍と同じ。ぼんやりした様。

――第三章――

一　夫氣之在脈也邪氣在上者
言邪氣之中人也高、故邪氣在上也

夫れ気の脈に在るや邪気上に在りとは
邪気の人に中《あた》るや高し、故に邪気上に在りと言うなり

【訳】　「夫《そ》れ気の脈に在るや邪気上に在り」とは、外から侵襲する邪気は人体の上半身を侵襲する、故に邪気は上にあり、というのである。

二　濁氣在中者
言水穀皆入于胃
其精氣上注於肺
濁溜于腸胃
言寒温不適飲食不節

濁気は中に在りとは
水穀皆胃に入り
其の精気は上って肺に注ぎ
濁は腸胃に溜まるを言う、
寒温不適、飲食節ならずして

而病生于腸胃　　病が腸胃に生ずるを言う
故命曰濁氣在中也　　故に命《な》づけて濁気中に在りと曰うなり

【訳】「濁気は中に在り」とは、以下の意味である。飲食物は皆胃に入る。胃で飲食物から抽出された精気は上って肺に注入される。残った糟は混濁しており、胃腸に溜まっている。そこで飲食物の温度が、熱過ぎたり冷え過ぎたりして、適切でなく、また暴飲暴食などの不摂生をすると胃腸に病が生ずる。故に濁気は中即ち胃腸に存在するというのである。

【注】**○言寒温不適**　劉衡如はいう。文義より考えて「言」の字は「若」の誤りならん、と。尤もである。ここは「言」では文義が通じない。

三　清氣在下者　　清気は下に在りとは
清濕地氣之中人也、必從足始　　清湿の地気の人に中るや必ず足より始む
故曰清氣在下也　　故に清気は下に在りと曰《い》うなり

【訳】「清気は下に在り」とは、地面の冷たい湿気は必ず初めは人の足を襲って（関節リウマチの様な）障害を起こす。そこで清気は下にあり、というのである。清は清澄ではなく、清冷である。

【注】**○濕**　ここは湿気である。なお濕は風寒と合して痺（アレルギー疾患群、ことに関節リウマチ）の病因となる。

四　鍼陷脈則邪氣出者取之上也

鍼中脈則邪※氣出者取之陽明合也

陥脈を鍼すれば則ち邪気出づとは之を上に取るなり中脈に鍼すれば則ち濁気出づとは之を陽明の合に取るなり

鍼大深則邪気反沉者
言浅浮之病不欲深刺也
深則邪氣從之入
故曰反沉也
皮肉筋脈各有所處者
言經絡各有所主也

鍼大《はなは》だ深ければ則ち邪気反って沈《しず》むとは
浅浮の病は深く刺すことを欲せざるを言うなり
深ければ則ち邪気、之に従って入る
故に反って沈むと曰うなり
皮肉筋脈各々処《お》る所有りとは
経絡には各々主どる所有るを言うなり

※邪気　「邪」は「濁」の誤りである。訓は是による。

【訳】　「陥脈（額顱の経脈）を鍼するときは則ち邪気出づ」とは、頭部に取穴するということである。

「中脈に鍼するときは則ち濁気出づ」とは、濁気による胃腸の病は陽明胃経の合穴、三里穴にツボを取って治療するというのである。

「鍼大にして深ければ則ち邪気反って沈む」とは、病が体表の浅い所にある場合は鍼を深く刺さない、というのである。深く刺すと、邪気がそれに伴って人体の深部に侵入してくるからである。そこで反って病気が重くなるというのである。

「皮肉筋脈は各々処る所有り」とは、経絡にはそれぞれ担当する部所がある、ということである。皮膚は肺経が支配しており、肉は脾経が栄養しているという様に。

五　取五脈者死者
言病在中氣不足
但用鍼盡大寫其諸陰之脈也

五脈を取る者は死すとは
病、中に在りて気不足なるに、但だ鍼を用いて
尽くその諸陰の脈を大いに瀉するを言うなり

【訳】「五脈を取る者は死す」とは、病が内藏（陰の部位）にあって、そのために精気が不足の状態にあるとき、鍼によって陰経即ち五藏の経脈に瀉法を施し、大いにその精気を奪って消耗させ（死に至らしめ）ることをいうのである。

六　取三陽之脈者唯[※1]
言盡寫三陽之氣
令病人恇然不復也
奪陰者死言取尺之五里五往者也
奪陽者狂、正[※2]言也

三陽の脈を取る者は（唯だ）恇《キョウ》すとは
尽く三陽の気を瀉すれば
病人をして恇然《キョウゼン》として復せざらしむるを言うなり
陰を奪う者は死すとは尺の五里を取ること五往なるを言うなり
陽を奪うときは狂すとは正言なり

※1　唯　九鍼十二原第一に従い「恇」に作るべきである。訓は是による。
※2　正　郭靄春の『校注語釈』は「狂」の誤りとする。「正」では意味をなさない。

【訳】「三陽の脈を取る」とは、瀉法によって、太陽、少陽、陽明の三つの陽経の精気を抜き取ったために、病人がびくびくと気後れした状態になることである。「陰を奪う者は死す」とは上腕の五里穴を何度も刺して精気を消耗させたことをいうのである。「陽を奪う者は狂す」とは、意識の昏迷をきたして狂言することである。

【注】　**○恇**　おびえること。**○尺之五里五往**　本書の玉版第六十参照

第四章

一　観其色、察其目、知其散復
一其形、聴其動静者
言上工知相五色于目
有知調尺寸小大緩急滑濇
以言所病也
知其邪正者
知論虚邪與正邪之風也

其の色を観《み》、其の目を察し、其の散復を知る
其の形を一にし其の動静を聴くとは
上工は五色を目に相《み》ることを知り
尺寸の小大緩急滑濇を調えることを知り
以て病む所を言うこと有るを言うなり
其の邪正を知るとは
虚邪と正邪の風を論ずることを知るなり

【訳】　「其の色を観、其の目を察し、其の散復を知る、其の形を一にし、其の動静を聴く」とは、上手な医者は顔に現れる五つの色を視て五藏の状況を判断し、目を見て精気の盛衰を知り、尺沢、寸口の脈所の大小、緩急、滑渋の脈状を調《しら》べて気血の動態を伺い、これらの情報に基づいて病の位置を診断することができることをいうのである。

「其の邪正を知る」とは、強い障害をもたらす虚風と侵襲力の弱い正風の違いを知ることである。

【注】　**〇虚邪**　虚をもたらす邪気である。**〇正邪**　本書の刺節真邪第七十五に「正邪は正風なり……正風は其の人に中るや浅く合して自ずから去る、其の気柔弱にして真気に勝つ能はず、故に自ずから去る」とある。季節外れの人を傷害するものが虚風、虚邪で、正風は正常の風で、当たっても軽微の症状を示すに過ぎないものである。なお淫邪發夢四十三には正邪によって夢が生ずることが記されている。『素問』の八正神明論第二十六にも虚邪と正邪の相違についての記述がある。

二　右主推之、左持而御之者

右は之を推すことを主どり、左は持して之を御すとは

言持鍼而出入也　　　鍼を持《ジ》して出入することを言うなり

【訳】「右は之を推すことを主どる、左は持して之を御す」とは、鍼をしっかり保持して人体に刺入したり抜鍼したりすることをいうのである。

三　氣至而去之者　　　気至って之を去るとは、
言補寫氣調而去之也　　　補瀉して気調って之を去ることを言うなり
調氣在于終始一者持心也　　　気を調えること終始一に在りとは心を持するなり

【訳】「気至って之を去る」とは、虚を補し、実を瀉して、精気を調え、補瀉の実効が上がった所で鍼を抜くことをいう。「気を調えること終始一に在り」とは、治療にあたっての心構えをいうのであって、終始一貫して精神を専一にし、注意を患者に集中して治療すべきである。

四　節之交三百六十五會者　　　節の交三百六十五会《カイ》とは
絡脈之滲灌諸節者也　　　絡脈が諸節を滲潅する者なり

【訳】「節の交三百六十五会」とは、経脈の分岐である絡脈が三百六十五の兪穴に精気を潅注《カンチュウ》していることをいう。

第五章

一　所謂五藏之氣已絶于内者
脈口氣内絶不至
反取其外之病處與陽經之合
有留鍼以致陽氣
陽氣至則内重竭
重竭則死矣
其死也無氣以動故静

所謂五藏の気已《すで》に内に絶すとは
脈口の気、内に絶して至らず
反って其の外の病処と陽経の合を取り
鍼を留めて以て陽気を致す
陽気至れば則ち内は重竭《ジュウケツ》す
重竭すれば則ち死す
其の死するや気の以て動ずるもの無きが故に静なり

【訳】「所謂五藏の気已に内に絶す」とは、内藏の藏気が絶滅して脈口に現れない。陰虚陽盛の脈状を呈することである。この様な状況において、治療の原則に反して、体表の病変部と陽経の合穴に治療点を取り、置鍼して補法を行い陽に衛気を集める。衛気が陽即ち体表に集まると陰即ち内藏の精気は重ね重ねますます消耗する。内藏の精気が消耗すれば死んでしまう。その死に方は、内部に運動を起こさせるだけの精気が残っていないので静かである。

二　所謂五藏之氣已絶于外者
脈口氣外絶不至
反取其四末之輸
有留鍼以致其陰氣
陰氣至則陽氣反入

所謂五藏の気已に外に絶すとは
脈口の気外に絶して至らず
反って其の四末の輸《シュ》を取り
鍼を留めて以て其の陰気を致すこと有り
陰気至れば則ち陽気反って入る

入則逆、逆則死矣
其死也陰氣有餘故躁

入れば則ち逆す、逆すれば則ち死するなり
其の死するや陰気余り有るが故に躁《さわ》がし

【訳】　「所謂五藏の気外に絶す」とは、内藏の陰気は盛んであるのに、四肢体表の陽気が消耗し、陽虚陰実の脈状を呈することである。この様な時に手足の（陰経の）兪穴に治療点を取り、置鍼して補法を行い陰の働きを益す様なことをすれば、陽にある衛気は陰に集中する。体表の陽気の減弱が強まるとそれを補うために陰に入った衛気が逆上する。逆上が激しい時は死に至る。この時は陰気が盛んなためにもがき苦しんで死ぬ。

【注】　**○陰陽**　陰は内藏である。陽は頭と四肢、体表である。**○逆**　少陰の厥逆である。脳なら脳卒中や痙攣、心なら狭心症や心筋梗塞の様な病変を起こす。劇症の場合は死の転帰を取る。何れも激痛、痙攣、譫語など動きの激しい症状を伴う。

三　**所以察其目者**
五藏※1**使五色循明**※2
循明則聲彰
聲彰者則言聲與平生異也

其の目を察する所以《ユエン》は
五藏は五色をして循明ならしむればなり
循明なれば則ち声彰かなり
声彰かとは則ち声が平生と異なることを言うなり

※1　五藏　『素問』六節藏象論第九に従って「五気」に改めるべきである。
※2　循明　『素問』六節藏象論第九に従って「修明」に改めるべきである。

【訳】　其の目を詳細に観察する理由は、鼻から入った五気は顔に現れる五つの色を明瞭にする。五色は五藏の機能状況を現す。五気は顔色を明瞭にすると共に音声も晴朗にする。音声が晴朗になるとは声が普段の調子とは異なることをいう。

【注】　**○五藏**　六節藏象論第九には「天は人を食《やしな》うに五気を以ってす……五気は鼻に入り、心肺に藏《こも》る、上は五色をして修明ならし

め、音声をして能く彰かならしむ」とある。本項はその解説であるが、このままでは文章が乱れていて本来の趣旨が不明になっている。『素問』と照合してその意味を理解すべきである。

邪氣藏府病形　第四

本篇には次の諸項が記されている。

一、邪気の侵入の病理機転
二、顔面が寒さに強い理由
三、診断の三方法　色脈証と尺診
四、脈の緩急大小滑濇における五藏の病症と治療法
五、滎輸合穴の治療上の適応
六、六府の病症
七、刺鍼上の注意事項

以下右記の諸項について概説する。

第一　邪気侵入の病理機転

一、侵入場所　邪は上半身、湿は下半身を襲う傾向がある。
陽経に中ったときは経脈に留まる。侵入しても陰経までということであろう。
陰経に中《あた》ったときは府に留まる。

二、陽経に中る場合
機会　身体が衰弱しているとき、労働や飲食で汗をかいたとき。
場所　発汗で開いた腠理から侵入する。
伝経　面は陽明胃経、項は太陽膀胱経、頬は少陽胆経を下る陽経上に留まる。

三、陰経に中る場合
場所　前腕掌側と脛の内側……皮膚が薄く湿っているため。
伝経　邪気が陰経に入ると対応する藏の抵抗力が増進する。そのため、邪気は藏に入れず、対応する府に推し戻され、そこに留まる。

四、藏に中る場合
愁憂恐懼は心を傷《やぶ》る。
形寒寒飲は肺を傷る。
悪血留内（肝は血を藏す）、大怒不下は肝を傷る。
撃仆《ゲキボク》（傷肉、脾は肉を主る）、汗出当風（湿は脾を傷る）は脾を傷る。
用力（傷骨、腎は骨を主る）、房事過多（陰精を傷る）は腎を傷る。
陰陽両経がともに感じ破られて後、そこでやっと邪気は五藏に侵入してくる。

第二　顔面が寒に強い理由

五藏六府の精気は皆上って面に走り、目の精明、耳の聴力、鼻の臭覚、舌の味覚の五官を形成している。衛気は皮膚を薫じ、肌肉を温めて温熱を保ち、さらに皮膚は厚く肉は硬い。そこで冬の大寒にも耐えるのである。

第三　診断の三法

二種の邪気　虚邪　本物の悪性の病原因子
　　　　　　正邪　正常気象の病原性　侵襲力は微弱で自然に治癒する。

色脈証　色を見て其の病を知る　明という。一を知

るを工という。
脈を按じて其の病を知る　神という。
二を知るを明という。
病を問うて其の処を知る　工という。
三を知るを神且つ明という。

色と脈と尺の皮膚の色調は相応じている。相失するときは予後不良。

色青は脈弦、肝、赤は鈎、心、黄は代、脾、白は毛、肺、黒は石、腎。

第四　脈の六變、緩急、大小、滑濇と病症、刺法

一、脈の緩急、大小、滑濇と尺の皮膚の色調の対応

二、脈の緩急、大小、滑濇の場合における五藏の病症

心　心痛引背　狂笑　心疝（小腸）　伏梁（小腸）

肺　肺寒熱　唾血　鼻息肉　漏風　息賁《ソクフン》（喘息）　鼠瘻《ソロウ》（瘰《ルイ》癧《レキ》）

肝　悪言　肥気（肝硬変）　陰嚢収縮　㿗疝《カイセン》（ヘルニア）痙攣

脾　膈中　風痿四肢不用　腹裏大膿血　虫

腎　癲疾《テンシツ》　折脊　奔豚（腹部血管運動神経症）　陰萎　骨痿

三、脈の六變《ヘン》とその刺鍼法

急　深く内れて久しく留める。

緩　浅く内れて疾く鍼を抜く、熱を去る。

大　微しく其の気を瀉すも血は出さない。

小　陰陽形気倶に不足である。鍼で取ることはできない。甘薬で治療する。

滑　疾く鍼を抜いて浅く内《い》れる、陽気を瀉して熱を取る。

濇　其の逆順に随って久しく鍼を留める。抜鍼後よく按じて血を出さない。

第五　五兪穴

一、滎輸と合の適応　滎輸は外経を治す、合は内府を治す。

二、六府の合穴の名称と取穴法。

第六　六府の病症

一、面熱は足の陽明病、魚絡は手の陽明病、跗上は足の陽明の病

二、大腸　腸中切痛　下痢　巨虚上廉を取る

三、胃　腹䐜張《シンチョウ》　胃脘痛　三里に取る

四、小腸　小腹痛　巨虚下廉を取る

五、三焦　腹気満　不得小便　（水）脹　委陽を取る

六、膀胱　小腹偏腫（尿閉による膀胱腫瘤）　委中に取る

七、胆　口苦　寒熱　陽陵泉を取る

第七　刺法の注意

一、必ず気穴に中てる

二、誤治の注意

第一章

一　黄帝問於歧伯曰　　黄帝、歧伯に問うて曰く
邪氣之中人也奈何　　邪気の人に中《あた》るや奈何《いかん》
歧伯荅曰　　歧伯答えて曰く
邪氣之中人高也　　邪気の人に中るや高きなり
黄帝曰　　黄帝曰く
高下有度乎　　高下に度有るか
歧伯曰　　歧伯曰く
身半已上者邪中之也　　身半已上《イジョウ》は邪、之に中るなり
身半以下者濕中之也　　身半以下は湿《シュウ》、之に中るなり
故曰　　故に曰く
邪之中人也無有常※1　　邪の人に中るや常有ること無し
中于陰則溜于府※2　　陰に中るときは則ち府に溜まる
中于陽則溜于經※2　　陽に中るときは則ち経に溜まる

※1　無有　『太素』巻二十七邪中は「有」の下に「恒」の字あり。
※2　溜　『甲乙経』巻四第二上は「留」の字に作る。

【訳】　黄帝が岐伯に質問していう。
邪気が人の体内に入り込む様子はどの様であるか。

ここに邪気とは、外から人体を襲い、人に障害を与える病原因子をいう。風雨寒暑の様な気象条件であったり、細菌やウイルスの様な微生物であったりする。

岐伯が答えていう。
邪気は人の上半身を襲う。

黄帝がいう。

邪気の侵入部位の高低について何か法則があるか。

岐伯がいう。

邪気は上半身に侵入する。下半身には湿気が侵襲する。

この様な傾向はあるが、侵入後における病の伝変もあるので、邪気の侵襲部位と病変の部位について、決まった法則があるわけではない、といわれている。

例えば、陰経に侵入した場合、邪気はその経脈が所属する府に留まり、陽経に侵入した場合にはその経脈に留まるものである。

【注】　**○陰陽**　人体の陰陽については、一般的には、陰は内藏であり、陽は頭と四肢、体表である。しかしここの陰陽は経脈についていう。太陰、少陰、厥陰の三経が陰、太陽、少陽、陽明の三経が陽である。**○濕**　漢音はシュウ。シツは慣用音。湿気である。病因論上では風寒と合わさって痺病の原因となる。現代医学におけるアレルギー機転に相当する。疾病論的にはリウマチ性関節炎など関節症を意味することが多い。ここは病因因子としての湿である。

二　黄帝曰
陰之與陽也、異名同類
上下相會、經絡之相貫如環無端
邪之中人、或中于陰、或中于陽
上下左右、無有恒常、其故何也

黄帝曰く
陰と陽とは名は異なるも類は同じ
上下相会し、経絡の相貫くこと環の端無きが如し
邪の人に中るや、或は陰に中り、或は陽に中る
上下左右、恒常有ること無し、其の故何ぞや

【訳】　黄帝がいう。

陰経といい陽経といっても、ともに経脈であることに変わりはない。陰経と陽経はからだの上下即ち頭や手足で会合し、相互に移行しており、経脈という一本の筋として貫通している。それは環《たまき》に端がないのと同様、無限に循環を繰り返している。

さて邪気が人体に中《あた》るとき、この陰経に中ることもあり、陽経に中ることもある。からだの上下左右、どこに中るかという点については、これという決まりはない。その理由は何か。

三　岐伯曰
諸陽之會皆在于面
中人也、方乗虚時
及新用力
※若飲食汗出腠理開
而中于邪
中于面則下陽明
中于項則下太陽
中于頰則下少陽
其中于膺背両脇亦中其經

岐伯曰く
諸陽の会は皆、面に在り
人に中るや、方《まさ》に虚の時に乗じ
新たに力を用い
若しくは飲食して汗出で、腠理開くに及んで
而して邪に中る
面に中るときは則ち陽明を下る
項に中るときは則ち太陽を下る
頰に中るときは則ち少陽を下る
其の膺背両脇に中るも亦其の経に中る

※若飲食　『太素』巻二十七邪中、『甲乙経』巻四第二上は「若」の下に「熱」の字あり。

【訳】　岐伯がいう。

手の陽経も足の陽経も皆顔面に集まり、そこで陰経に会合し、移行している。

一体、邪気が人体を襲うとき、何時でも体内に侵入できるわけではない。からだの防衛力や抵抗力に弱りが生じたとき、それに乗じて入り込むのである。それは体力の弱ったときや労働して汗をかいたり、また熱いものを飲んだり食べたりして汗腺が開いたときである。汗腺が開くと、邪気はここから体内に侵入する。

さてからだに邪気が中ったとき、
顔面に中ると陽明胃経を伝わって下って行く。

項に中ると太陽膀胱経を伝わって下って行く。

頰に中ると少陽胆経を伝わって下って行く。

上胸部や背中や両腋に中ったときも、それぞれの場所を通る経脈に侵入するのである。

四　黄帝曰
其中于陰奈何
岐伯荅曰
中于陰者常從臂胻始
夫臂與胻其陰皮膚薄其肉淖澤
故俱受于風、獨傷其陰

黄帝曰く
其の陰に中るや奈何
岐伯答えて曰く
陰に中るときは常に臂胻より始まる
夫れ臂と胻は其の陰の皮膚薄く、其の肉は淖澤たり
故に倶に風を受くるも、独り其の陰を傷る

【注】　○臂胻　臂は音ヒ、前腕である。胻は音コウ、脛である。○淖　音シャク。『説文』には「泥なり」とあり、『広雅』釈詁には「湿なり」とある。雨後道路が泥状にぬかるみ行き悩む様をいう。また綽と通用し、綽約と熟して柔弱の意味を現す。字はまた淖爍とも書く。本文の淖は柔弱の意である。○澤　音タク、大小の水溜まりが点々とつながっている湿地をいう。ここは水に潤う意味である。

【訳】　黄帝がいう。

邪気が陰経に中ったときはどの様になるか。

岐伯がいう。

陰経に中ると、通常、病変は腕や脛から始まる。腕や脛ではその陰に属する部位の皮膚は薄くて筋肉には潤いがある。そこで人体が風の邪気に襲われるとき、陰（腕では掌側、脛では内側）と陽（腕では手背側、脛では外側）がともに襲われるが、陰の部位だけが傷害されるのである。

五　黄帝曰
此故傷其藏乎
岐伯荅曰
身之中于風也不必動藏
故邪入于陰經則其藏氣實

黄帝曰く
此の故に其の藏を傷《やぶ》るか
岐伯答えて曰く
身の風に中るや必ずしも藏を動ぜず
故に邪、陰経に入るときは則ち其の藏気実す

邪氣入而不能客、故還之於府
故中陽則溜于經
中陰則溜于府

邪気入るも客すること能わず、故に之を府に還す
故に陽に中るときは則ち経に溜《とど》まり
陰に中るときは則ち府に溜まる

【訳】　黄帝がいう。

それでは陰経が侵されると、その経脈が所属する藏も障害されることになるのか。

岐伯が答えていう。

身体が風邪の侵襲を受けても必ずしも藏に変動が起こるわけではない。

一般に邪気が陰経に入ったときは、それに対する反応が起こり、藏の機能が充実し亢進してくる。そのため、邪気は藏に侵入してもそこに留まっていることができない。藏の抵抗力によって府に押し戻されてしまうのである。

そこで邪気が陽経に中ったときは、その経に留まって手足の末端に向かって下って行く。陰経に中ったときは府に留まることになる。

【注】　**○藏氣實**　邪気、例えば細菌とかウイルスが体内に侵入すると、先ず粘膜で免疫物質による抵抗にあう。次に粘膜下の組織に入ればリンパ球など細胞の攻撃がある。さらに血管に入ると液性及び細胞性免疫物質の総攻撃にさらされ、病原微生物は解体、排除される。血管即ち経脈に強力な抵抗組織がある。

ここでは藏に強い抵抗力があるとしているが、経脈もまた一つの抵抗線を作っており、ここが突破され、陰陽の経が破れて、初めて藏府が障害されるのである。その事情は以下の文章に記されている。

六　黄帝曰
※邪之中人藏奈何
岐伯曰
愁憂恐懼則傷心

黄帝曰く
邪の人の藏に中るや奈何《いかん》
岐伯曰く
愁憂恐懼するときは則ち心を傷る

形寒寒飲則傷肺
以其両寒相感、中外皆傷
故氣藏（逆）而上行
有所堕墜悪血留内
若有所大怒、氣上而不下
積于脇下則傷肝
有所撃仆、若酔入房
汗出當風則傷脾
有所用力舉重
若入房過度
汗出浴水則傷腎

形《からだ》寒え寒飲するときは則ち肺を傷る
其の両つの寒に相感じ中外皆傷るるを以て
故に気逆して上行す
堕墜する所有りて悪血《オケツ》内に留まり
若しくは大いに怒る所有り、気上って下らず
脇の下に積もるときは則ち肝を傷る
撃仆する所有り、若しくは酔って房《ボウ》に入り
汗出でて風に当たるときは則ち脾を傷る
力を用いて重きを挙げ
若しくは房に入りて度を過ごし
汗出でて水に浴すれば則ち腎を傷る

※邪之中人　『太素』巻二十七、邪中、『甲乙経』巻四第二上は「邪之中藏者」に作る。

【訳】　黄帝がいう。

邪気が人の藏に侵入する状況はどうか。

岐伯がいう。

邪とは人体にひずみ即ち障害をもたらすものである。多くは風雨寒暑など外来性のものであるが、日常生活上の諸々のでき事も人体を障害する因子となる。

心配事で物思いに沈んだり、心の細る思いをしたり、恐怖で腑抜けの様になったり、びくびくおどおどしたりするといった、感情の激しい動揺があると心《シン》に衝撃を与える。

からだが冷えたり、冷たい飲み物を飲んだりすると肺が傷《いた》む。内と外からの寒気が互いに影響して重合し、内部の肺も傷めるし、肺の合同器官である外部の皮膚も傷める。そのため、鼻から大気を呼吸で吸い込むという肺の働きに逆行が生じ、咳き込みや喘息の様なのぼせを起こすことになる。

高い所から墜落して打撲し、皮下や筋肉に出血した血が凝集したり、

あるいは激しい怒りで血が頭に上りっ切りになって収まらない、という様なことがある。肝は血を蔵しており、血の出入する藏器である。そこで打撲により出血して壊れた血は吸収されて腋の下の肝に集積するようになるし、また怒りで逆上すれば血は頭に上って肝の血はからっぽになる。こうなると肝の働きが障害される。殴られたり、ぶっ倒れたりすると筋肉を傷める。筋肉は脾の合同器官である。あるいは酒を飲んで房事を行ない、汗をかいて風に当たると、湿気のために脾を傷めることになる。力を使って重いものを持ち上げて骨を疲れさせたり、房事過度によって精力を消耗したり、汗をかいた後に水を浴びて寒気にさらされたりすると、腎を傷める。骨は腎の合同器官であり、腎は（房事を司る）陰精を蔵する器官だからである。

七　黄帝曰
五藏之中風奈何
岐伯曰
陰陽倶感、邪乃得往
黄帝曰、善哉

黄帝曰く
五藏の風に中るや奈何
岐伯曰く
陰陽倶に感じ、邪は乃ち往くことを得
黄帝曰く、善きかな

【訳】　黄帝がいう。五藏が風の邪気に中るとどうなるか。

岐伯がいう。

風の邪気は先ず皮毛に取りつき、次に絡脈に入り、さらに経脈を侵す。邪気は表から裏に進むので、初めに陽経に入る。経脈には一定の抵抗力があるが、その抵抗が破られると陰経に入る。陰経の抵抗も破られ、陰陽ともに障害されると、邪気はそこでやっと藏府に侵入することになる。

黄帝は、なるほど、よくわかった、といった。

【注】　**○陰陽倶感邪乃得往**　『素問』繆刺論第六十三に邪気が皮毛から入り、内部を侵す経路について記載がある。その終局は「入りて経脈に舎《やど》る。内は五藏に連なり、腸胃に散ず。陰陽倶に感じ、五藏乃ち傷る」とある。本篇と同趣旨の記述である。**○乃**　連接詞。前後の字句の続き具合が難儀な場合に使う。そこでやっと。**則**や**即**ちは直ちに、間を置かずに連接する時に使う。甲はとりもなおさず乙である、など。

第二章

一　黄帝問於岐伯曰
首面與身形也
屬骨連筋、同血合於※1氣耳
天寒則裂地凌冰
其卒寒或手足懈惰
然而其面不衣何也※2

黄帝、岐伯に問うて曰く
首面と身形とは
骨に属し筋に連なり血を同じくし気を合するのみ
天寒きときは則ち地は裂け冰は凌《こお》る
其の卒《にわか》に寒するときは或は手足懈惰す
然れども其の面、衣《き》ざるは何ぞや

※1　於　『太素』巻二十七、邪中には「於」の字なし。
※2　何也　『太素』巻二十七、邪中は「其故何也」に作る。

【訳】　黄帝が岐伯に質問していう。

あたまとからだにおいては、骨は連属し、筋肉は連係しており、同じ血気が流れている。即ち一体のものと考えられる。

ところで気候が寒冷になると地は凍って裂け、水も厚い氷となる。

この季節に、にわかに強い寒気に侵されると、血液の流れも神経の働きも悪くなり、手足は力が抜けて活発に動けなくなる。

しかしながらそういう状況の下でも顔面は何も覆うものがなくても平気である。その理由は何か。

【注】　**○其卒寒或手足懈惰**　『素問』生気通天論第三に寒冷の傷害性についての記載がある。「寒に因って、枢《とぼそ》を運《めぐ》らすが如くならんと欲し、起居驚《キョウ》（軽い痙攣）するが如く、神気（精神、意識）乃ち浮く（浮動）」とある。寒冷によって全身の動作が緩慢となり、神経が過敏となり、意識も朦朧となる様子が正確に記されている。本文と互いに参照すべきものと考える。

二　岐伯荅曰

十二經脈三百六十五絡
其血氣皆上于面而走空竅
其[※1]精陽気上走於目而為晴
其別氣走於耳而為聴
其宗氣上出於鼻而為臭
其濁氣出於胃、走唇舌而為味
其氣之津液皆燻（爋）于面
而[※2]皮又厚、其肉堅
故天[※3]熱甚寒不能勝之也

岐伯答えて曰く
十二経脈、三百六十五絡（において）
其の血気皆面に上って空竅《クウキョウ》に走る
其の精陽の気は上って目に走って晴《セイ》と為る
其の別気は耳に走って聴と為る
其の宗気は上って鼻に出《い》でて臭と為る
其の濁気は胃より出で、唇と舌に走って味と為る
其の気の津液は皆面を燻《クン》じ
而も皮は又厚く、其の肉は堅し
故に天熱甚だ寒くとも之に勝つこと能わざるなり

※1　其精陽気上走於目為晴　『太素』巻二十七、邪中には「走」の字がない。また「晴」を「清」に作る。

※2　而皮　『太素』巻二十七、邪中は「而」を「面」に作る。

※3　天熱　『太素』巻二十七、邪中は「熱」に作る。『甲乙経』巻四第二上は「大熱」に作る。また「天気」に作る本がある。

【訳】　岐伯が答えていう。

十二本の経脈とそれに所属する三百六十五の絡脈を流れている血気は皆手足から顔面に上り、目耳鼻口の七つの穴に連絡している。

血気の中でも清純な陽気は上って目に走り眼睛となる。

目に行くものとは別の陽気は上って耳に走り聴覚となる。

宗気と呼ばれるものは上って鼻に出て臭覚となる。

濁気は胃から出て唇や舌に走り味覚となる。

その他の胃の上焦、中焦で作られた精気即ち津液は皆顔面に上って燻《くす》べる様に熱を加えている。その上、顔面は皮膚も厚いし筋肉も硬い。そこで（顔面は大いに熱しているので）天気がひどく寒いときでも顔面の熱や皮肉の堅固さに打ち勝つことができないのである。

【注】　**○其精陽気上走於目而為晴**　『霊枢』大惑論第八十に「五藏六府の精気、上って目に注ぎ而して之が精と為る」とある。本文

と同意。

○宗氣　邪客第七十一に「五穀の胃に入るや、其の糟粕、津液、宗気、分かって三隧と為る。故に宗気は胸中に積り、喉嚨《コウロウ》（気管）に出で、以て心脈を貫き、而して呼吸を行なう」とある。営気、衛気は現代医学的に対応する物質を想定することができるし、糟粕、津液も理解できる。しかし宗気は、古代における呼吸生理の不備とあいまって、正体不明の存在である。

○燻于面　顔面を潅漑《カンガイ》している経脈としては、心経（経脈第十）と衝脈（逆順肥瘦第三十八）がある。ここに流注しているのは営血であるが、衛気も経脈に伴走して潅漑している。本文でいう其気と津液とは同意語で、いずれもこの営血と衛気を指している。衛気は本書の本藏第四十七に「分肉を温め、皮膚を充たし、腠理を肥やし、開闔を司どる」とあり、温熱と栄養の機能を持っている。

第三章

黄帝曰
邪之中人、其病形何如
岐伯曰
虚邪之中身也灑淅動形
正邪之中人也微
先見于色不知于身
若有若無若亡若存
有形無形莫知其情
黄帝曰善哉

黄帝曰く
邪の人に中るや、其の病形は何如
岐伯曰く
虚邪の身に中るや、灑淅《サイセキ》として形を動ず
正邪の人に中るや微《かすか》なり
先ず色に見《あらわ》るるも身には知られず
有るが若《ごと》く無きが若し、亡きが若く存するが若し
形有りて形無し、其の情を知ること莫《な》し
黄帝曰く、善きかな

【訳】　黄帝がいう。

邪気が人に中るとき、どのような症状、病変を示すか。

岐伯がいう。

人を傷害して体力の低下をもたらす邪気が人に中ると、ぞくぞくと寒気がし、がたがたと震えがくる。人体に虚をもたらす邪というわけで、これを虚邪と呼ぶ。

日常普通に経験する寒さや風はめったに病気を起こさないが、体調の落ちているときなど、このためにカゼをひくことがある。このときの寒さや風は正常の季節の気象条件ではあるが、軽い症状は起こすので邪気の仲間に入れる。しかし本来の狂暴な邪気（虚邪）とは区別して正邪と呼ぶのである。

正邪の侵襲力は弱いので、人に中っても症状は少ない。多少は顔色がさえないくらいのことはあるが、特に身体的な自覚症状は出ない。そこで病気はあるような、ないような様子であり、邪気は体内に存在しているのかいないかわからない状態で、形のある症状もあるかないかの有様である。

こういうわけで病気の正確な病理もつかめない次第である。

黄帝はいう。よろしい、よくわかった、と。


【注】　**○虚邪**　季節はずれの風など、人体を衰弱させ、激しい病気を起こさせる病原因子。**○正邪**　季節の正常の風。人体の弱りに乗じて病原性を発揮する。侵襲力は弱い。

本書の官能第七十三に「邪気中人也洒淅動形、正邪中人也微、先見于色、不知于其身云々」とあり、本文とほぼ同文である。

『素問』八正神明論第二十六には「虚邪者八正之虚邪気也（虚邪とは八正の虚邪の気なり）、正邪者身形若用力汗出、腠理開、逢虚風、其中人也微、故莫知其情、莫見其形（正邪は身形若しくは力を用い、汗出でて腠理開き、虚風に逢う、其の人に中るや微なり、故に其の情を知ることなく、其の形を見ることなし）」とある。これも同趣旨。

本書の刺節真邪第七十五に「正気とは正風なり、（八方のなかの）一方より来る、実風に非ず、また虚風にも非ず云々、正風の人に中るや浅し、合して自ずから去る、其の気の来ること柔弱にして真気（生来の生命力、抵抗力）に勝つこと能わず、故に自ずから去るなり」とある。ここの正気、正風は本文の正邪とほぼ同じと考えてよいであろう。

虚邪については、「邪気は虚風の人を賊傷するものなり、其の人に中るや深し、自ずから去ること能わず云々、虚邪の人に中るや洒淅として形を動ず、毫毛を起こして腠理を発す、其の入ること深し」とある。

正邪と虚邪については八風を知る必要があり、八風については九宮八風第七十七と歳露論第七十九に詳しい記載がある。また「八風の虚邪」は九鍼論第七十八に関係する記載がある。

以上を要約して現代風にいうと、正風、正邪は普通感冒であり、虚邪はインフルエンザや重症の感染性熱病に当たる。

第四章

一　黄帝問於岐伯曰、余聞之
見其色、知其病、命曰明
按其脈、知其病、命曰神
問其病、知其處、命曰工
余願聞
見而知之、按而得之、問而極之
為之奈何

黄帝、岐伯に問うて曰く、余は之を聞く
其の色を見て其の病を知る、命（名）づけて明と曰う
其の脈を按じて其の病を知る、命づけて神と曰う
其の病を問うて其の処を知る、命づけて工《コウ》と曰う
余願わくは聞かん
見て之を知り、按じて之を得、問うて之を極めん
之を為すには奈何にするか

【訳】　黄帝が岐伯に質問していう。

私はこの様なことを聞いている。

患者の顔色を見て、その病気の本体を認識する。このような能力を明と呼ぶ。すぐれた観察力のある医師である。

脈拍を切診して、その病気の本質を把握する。このような洞察力を神と呼ぶ。神の様な霊妙不可思議な力である。

病状をあれこれ質問して、病態を判断し、どこに病変があるかを理解する。この様なやり方を工と呼ぶ。明や神の様な直感的な洞察力とは違うけれども、組織的な探求をすすめるための優秀な技術である。

私は、顔色を見て病気を知り、脈を按じて病理を知り、症状を質問して病態を突き止める。そのような診断を行いたい。

どうしたらよいだろうか。

【注】　**○明**　見えにくいものを浮かび上がらせるかすかな光をいう。色の変化から病の本質を見抜く優れた洞察力を意味する。**○神**　いなずまの象形文字である。神秘的現象から超人的能力あることをいう。**○工**　ものに孔をあける動作である。困難で技巧を要する技術である。そこで技術者をいう。医師も工と呼ぶ。医工ともいう。『説文』には、医は病を治する工なり、とある。

二　岐伯荅曰
夫色脈與尺※之相應也
如桴鼓影響之相應也不得相失也
此亦本末根葉之出候也
故根死則葉枯矣
色脈形肉不得相失也
故知一則為工
知二則為神
知三則神且明矣

岐伯答えて曰く
夫れ色脈と尺（の皮膚）の相応ずるや
桴鼓《フコ》影響の相応ずるが如く、相失することを得ざるなり
此れ亦た本末根葉の出候なり
故に根死するときは則ち葉は枯る
色脈形肉は相失することを得ざるなり
故に一を知るときは則ち工《コウ》と為す
二を知るときは則ち神《シン》と為す
三を知るときは則ち神にして且つ明《メイ》なり

※尺之　『甲乙経』巻四第二上には「之」の下に「皮膚」の二字あり。

【訳】　岐伯が答えていう。顔色と脈状と尺部（前腕掌側の肘関節部）の皮膚の状態は互いに相関関係がある。その様子は太鼓とバチ、光と影、音と響きの関係と同じである。相互の対応が失われることはない。本と末、根と葉の状態は互いに影響し合って現れるものである。即ち本である根が死ねば末である葉は枯れてしまう。同様に色と脈と皮膚、筋肉の状態について、その対応関係が失われることはない。そこで色、脈、形肉の内の一つに詳しい者を工という。二つを詳しく知る者を神という。三者すべてに良く通ずるものは神にして明と呼ぶのである。

三　黄帝曰
願卒聞之

黄帝曰く
願わくは卒《ソツ》に之を聞かん

岐伯荅曰
色青者其脈絃也
赤者其脈鈎也
黄者其脈代也
白者其脈毛
黒者其脈石
見其色而不得其脈
反得其相勝之脈則死矣
得其相生之脈則病已矣

岐伯答えて曰く
色青き者は其の脈絃《ゲン》なり
赤き者は其の脈鈎《コウ》なり
黄なる者は其の脈代《タイ》なり
白き者は其の脈毛《モウ》なり
黒き者は其の脈石《セキ》なり
其の色を見るも其の脈を得ず
反って其の相勝の脈を得るときは則ち死す
其の相生の脈を得るときは則ち病已《や》む

【訳】　黄帝がいう。

もっと詳しく説明してもらいたい。

岐伯が答えていう。

顔色の青いときの脈は弦である。弓の弦の様に緊張が強く浮いている脈である。春肝の脈。

色が赤いときの脈は鉤である。初め盛り上がって急に減衰する脈状を呈する。夏心の脈。

色が黄色のときの脈は代である。軟弱にして緩和な脈である。長夏脾の脈。

色が白いときの脈は毛である。毛の様に軽く浮いている脈である。秋肺の脈。

色が黒いときの脈は石である。石の様に沈んでいて硬い脈である。冬腎の脈。

春の季節は色は青で脈は弦である。所が色が青であるのに脈が弦でない、という色と脈が相応しないことがある。この時、肝木に勝つ肺金の毛の脈を呈するものは死の転機をとる。肝木が勝つ脾土の代の脈を打つものは病が軽快する。

【注】　○『**素問**』玉機真藏論第十九によると四季の脈は以下の様である。長夏の脈については言及していない。

○弦　春の脈は弦の如し……其の気来ること軟弱軽虚にして滑、端直にして以て長

○鈎　夏の脈は鈎の如し……其の気来るとき盛んにして去るとき衰う……

○毛　また浮ともいう。秋の脈は浮の如し、其の気来ること軽虚にして以て浮、来ること急にして去るときは散ず

○石　玉機真藏論では冬の脈は営と呼ぶ。其の気の来たること沈以って搏……。

第五章

一　黄帝問於岐伯曰
五藏之所生變化之病形何如
岐伯荅曰
先定其五色五脈之應
其病乃可別也
黄帝曰
色脈已定、別之奈何
岐伯曰
調其脈之緩急小大滑濇
而病變※定矣

黄帝、岐伯に問うて曰く
五藏が生ずる所の変化の病形は何如《いか》なるか
岐伯答えて曰く
先ず其の五色五脈の応を定め
其の病乃ち別つ可きなり
黄帝曰く
色脈已《すで》に定まる、之を別つには奈何《いか》にするか
岐伯曰く
其の脈の緩急小大滑濇《ショク》を調《しら》べ
而して病変定まる

※病變　『甲乙経』巻四第二上は「變」を「形」に作る。

【訳】　黄帝が岐伯に質問していう。
五藏の機能が変化して病が生じてくる。そのときの症状はどのようなものであるか。
岐伯が答えていう。

先ず五藏それぞれに対応する顔色と脈状を確認する。それに基づいて五藏の中のどれが侵されているかを判定することができる。例えば色が青で脈が弦ということであれば肝の病であると診断できる。

黄帝がいう。

色と脈が決まり、どの藏の病かがわかった。これをさらに区別してゆくにはどうしたらよいか。

岐伯がいう。

その上は、脈の緩急、大小、滑濇という性状を細かく見てゆけば、具体的な病変が決まってくる。

二　黄帝曰、調之奈何
岐伯荅曰
脈急者尺之皮膚亦急
脈緩者尺之皮膚亦緩
脈小者尺之皮膚亦減而少氣
脈大者尺之皮膚亦賁而起
脈滑者尺之皮膚亦滑
脈濇者尺之皮膚亦濇
※凡此變者有微有甚
故善調尺者不待於寸
善調脈者不待於色
能参合而行之者
可以為上工、上工十全九
行二者為中工、中工十全七
行一者為下工、下工十全六、

黄帝曰く、之を調ぶるには奈何にするか
岐伯答えて曰く
脈急《キュウ》の者は尺の皮膚も亦急
脈緩《カン》の者は尺の皮膚も亦緩
脈小の者は尺の皮膚も亦減にして少気
脈大の者は尺の皮膚も亦賁《フン》にして起つ
脈滑《カツ》の者は尺の皮膚も亦滑
脈濇《ショク》の者は尺の皮膚も亦濇《しぶる》
凡そ此の変には微なるもの有り、甚なるもの有り
故に善く尺を調ぶる者は寸を待たず
善く脈を調ぶる者は色を待たず
能《よ》く参合して之を行なう者は
以て上工と為《な》す可し、上工は十に九を全くす
二を行なう者は中工と為す、中工は十に七を全くす
一を行なう者は下工と為す、下工は十に六を全くす

※此變　『太素』巻十五、色脈尺診は「此六變」に作る。

【訳】　黄帝がいう。脈を判定するにはどのようにするのか。

岐伯が答えていう。

脈が緊急であれば尺部の皮膚もひきつれている。緊は痛みや冷えのときに現れる。

脈が緩和であれば尺の皮膚もゆったりしている。緩は胃気の平和のときの脈である。

脈が細小であれば尺の皮膚も栄養が悪く痩せて薄い。小は正気の虚である。

脈が洪大であれば尺の皮膚も栄養が良く盛り上がる。大は正邪共に盛んの印である。

脈が滑数であれば尺の皮膚も滑らかで艶やかである。滑は風と熱の印である。

脈が凝滞すれば尺の皮膚もひからびてざらつく。濇は痹と血流の凝滞のとき現れる。

以上の緩急、大小、滑濇の脈状については軽微の場合と激甚の時とがある。それによって病状が変わってくる。

脈と尺の皮膚の間には、この様な対応関係があるので、上手に尺の皮膚の状態を判断できれば、寸口の脈状と比較するまでもなく、病変の判定ができる。

正確に脈状の判定ができれば、顔色を見るまでもなく病状を知ることができる。

そこでこの（脈尺色の）三つの診察法をまぜ合わせて行なえる者は上工《ジョウコウ》とする。最も優れた医師である。上工は十の症例のうち九を正確に判定できる。

二つの方法を駆使できる者は中工《チュウコウ》とする。中位の能力をもつた医師である。中工は十のうち七を正確に判定できる。

一つの方法だけしか実施できない者は下工《ゲコウ》とする。一番力量の低い医者である。下工は十のうち六を正確に判定できる。

【注】　**○賁**　音ヒは飾る、派手に彩る意。音フンは大きい、大きくふくれる意。ここは後者である。**○減而少氣**　気が減少することである。ここの気は精気である。胃の上中の二焦で生成された栄養素である。栄養が足りなくて痩せた状態になったのである。

三　黄帝曰

請問脈之緩急小大滑濇之病形何如

岐伯曰

黄帝曰く

請い問う、脈の緩急小大滑濇の病形は何如

岐伯曰く

臣請言五藏之病變也

臣請う、五藏の病変を言わん

【訳】　黄帝がいう。脈の緩急、大小、滑濇の違いによってどの様な病変が現れるのか、お尋ねしたい。
岐伯がいう。それでは五藏それぞれについて、その病変を説明しよう。

【注】　○**請問**　問い尋ねる。お尋ねしたいが、と問い掛けの言葉。

四　心脈急甚者為瘈瘲
微急為心痛引背、食不下
緩甚為狂笑
微緩為伏梁在心下上下行
時唾血
大甚為喉吤
微大為心痺引背、善涙出
小甚為善噦
微小為消癉
滑甚為善渇
微滑為心疝引臍、小腹鳴
濇甚為瘖
微濇為血溢、維厥、耳鳴、癲疾

心脈急の甚だしき者は瘈瘲《ケイショウ》と為す
微《すこ》しく急は心痛背に引き、食下らずと為す
緩甚だしきは狂笑と為す
微緩は伏梁《フクリョウ》と為し、心下に在り、上下に行く
時に唾血《ダケツ》す
大甚だしきは喉吤《コウカイ》（咽喉狭窄）と為す
微大は心痺《ヒ》、背に引くと為す、善く涙出づ
小甚だしきは善く噦《エッ》（しゃっくり）すと為す
微小は消癉《ショウタン》と為す
滑甚だしきは善く渇《かわ》くと為す
微滑は心疝、臍に引くと為す、小腹鳴る
濇甚だしきは瘖《イン》と為す
微濇《ショク》は血溢、維厥《イケツ》、耳鳴、癲疾と為す

【訳】 心の脈において、
甚だしく緊急のときは間代性痙攣である。緊急の程度が軽いときは心が痛んで背に突き抜け（狭心症）、また飲食物がのどを下らない（咽頭炎乃至食道癌、噴門癌など）。

弛緩の程度が甚だしいときは狂人（統合失調症など）の笑いの様に感情がともなわない笑いを起こす（空笑）。軽い弛緩のときは腹部の血栓性病変である。心下部から下腹部にかけて存在し、臍のあたりで左右に分かれている。時には血痰を出す（肺の血栓症か）。

甚だしく洪大なときは咽喉部が狭窄する（扁桃炎、咽喉頭炎など）。軽度の洪大のときは狭心痛（あるいは肋間神経痛）があって背に突き抜けたり、よく涙が出たりする。

甚だしく細小のときはよく「しゃっくり」が出る。微細の程度が軽いときは多飲多食でしかも消耗性の病、糖尿病のような病となる。

滑数の程度の甚だしいときはよく咽が乾く（糖尿病など）。滑数の程度の軽いときは小腸の冷えによる痛みで、臍に響き腹鳴がする。

渋滞が甚だしいときは声が出なくなる。渋滞の程度が軽いときは吐血や鼻血となり、冷え逆上せが起こり、耳鳴りや頭痛、癲癇《テンカン》などになる。

【注】 **○瘈瘲** 瘈は強直性痙攣、瘲は弛緩性痙攣である。合わせて間代性痙攣である。

○伏梁 『素問』腹中論第四十に「少腹に盛り上がるもの有り、上下左右に皆根有り、此れを何の病と為すか、曰く、病は名づけて伏梁と曰う……伏梁は何に因って之を得るか、大膿血を裹《つつ》み、腸胃の外に居る」とある。また同書の奇病論第四十七には「人に身体、髀股骱皆腫れ、臍を還って傷むもの有り……病名づけて伏梁と曰う……是れ風根なり、其の気、大腸より溢れて肓に著く、肓の原は臍の下に在り、故に臍を還って痛むなり」とある。これらの記述から見て、腹部の大静脈領域の血栓症の如くである。肝脾や腸胃の腫瘤の様に腹壁上に膨隆してこないで、深部に潜伏しているのと、橋梁状に枝を張っている様子から、心下から左右の骨盤に分岐している血管病変と考えられるのである。

○消癉 『素問』通評虚実論第二十八には「凡そ消癉……を治するに、肥貴の人なるときは則ち高梁の疾なり」とある。本書の師伝第二十九には「中熱、消癉は寒を便とす」とある。即ち胃熱を病態とし、多飲多食の症状がある。また五変第四十六には「人の善く消癉を病む者……転じて熱と為る。熱するときは則ち肌肉を消す。故に消癉と為る」とある。『素問』奇病論第四十七には「口甘きを病む者有り……名づけて脾癉《ヒタン》と曰う、此の人かならず数々甘美のものを食して肥多きなり、肥は人をして内熱せしめ、甘は人をして中満せしむ、故に……転じて消渇と為る」とある。以上を総合して脾癉、消渇、消癉は同一疾患と考えてよいであろう。現代の糖尿病である。なお癉とは消耗性の病を意味する。糖尿病の末期は痩せ細る。**○瘖** 音イン。アーとかウーとか音は出るが言葉にならない状態をいう。

○維厥 維は四維で手足のことである。厥は冷え逆上せ。

五

肺脈急甚為癲疾
微急為肺寒熱怠惰
欬唾血、引腰背胸
若鼻息肉不通
緩甚為多汗
微緩為痿瘻偏風※
頭以下汗出不可止
大甚為脛腫
微大為肺痺
引胸背、起悪日光
小甚為泄
微小為消癉
滑甚為息賁上氣
微滑為上下出血
濇甚為嘔血
微濇為鼠瘻、在頸支腋之間
下不勝其上、其應善痠矣

肺脈急甚だしきは癲疾《テンシツ》と為す
微急は肺の寒熱と為す、怠惰にして
欬（咳）して唾血し、（痛み）腰背胸に引く
若しくは鼻に息肉（ポリープ）ありて通ぜず
緩甚だしきは多汗と為す
微緩は痿瘻《イロウ》、偏風と為す
頭以下に汗出でて止《とど》む可からず
大甚だしきは脛腫《すねはれ》と為す
微大は肺痺と為す、
胸背に引き、起きれば日光を悪《い》む
小甚だしきは泄《セツ》と為す
微小は消癉と為す
滑甚だしきは息賁《ソクフン》、上気と為す
微滑は上下出血と為す
濇甚だしきは嘔血と為す
微濇は鼠瘻《ソロウ》と為す、頸と支腋の間に在り
下、其の上に勝たず、其の応は善く痠《サン》す

※偏風　『太素』巻十五、五藏脈診は「偏」を「漏」に作る。「汗出不可止」の症状から見て、「漏」の方が良い。漏風については『素問』風論第四十二参照。

【訳】　肺の脈において、甚だしく緊急のときは、頭痛、めまい、癲癇などの頭の病である。緊急の程度が軽いときは肺の炎症による悪寒、発熱である。全身倦

怠、咳嗽、血痰があり、痛みが腰や背や胸に響く。
また肺の合同器官である鼻には息肉（ポリープ）ができて鼻がつまる。

弛緩が甚だしい（肺虚の）ときは（皮膚の衛気も虚して）多汗である。弛緩の程度が軽いときは手足の萎弱（肺痿）や肺の病から起こる頸部リンパ腺炎（鼠瘻《ソロウ》）、また（皮膚の虚による）漏風である。この場合は頭から下に汗が出て止まらないという症状を示す。

甚だしく洪大のときは脛の腫れ（浮腫）である。洪大の程度が軽いときは肺痺（肺気腫や気管支拡張症など）である。痛みが胸や背に響く。起きているときは日光を避けたがる（肺金が衰えて心火に克される）。

甚だしく微小のときは下痢である（大腸の病変）。微小の程度が軽いときは消癉の病である。

甚だしく滑数のときは喘息や咳き込みである。滑数の程度の軽いときは上（鼻や肺）下（膀胱や腸）から出血する。

渋滞が甚だしいときは血を吐く。渋滞の程度の軽いときは肺の病からくるリンパ腺炎で、頸や脇の下などにできる（瘰癧）。下半身は上体を支えることができない。そして下肢はよくだる痛むようになる。

【注】 **○肺痺** 『素問』痺論篇第四十三に「肺痺は煩満、喘して嘔す」とある。慢性肺疾患の末期的病症で、肺気腫や気管支拡張症に当たる。**○息賁** 賁は音フン、大きくふくれるとか勢いよく走るの意味である。ここは吹き出すこと。**○鼠瘻** 本書の寒熱第七十に「寒熱瘰癧の頸腋に在る者……此れ皆鼠瘻寒熱の毒気なり、脈に著して去らざる者なり……鼠瘻の本は皆（肺）藏に在り、其の末は上って頸腋の間に出づ」とある。今の結核性リンパ腺炎である。瘰癧《ルイレキ》ともいう。**○瘻** 婁（音ル）は女性を数珠つなぎにすること。瘻はリンパ節が数珠つなぎに連なっている病で、結核性リンパ腺炎である。また佝僂《クル》病を意味することもある。**○痠** だる痛み。

六 肝脈急甚者為悪言
微急為肥氣在脇下若覆杯
緩甚為善嘔
微緩為水瘕痹也
大甚為内癰善嘔衄

肝脈急甚だしき者は悪言と為す
微急は肥気と為す、腋の下に在りて覆杯の若《ごと》し
緩甚だしきは善く嘔と為す
微緩は水瘕痹《スイカヒ》と為すなり
大甚だしきは内癰と為す、善く嘔き衄《ジク》す

微大為肝痺陰縮欬引小腹
小甚為多飲
微小為消癉
滑甚為㿗疝
微滑為遺溺
濇甚為溢飲
微濇為瘈攣筋痺

微大は肝痺と為す、陰（嚢）縮む、欬小腹に引く
小甚だしきは多飲（消渇、糖尿病）と為す
微小は消癉と為す
滑甚だしきは㿗疝《カイセン》（鼠径ヘルニア）と為す
微滑は遺溺《イニョウ》（尿失禁）と為す
濇甚だしきは溢飲《イツイン》（水腫）と為す
微濇は瘈攣、筋痺（筋肉リウマチ）と為す
【訳】　肝の脈において、

甚だしく緊急のときは怒りに駆られて悪口、罵詈雑言する。緊急の程度の軽いときは肝の腫脹である。脇の下にあり、杯を伏せた様な形をしている。

弛緩の甚だしいときは頻繁に嘔吐する。弛緩の程度が軽いときは水を内部に含んだ子宮あるいは卵巣の腫瘤や肝硬変である。

甚だしく洪大なときは筋肉の化膿症である。よく吐いたり鼻血を出す。少しく洪大のときは肝硬変で、陰嚢が縮み上がる。（肺を圧迫したり肺の鬱血で）咳をすると下腹に響く。甚だしく微小のときは多飲である。微小の程度が軽いときは消癉である。

甚だしく滑数のときは陰嚢ヘルニアである。滑数の程度の軽いときは遺尿である。

甚だしく渋滞のときは浮腫である。渋滞の程度の軽いときは痙攣である。慢性の筋肉の疾患で起こる。
【注】　**○悪言**　肝は語を主どる。また肝の志は怒である。そこで怒りによって悪口するのである。**○肥氣**　『難経』五十六に「肝の積は名づけて肥気と曰う、左の脇の下にあり、覆杯《フクハイ》の如し」とある。肝の腫瘤である。マラリアなどの感染によって生ずる。**○水瘕痺**　瘕は腹部の腫瘤である。子宮筋腫、子宮癌、卵巣腫瘤、卵巣癌などが相当する。水は、単に水といえば水症あるいは浮腫である。水瘕と熟したり水瘕痺と連なった病名はここ以外にはない。仮に水瘕なら水を内部に含んだ腫瘤ということであろう。痺は血痺なら血流傷害による痺れである。藏器の痺れなら肝痺であろう。『素問』痺論第四十三には「肝痺は夜、臥するときは則ち驚す（軽い痙攣）、多く飲んで数々小便す、上は引を為して杯の如し」とある。肝硬変の様な病と考えられる。なお瘕痺という病名は考えにくい。**○㿗疝**　陰嚢ヘルニア。**○筋痺**　『素問』長刺節論五十五に「病、筋に在れば筋攣、節痛す、以て行く可からず、名づけて筋痺と曰う」とある。

アレルギー性の筋膜炎などで疼痛と痙攣を起こし、歩行障害をきたしているものであろう。**〇衄**　鼻出血である。

七

脾脈急甚為瘈瘲
微急為膈中
食飲入而還出後沃沫
緩甚為痿厥
微緩為風痿、四肢不用
心慧然若無病
大甚為撃仆
微大為疝氣
腹裏大膿血在腸胃之外
小甚為寒熱
微小為消癉
滑甚為㿗癃
微滑為蟲毒蛕蝎腹熱
濇甚為腸㿗
微濇為内㿗、多下膿血

脾脈急甚だしきは瘈瘲と為す
微急は膈中《カクチュウ》（食道胃通過障害）と為す
食飲入りて還《ま》た出づ、後（尻）は沃沫《ヨクマツ》す
緩甚だしきは痿厥《イケツ》と為す
微緩は風痿と為す、四肢用いず（運動障害）
心慧然《ケイゼン》として病無きが若し
大甚だしきは撃仆《ゲキボク》と為す
微大は疝気《センキ》と為す
腹裏の大膿血、腸胃の外に在り
小甚だしきは寒熱と為す
微小は消癉と為す
滑甚だしきは㿗癃《カイリュウ》と為す
微滑は虫毒、蛕蝎《カイカツ》と為す、腹熱す
濇甚だしきは腸㿗と為す
微濇は内㿗と為す、多く膿血を下す

【訳】　脾の脈において、

甚だしく緊急のときは間代性の痙攣である。緊急の程度の軽いときは鬲《カク》の病である。飲食物は胃に入るが通過できず、逆流して嘔吐を起こす。尻からはべとべとした飛沫状のものを出す（正常な排便ができない）。

甚だしく弛緩しているのは「あしなえ」や逆上（足の冷えから脳卒中など脳血管障害までの各種の疾患を含む）である。弛緩の程度の軽いときは急性一過性の手足の萎弱である。運動障害を起こして手足が使かえなくなる。精神の方は明晰で病気などない様に見える。

甚だしく洪大なときは失神、昏倒である。洪大の程度が軽いときは疝気である。腹の深部に大きな嚢状の血腫があり、胃腸管の外に存在する。子宮筋腫か卵巣嚢腫であろう。

甚だしく微小のときは悪寒発熱を繰り返す病である（敗血症や腎盂腎炎など）。微小の程度の軽いときは消癉である。

甚だしく滑数のときは陰嚢ヘルニアである。滑数の程度の軽いときは腹の中の寄生虫である。腹部に熱をもつ。

甚だしく渋滞のときは腸のヘルニアである。渋滞の程度の軽いものは腸の潰瘍で多量の膿血を排泄する。

【注】　**○膈**　また鬲と記す。食道や胃の癌などにより食物の通過が妨げられ、嘔吐する病症をいう。**○後**　尻である。**○沃沫**　沃は水で濡らしてやわらかくすること。沫は細かい水しぶきである。沃沫でねとねとした飛沫状の物。**○撃仆**　打撃を受けた様ににわかに倒れること、一過性の失神、昏倒また脳卒中などである。**○疝氣**　寒冷による下腹部の有痛性の疾患をいう。輸尿管結石など。ここは腫瘤性の疾患であろう。**○㿗癃**　㿗には、潰瘍の意味と丸いかたまりを作る病の意味とがある。ここは鼠径部あるいは陰嚢のヘルニアである。癃は尿閉による膀胱腫瘤である。㿗癃は両者が一緒に発生したものか、癃が何かの誤字であるか、よくわからない。**○腸㿗**　腸の腫瘤であろう。**○内㿗**　胃腸の粘膜面にできた腫瘤と考える。**○蛕**　音カイ、蛔虫である。**○蝎**　音カツ、きくい虫、またはさそり。

八　腎脈急甚為骨[※1]癲疾
微急為沉[※2]厥奔豚
足不収、不得前後
緩甚為折脊
微緩為洞

腎脈急甚だしきは骨癲疾と為す
微急は沈厥《チンケツ》、奔豚《ホントン》と為す
足収まらず、前後（大小便）を得ず
緩甚だしきは折脊と為す
微緩は洞《トウ》と為す

洞者食不化、下嗌還出
大甚為陰痿
微大為石水
起臍已下至小腹腄腄然[※3]
上至胃脘死不治
小甚為洞泄
微小為消癉
滑甚大為癃㿉[※4]
微滑為骨痿、坐不能起
起則目無所見
濇甚為大癰
微濇為不月沈痔

洞の者は食化せず、嗌《のど》を下って還た出づ
大甚だしきは陰痿《インイ》と為す
微大は石水《セキスイ》と為す
臍已下（以下）に起こり小腹に至り腄腄然たり
上って胃脘《イカン》に至れば死して治せず
小甚だしきは洞泄《ドウセツ》（下痢）と為す
微小は消癉と為す
滑甚だしきは癃㿉《リュウカイ》と為す
微滑は骨痿と為す、坐するも起つこと能わず
起つときは則ち目見る所無し
濇甚だしきは大癰と為す
微濇は不月、沈痔と為す

※1　骨癲疾　『甲乙経』巻四第二下は「骨」の下に「痿」の字あり。骨痿と癲疾の意。

※2　沉厥奔豚　『太素』巻十五、五藏脈診には「奔豚」の二字なし。

※3　腄腄　『太素』巻十五、五藏脈診、『甲乙経』巻四第二下は「垂垂」に作る。

※4　癃㿉　『甲乙経』巻四第二下は「癰㿗《ヨウタイ》」に作る。

【訳】　腎の脈において、

甚だしく緊急のときは骨癲疾である。緊急の程度が軽いときは沈厥である。沈厥は下肢の血行障害のため、沈重、寒冷で歩けない状態である。また厥逆の一種で奔豚症を起こす。奔豚は下腹から臍、心下にかけて衝撃が突き上げてくる病症である。歩行が障害され、大小便不通となる。

甚だしく弛緩のときは腰や背が折れる様に痛む。弛緩の程度が軽いときは洞である。洞とは消化不良で下痢をする病症である。食べるとすぐ排泄する。

甚だしく洪大なときは陰痿即ち勃起不全である。洪大の程度の軽いときは石水である。臍の辺りから隆起して下腹にまで垂れ下る腫瘤である。（癌の転移が）上方の胃の部分にまで広がると予後は不良

である。治療はできない。

甚だしく微小のときは洞泄即ち筒下しという下痢症である。微小の程度の軽いものは消癉である。

甚だしく滑数のときは癃㿗である。陰嚢あるいは鼠径部ヘルニアである。滑数の程度の軽いときは骨痿である。骨の変性、消耗性の病である。座ることはできるが立つことができない。立つときは目が見えなくなる（起立性眩暈あるいは低血圧症）。

甚だしく渋滞のときは皮膚の大きい化膿である。渋滞の程度の軽いときは月経不順である。また内痔核である。

【注】　**○骨癲疾**　本書の癲狂第二十二に「骨癲疾者顑歯、諸腧分肉皆満、而骨居、汗出煩悗」とある。癲狂の一種である。**○奔豚**　『金匱要略』奔豚気病脈証并治第八に「奔豚病は少腹より起こり、上って咽喉を衝き、発作には死せんと欲し、復た還り止む、皆、驚恐より之を得」とある。一種の血管運動神経症である。**○洞**　筒下し。食べるとすぐ下痢してしまう症状である。**○石水**　『素問』陰陽別論第七に「石水、少腹腫」とある。本書の水脹第五十七に「膚脹、鼓脹、腸覃《チョウタン》、石瘕《セキカ》、石水は何を以て之を別つか」とある。石瘕は子宮の腫瘤の様であり、少腹が腫れるところから見て、石水も腹水をともなう子宮、卵巣の癌であろうか。石は硬い腫瘤を意味すると考えられる。**○骨痿**　『素問』痿論第四十四に「骨枯れて髄虚す、故に足は身に任ぜず、発して骨痿と為る」とある。**○起則無所見**　起立性眩暈、偏頭痛など耳や脳の障害で起こる一過性の視力減退などが考えられる。

――第六章――

一　黄帝曰	黄帝曰く
病之六變者刺之奈何	病の六変は之を刺すには奈何にするか
岐伯荅曰	岐伯答えて曰く
諸急者多寒、緩者多熱	諸々の急なる者は寒多し、緩なる者は熱多し

大者多氣少血、小者血氣皆少
滑者陽気盛微有熱
濇者多血少氣微有寒

大なる者は多気少血、小なる者は血気皆少し
滑なる者は陽気盛ん、微《すこ》しく熱有り
濇なる者は多血少気、微《かす》かに寒有り

【訳】 黄帝がいう。

脈の緩急、大小、滑濇に対応する病の六つの変化を鍼で治療するにはどのようにするのか。

岐伯が答えていう。

諸々の緊急の脈を示すものは冷えが多い。弛緩したものは熱が多い。


洪大の脈を示すものは（陽）気が多くて（陰）血が少ない。微小のものは気も血も少ない。

滑数のものは陽気が盛んである。故に微熱がある。渋滞のものは（陰）血が多く（陽）気が少ない。そこで微寒がある。

この陰陽寒熱に応じて治療法が決まる。

二　是故刺急者深内而久留之
刺緩者浅内而疾發鍼以去其熱
刺大者微寫其氣、無出其血
刺滑者疾發鍼而浅内之
以寫其陽氣而去其熱
刺濇者必中其脈
随其逆順而久留之
必先按而循之
已發鍼疾按其痏
無令其血出、以和其脈

是の故に急を刺す者は深く内れて久しく之を留む
緩を刺す者は浅く内れて疾く鍼を発し以て其の熱を去る
大を刺す者は微《すこ》しく其の気を瀉す、其の血を出すこと無れ
滑を刺す者は疾く鍼を発し浅く之を内れ
以て其の陽気を瀉して其の熱を去る
濇を刺す者は必ず其の脈に中《あ》つ
其の逆順に随って久しく之を留む
必ず先ず按じて之に循《したが》う
已《すで》に鍼を発すれば疾く其の痏《イ》を按じ
其の血を出ださしむること無く、以て其の脈を和す

諸小者陰陽形氣倶不足
勿取以鍼
而調以甘藥也

諸々の小なる者は陰陽、形気、倶に不足なり
取るに鍼を以てすること勿れ
調《ととの》えるに甘薬を以てするなり

※按　『太素』巻十五、五藏脈診は「捫」に作る。捫は音モン、なでる。按はおすこと。

【訳】　この様なわけで、緊急の脈の者を刺すときは鍼を深く入れて長時間置鍼する（精気を集めて熱し、寒気を除くのである）。弛緩の脈の者を刺すときは浅く入れて速やかに鍼をパッと抜いて熱気を取りのぞく。洪大の脈の者を刺すときは少しその陽気を取りのぞく。血が少ないのだから出血させてはいけない。滑数の脈の場合は浅く鍼を入れ、速やかにパッと鍼を抜き、陽気を取りのぞいて熱をひかせるのである。

渋滞の脈の者は必ずその経脈即ち血管に接触するように鍼を刺入する。その血流の進む方向に鍼尖を向け、長時間留置しておく。必ずよく経脈に従って按摩する。鍼を弾き出したならその鍼跡をすぐもんでおく。出血させてはいけない。こうして経脈の働き即ち血液の流れを順調にするのである。脈の微小のものは陰血も陽気も減少し、形態的にも機能的にも消耗している。鍼の治療に耐えるだけの体力がないので、緩和な甘味の薬で治療する。

【注】　**○痏**　音イ、傷跡。鍼を抜いた跡にできる傷である。

第七章

一　黄帝曰、余聞
五藏六府之氣、滎[※1]輸所入為合

黄帝曰く、余聞く、
五藏六府の気、滎輸《ケイシュ》入る所を合と為す

令[※2]何道從入、入安連過
願聞其故

何《いずれ》の道より入らしめ、入りて安《いず》こに連過するか
願わくは其の故を聞かん

※1　滎輸　衍文と考えられる。
※2　令　『太素』巻十一、府病合輸は「今」に作る。

【訳】　黄帝がいう。私は次の様に聞いている。五藏六府の機能は手足の五兪穴に現れる。その内、「入」という状態で現れる所を合穴と呼ぶ（九鍼十二原第一）、と。それでは、合穴にはどの経路を通って入り、入ってどこに連絡し通過して行くのか、その様子を聞きたい。

【注】　○五藏　以下の文章は専ら府についての記載である。五藏の二字は衍文であろう。

二　岐伯荅曰
此陽脈之別
入于内、屬于府者也
黄帝曰、滎輸與合各有名乎
岐伯荅曰、滎輸治外經、合治内府

岐伯答えて曰く
此れ陽脈の別にして
内に入り、府に属する者なり
黄帝曰く、滎輸と合と各々名有るか
岐伯答えて曰く、滎輸は外経を治す、合は内府を治す

【訳】　岐伯が答えていう。

これは手足の陽経の分枝である。脈を流れる経気は内部に連絡して六府に所属している。

黄帝がいう。

五兪穴の内、滎穴、輸穴と合穴とでは治療上の適応に違いがあるか。

岐伯が答えていう。

滎穴と輸穴は経脈の病を治療するときに使用する。

合穴は六府の病を治療するときに使用する。

【注】　**〇滎輸與合各有名乎**　ここの「名」は名称としては以下の文章につながらない。治療上の適応症の意味として訳文を作った。文章に錯誤があるのかもしれない。

三　黄帝曰、治内府奈何
岐伯荅曰、取之于合
黄帝曰、合各有名乎
岐伯荅曰
胃合於※三里
大腸合入于巨虚上廉
小腸合入于巨虚下廉
三焦合入于委陽
膀胱合入于委中央
膽合入于陽陵泉

黄帝曰く、内府を治するには奈何にするか
岐伯答えて曰く、之を合に取る
黄帝曰く、合には各々名有るか
岐伯答えて曰く
胃の合は三里に入る
大腸の合は巨虚上廉《コキョジョウレン》に入る
小腸の合は巨虚下廉《ゲレン》に入る
三焦の合は委陽に入る
膀胱の合は委の中央に入る
胆の合は陽陵泉に入る

※於三里　『太素』巻十一、府病合輸と『甲乙経』巻四第二下は「入於三里」に作る。

【訳】　黄帝がいう。
六府の病を治療するにはどのようにするのか。
岐伯が答えていう。
合穴に治療点を取り、ここに処置を加える。
黄帝がいう。
合穴にはそれぞれ名称があるか。
岐伯がいう。
陽明胃経の合穴は三里である。
大腸の合穴は陽明胃経の巨虚上廉である。

小陽の合穴は陽明胃経の巨虚下廉である。
三焦の合穴は太陽膀胱経の委陽である。
太陽膀胱経の合穴は委中である。

少陽胆経の合穴は陽陵泉である。
それぞれの兪穴においては「入」という状態で経気が発現している。

四　黄帝曰、取之奈何
岐伯曰
取之三里者低跗取之
巨虚者擧足取之
委陽者屈伸而索※1之
委中者屈※2而取之
陽陵泉者正※3竪膝予之
斉下至委陽之陽取之
取諸外經者揄※4申而從之

黄帝曰く、之を取るには奈何にするか
岐伯曰く
之を三里に取る者は跗を低くして之を取る
巨虚は足を挙げて之を取る
委陽は屈伸して之を索《もと》む
委中は屈して之を取る
陽陵泉は正しく（立って）膝を竪《た》てて之を予《のば》し
斉《ひと》しく下って委陽の陽に至って之を取る
諸々の外経を取る者は揄申《ユシン》して之に従う

※1　索　『甲乙経』巻四第二下は「取」に作る。
※2　屈　『甲乙経』巻四第二は「屈」の下に「膝」の字あり。
※3　正　『太素』巻十一府病合輸、『甲乙経』巻四第二下には「正」の下に「立」の字あり。この方がわかりやすい。
※4　揄申而従　『太素』巻十一、府病合輸は「申」を「伸」に作る。『甲乙経』巻四第二下は「従」を「取」に作る。

【訳】　黄帝がいう。
これらのツボを取穴するにはどのようにするのか。
岐伯がいう。
三里を取るときは足背部（足の甲）を下方に曲げて取る。
巨虚は上廉も下廉も足を上方に曲げて取る。
委陽は膝を曲げたり伸ばしたりして取る。
委中は膝を曲げて取る。

陽陵泉は直立して膝を真っ直ぐ立てて、これを伸ばしながら、指を下げていき委陽の外側に至ってツボを取る。

以上の様に陽経のツボを取穴するには伸ばしたり曲げたりしてその場所を求めるのである。

【注】　〇**揄申**　揄は『説文』には「引くなり」とある。申は「伸ばす」ことである。揄申で引いたり伸ばしたりの意味となる。

第八章

一　黄帝曰、願聞六府之病
岐伯曰
面熱者足陽明病
魚絡血者手陽明病
両跗之上脈※竪陥者足陽明病
此胃脈也

黄帝曰く、願わくは六府の病を聞かん
岐伯曰く
面熱する者は足の陽明の病なり
魚絡の血は手の陽明の病なり
両跗《フ》の上の脈の竪陥なるは足の陽明の病なり
此れ胃の脈なり

※竪陥　『太素』巻十一、府病合輸、『甲乙経』巻四第二下は「堅若陥」に作る。

【訳】　黄帝がいう。
六府の病の症状を聞きたい。

岐伯がいう。

足の陽明胃経は面部を灌漑する。故に顔面に熱をもつのは足の陽明胃経の病である。

手の太陰肺経は列缺穴より支脈を手の陽明大腸経に送る。そこで手の魚際穴付近より列缺穴にかけて血絡のあるものは手の陽明経の病のときに現れる。

両方の足の甲の足背動脈が盛り上がったり（硬く触れたり）陥落したりしているのは足の陽明胃経の病である。ここには胃の経脈が走っている。

【注】 〇魚　魚際穴附近。これは太陰肺経上の兪穴である。従って魚の血絡は肺経の病に現れるとすべきであろう。肺と大腸は表裏の関係にあり、また魚際穴は肺の絡穴の付近にあるので、訳文の様な解釈が一般化している。〇豎　豎と同じ。音ジュ、たつ、真っ直ぐ立つこと。ここは『太素』、『甲乙経』の様に「堅く若しくは陥」とある方がわかりやすい。

二　大腸病者腸中切痛而鳴濯濯
冬日重感于寒即泄
當臍而痛、不能久立
與胃同候、取巨虚上廉

大腸の病は腸中切痛し鳴ること濯濯たり
冬の日に寒に重感するときは即ち泄す
臍に当たって痛み、久しく立つこと能わず
胃と候を同じくす、巨虚上廉に取る

【訳】 陽明大腸経の病では、腸が切られる様に痛み、ジャブジャブと腹の鳴る音が聞こえる。冬の季節に何度も寒の邪気（細菌やウイルス）に感染すると下痢症になる。この際、臍を中心に腹痛があり、長く立っていられない。その他胃の病と同様の症状がある。治療点として巨虚上廉を取って処置する。これは胃経上にある大腸の合穴である。

三　胃病者腹䐜脹
胃脘當心而痛
上肢※両脇膈咽不通
食飲不下取之三里也

胃の病は腹が䐜脹《シンチョウ》す
胃脘《イカン》より心に当たって痛む
上は両脇支《つか》え、膈咽通ぜず
食飲下らず、之を三里に取る

※肢　支の誤りである。

【訳】　胃の病のときは、腹が張って膨満する。心下から上腹部にかけて疼痛がある。両脇も張って支える感じがする。食道や胃に腫瘤ができて、飲食物の通過が障害される。
このときは胃経の合穴の三里を取って処置を加える。

【注】　**○膈咽不通**　膈は横隔膜である。咽は咽頭から胃の入り口までをいう。食道である。膈咽不通で食道胃結合部の通過障害である。癌などによる。

四　小腸病者小腹痛腰脊控睾而痛
時窘之後當耳前熱
若寒甚、若獨肩上熱
甚及手小指次指之間熱
若脈陥者、此其候也
手太陽也取之巨虚下廉

小腸の病は小腹痛む、腰背より睾に控《ひ》いて痛む
時に窘するの後に耳の前に当たって熱す
若しくは寒甚だしく若しくは独り肩の上熱す
甚だしきは手の小指の次の指の間に及んで熱す
若しくは脈陥《カン》する者、此れ其の候なり
手の太陽なり、之を巨虚下廉に取る

【訳】　小腸の病のときは、下腹が痛む、腰や背中の痛みが睾丸に響く。

ひどく痛んだ後に小腸経が通過する耳の前あたりに熱を持つ。

あるいは逆にひどく冷える。また小腸経上の肩の上だけが熱くなったり、そこから手の小指の次の指までの間が熱を持ったりする。

あるいは経脈がすじ状に落ち込む。

これが小腸の病の症状である。手の太陽の経である。


このときは足の胃経上の小腸の合穴である巨虚下廉に治療点を取って処置をする。

【注】　**○窘之**　窘は音クン。困である。しかし何に困むのか不明。三焦病の窘急の例から推して、便秘、尿閉などの大小便の排泄困難ではないかと考える。

五
三焦病者、腹氣満[※1]
小腹尤堅、不得小便、窘急
溢[※2]則水、留即為脹
候在足太陽之外大絡
大絡在太陽少陽之間
亦見于脈、取委陽[※3]

三焦の病は腹（脹り）気満つ
小腹尤も堅く、小便を得ず、窘急《クンキュウ》す
溢れるときは則ち水となり、留まれば即ち脹と為る
候は足の太陽の外の大絡に在り
大絡は太陽少陽の間に在り
亦た脈にも見《あらわ》る、委陽に取る

※1　腹気　『甲乙経』巻九第九は腹の下に「脹」の字あり。
※2　溢則水　『太素』巻十一府病合輸、『甲乙経』巻九第九には「水」の上に「為」の字あり。訳文はこれに従った。
※3　委陽　『甲乙経』巻九第九は「陽」を「中」に作る。

【訳】　三焦の病のときは、腹が張り、ガスがいっぱいになる。下腹はことに硬くなり、小便が出ず、小便の切迫感で苦しむ。下焦のリンパ液が溢れるときは腹水となる。皮膚に貯留すると膚脹（浮腫）となる。

三焦の病の兆候は足の太陽膀胱経の外側の絡穴に現れる。その絡穴は太陽膀胱経と少陽胆経の間にある。また脈診上にもその兆候は現れる。

治療は委陽穴に処置をする。

【注】　**〇三焦**　『素問』霊蘭秘典論第八に「三焦は決涜の官、水道焉《これ》より出づ」とある。胃の上焦（衛気）、中焦（営気）で精気を抽出した後の糟粕から尿屎を分別する機能を持つ。決涜とは大小腸のどぶさらえであり、水道とは屎尿の水の通路の意味である。
〇溢則水　下焦は下腹部リンパ管である。溢れるのはリンパ液である。溢れる場所は腹腔である。従って水は腹水となる。**〇脹**　本書、脹論第三十五に「脹は皆藏府の外に在り、藏府を排して胸脇を郭し、皮膚を脹す、故に命じて脹と曰う……六府の脹……胃の脹……三焦の脹は、気が皮膚の中に満ち軽軽然として堅からずて……」とあり、六府の脹の症状は本節の六府の病の症状とほとんど同じである。同じ文章の別伝と思われる。**〇水脹**　本書、水脹第五十七に水と膚脹と鼓脹などの鑑別法が記されている。

六　膀胱病者小腹偏脹而痛
以手按之即欲小便而不得
※1肩上熱、若脈陷
及足小指外※2廉及脛踝後皆熱
※3若脈陷取委※4中央

膀胱の病は小腹偏《かたえ》に脹れて痛む
手を以て之を按ずれば小便せんと欲するも得ず
肩の上熱し、若しくは脈陷《おちい》る
及び足の小指の外廉及び脛踝の後皆熱す
若し脈陷るときは委の中央に取る

※1　肩　『甲乙経』巻九第九は「眉」に作る。
※2　廉　『太素』巻十一府病合輸、『甲乙経』巻九第九は「側」に作る。
※3　若脈陥　『甲乙経』巻九第九にはこの三字なし。当にけずるべし。
※4　中央　『甲乙経』巻九第九には「央」の字なし。

【訳】　膀胱の病のときは、下腹だけが膨隆して痛む。手で押すと小便をもよおすが出ない。膀胱経の通路に当たる肩（あるいは眉）の上に熱を持つ。あるいは脈が落ち込む。また足の小指の外側と脛とくるぶしと皆熱を持つ。委中穴を取って処置を加える。

七　膽病者善太息、口苦、嘔宿汁
心下澹澹恐人將捕之
嗌中吤吤然、※1數唾
※2在足少陽之本末
亦視其脈之陷下者灸之
其寒熱者取陽陵泉

胆の病は善く太息し、口苦く、宿汁を嘔《は》く
心下澹澹《タンタン》として人の将《まさ》に之を捕らえんとするを恐る
嗌《のど》の中吤吤然として数々唾す
足の少陽の本末に在り
亦た其の脈の陷下する者を視て之に灸す
其の寒熱する者は陽陵泉に取る

※1　數唾　『甲乙経』巻九第五には「数」の下に「欬」の字あり。訳はこれに従う。

※2　在　『太素巻』十一府病合輸には「在」の上に「候」の字あり。訳はこれに従う。

【訳】　胆の病のときは、よくため息をつき、口が苦く、胃に溜まった黄汁を吐く。心藏はドキドキして人に捕まえられる様な不安な気持ちになる。咽のなかに何か支えているようで（咽頭炎）、しばしば咳や痰を出す。兆候は足の少陽胆経の全経脈上に出る。経脈の落ち込んでいるものには灸をすえる。悪寒発熱するときは胆経の合穴の陽稜泉穴に治療点を取って処置を施す。

【注】　○吤　吤は、のどに挟まって塞がれた状態をいう。

第九章

黄帝曰、刺之有道乎
岐伯曰刺[※1]此者
必中氣穴無中肉節
中氣穴則鍼染[※2]于巷
中肉節即[※3]皮膚痛
補冩反則病益篤
中筋則筋緩
邪氣不出與[※4]其眞相搏

黄帝曰く、之を刺すに道有るか
岐伯曰く、此を刺す者は
必ず気穴に中《あ》つ、肉節に中つること無れ
気穴に中つるときは則ち鍼は巷に染む
肉節に中つるときは即ち皮膚痛む
補瀉反するときは則ち病益々篤《あつ》し
筋に中たれば則ち筋緩む
邪気は出でず、其の真と相拍《う》つ

亂而不去反還内著
用鍼不審以順為逆也

乱れて去らず、反って還って内に著く
鍼を用いること不審なれば順を以て逆と為すなり

※1　刺此者　『甲乙経』巻五第一下は「凡刺之道」に作る。
※2　染于巷　『甲乙経』巻五第一下は「染」を「游」に作る。訳文はこれに従った。
※3　即皮膚　『太素』巻十一府病合輸は「即皮」を「則肉」に作る。
※4　與其眞相搏　『太素』巻十一府病合輸は「與真気相薄」に作る。『甲乙経』巻五第一下は「與眞相搏（眞と相搏つ）」に作る。

【訳】　黄帝がいう。これを刺すにはどの様にするのか。

岐伯がいう。

これらの病を刺すときは、必ずツボに的中する様にする。ツボの周囲の筋肉を刺してはいけない。

ツボにうまく当たったときは、鍼は経脈の中を自由に往来して気血の流れをよくする。筋肉に当たったときは皮膚や筋肉に痛みを感ずる。

補うべきを瀉し、瀉すべきを補うという様に、補瀉の適用を間違えると病を悪化させる。鍼してツボに当たらないで、間違って筋を刺すと筋は傷つけられ、弛んで麻痺する。そのために病を起こしている邪気は排除されず、生命の根源の力である真気と邪気がぶつかり合い、気血の流れが乱れ、邪気は立ち去らず、反って反転して内部に侵入して居着いてしまう。鍼を運用するにあたっては、その理論と実際を隅々まで良く理解して行なうのでなければ、治るべきものを反って悪くしてしまうことになる。

【注】　**○氣穴**　『素問』陰陽応象大論第五に「気穴発する所に処名有り」とあり、『素問』気穴第五十八に「凡そ三百六十五穴、鍼の由って行く所なり……余已に気穴の処、游鍼の居を知る」とある。本書の四時気第十九に「灸刺の道は気穴を得るを定めと為す」とある。経脈の機能の発現する所である。**○鍼游于巷**　游とはあちこち歩き回ること、鍼を自在に運用する所、巷は『説文』に「里の中の道なり」とあり、街道である。ここでは経脈をいう。そこで「鍼、巷に游ぶ」とは鍼が気穴に当たれば、経脈の中を自由に往来して経気の流通を良くする意となる。

根結　第五

本篇には以下の事項が述べられている。

第一　根結

陰陽は春夏秋冬の季節に従って消長する。人体の陰陽もこれに応じて盛衰がある。その有余不足によって多くの病が起こる。それに対しては九鍼によって補瀉を行なう。九鍼による治療を行なうにあたって一番の要点は根結についての知識である。

根結とは、六経脈の終始であり、五兪穴の所在とその病状である。即ちツボと脈である。

以下の二、三項が関連記事である。

第二　六経脈の病

太陽経の病は暴病、急性疾患を起こす。陽明経は痿厥を起こす。少陽経は関節症を起こす。

太陰経は嘔吐、下痢を起こす。厥陰経は悲嘆を生ずる。少陰経は不通の病を起こす。

第三　五兪穴

五兪穴とは各経脈の手足の末端部にある五つのツボで、井滎兪経合の一般名で呼ばれている。本篇には、この内、陽経の井原経合にあたるものが記されている。各経脈の経気が根、溜、注という状態で存在するものがこれにあたる。

ただし経気のあり方と経穴の名称の対応は井穴を除いて第四篇のものとは違っている。

第四　不整脈の予後　脈搏五十に一つも不整脈がないものを正常とし、それ以上に不整脈のあるものを異常として、その予後を述べている。

第五　布衣即ち一般人民と王侯、大人など支配階級では体質に相違がある。後者は前者に比べて刺激に対して過敏である。従ってその治療法も異なり、刺激の軽重を考慮すべきことを記す。

第六　病人の体力と病勢の両者を勘案して治療すべきことを述べている。また誤治の戒めを記す。

また用鍼の要領は陰陽を調えるに在り、という。

第七　医師を工という。工の力量を上中下の三等に分けて評価することは前の第四篇に記されていた。即ち上工は十に九を全くする、中工は十に七を全くする、下工は十に六を全くする、というものである。

本篇ではその能力を予後との関係で分けている。

上工は気を平らにする。中工は脈を乱す。下工は気を絶し、生命を危うくする。そこで下工は慎まざる可からず、という。

第八　診療上の注意事項を記す。

必ず五藏変化の病、五脈の應、経絡の実虚、皮膚の柔粗を審《つまび》らかにし、而して後に之を取る。

なお、本篇については『素問』陰陽離合論篇第六を参照のこと。

第一章

一　岐伯曰
天地相感寒暖相移
陰陽之道※孰少孰多
陰道偶陽道奇

岐伯曰く
天地相い感じ、寒暖相い移る
陰陽の道、孰《いず》れか少く孰れか多き
陰道偶《グウ》にして陽道は奇なり

※道　『甲乙経』巻二第五は「數」に作る。

【訳】　岐伯がいう。

地気は上って雲となり、天気は下って雨となる（『素問』陰陽応象大論第五）。かくの如く天地は互いに感応している。日月星辰の運行によって四季が生じ、寒暑は交代して移り変わる。四季に応じて地上の景観は変貌し、山川草木は繁茂と凋落を繰り返し、鳥獣虫魚は生長収藏のリズムを刻む。

天は陽、地は陰、寒は陰、暑は陽、奇数は陽、偶数は陰である。それぞれに陰陽の多少がある。これが陰陽の法則である。

二　發于春夏、陰氣少陽氣多
陰陽不調、何補何寫
發于秋冬、陽氣少陰氣多
陰氣盛而陽氣衰
故莖葉枯槁、濕雨下歸
陰陽相移※、何寫何補

春夏に発するときは陰気少なく陽気多し
陰陽調《ととの》はざれば、何をか補い何をか瀉する
秋冬に発するときは陽気少なく陰気多し
陰気盛んにして陽気衰う
故に茎葉枯槁《ココウ》し湿雨下帰す
陰陽相い移る、何をか瀉し何をか補う

※移　『甲乙経』巻二第五は「離」に作る。

【訳】　病が春夏に起こると、この季節は陰が少なく、陽が多い。人体もその影響を受けて陰陽の不調が生ずる。その場合、どの様に補瀉を行なったら良いか。病が秋冬に発生すると、この季節は陰が多く陽が少ない。人体もその影響を受けて陰気が盛んで陽気が衰える。地上では、秋には草木は枯れしぼみ、冬には冷たい雨が降りしきる。この様に陰陽の盛衰、交代に対して、どの様に補瀉を行なうか。

【注】　**○陰陽不調、陰陽相移**　『素問』陰陽応象大論第五に「陽勝つときは則ち身熱し、腠理閉じ、喘麤《ゼンソ》して之が為に俛仰し、汗出でずして熱す……陰勝つときは則ち身寒《ひ》ゆ、汗出でて身常に清《ひ》ゆ、数々慄《ふる》えて（悪）寒す……」とある。

三　奇邪離經、不可勝數
不知根結、五藏六府
折關敗樞、開闔而走
陰陽大失、不可復取

奇邪、離経、数うるに勝《た》う可からず
根結を知らざれば、五藏六府は
関を折り、枢を敗り、開闔《カイコウ》して走る
陰陽大いに失《シッ》して復た取る可からず

【訳】　奇怪な病状を起こす邪気や軽度の異常など、病の変化は一々数えきれない。これらの異常に対して処置をするにあたって根結を知らなければ、五藏六府の機能は障害され、門のかんぬきが折れ（太陽、太陰）、扉の心棒がこわれ（少陽、少陰）、戸締まりがうまくゆかなくなる（陽明、厥陰）のと同じ様なことになる。陰陽のバランスは大いに失われて回復不能の有様となる。

【注】　**○奇邪**　『素問』繆刺論第六十三の奇邪ではない。人体に偏奇な状況をもたらす邪気である。**○離經**　離という字は、鳥と蛇がくんずほぐれつ争う姿を示すという。つく、ならぶ、はなれる意味を持つ。大きくはなれるのではなく、少しはなれるのである。離を付着の意とし、経は経脈とすると、離経は経脈に付着、侵入した邪気となる。また離をはなれる意にとり、経を正常とし、正常から若干はなれた邪気とする考えもある。何れでも通ずる。**○不勝**　勝は力を入れて重さに耐え、物を持ち上げること。持ちこたえること。

不勝で、こらえきれない、やりつくせない意。**○根結**　根は根源、結は中身をいっぱいにつめて口を結ぶこと。ここでは根は経気が根をはった様な状態にあること、結は終結の状態にあることをいう。また根は本、結は末、根結で本末の全経過ともとれる。**○開闔**　開は開く。闔は閉じる。

四　九鍼之玄※1要在終始
故能知終始一言而畢
不知終始鍼道咸※2絶

九鍼の（玄）要は終始に在り
故に能く終始を知れば一言にして畢《おわ》る
終始を知らざれば鍼道咸《み》な絶えん

※1　玄要在終始　『太素』巻十、経脈根結、『甲乙経』巻二第五は「要、在於終始」に作る。これに従う。

※2　咸絶　『太素』巻十、経脈根結は「絶滅」に作る。

【訳】　九つの形と働きをもつ鍼、即ち九種類の鍼の運用の要点は経脈の終始、根源と結末にわたる全体の経路を知ることである。この点について十分に承知しているなら、鍼灸医学の要領は一言でいいきることができる。これを知らなければ、鍼灸医学は成り立たない。

【注】　**○終始**　出発点から終点までの全経過である。ここでは経脈の全経路をいう。また本書の終始第九を指すという解釈もある。ここは前者の方がよい。

第二章

一　太陽根于至陰、結于命門
命門者目也
陽明根于厲兌、結于顙大※
顙大者鉗耳也
少陽根于竅陰、結于窻籠
窻籠者耳中也

太陽は至陰《シイン》に根ざし、命門に結ぶ
命門とは目なり
陽明は厲兌《レイダ》に根ざし、顙大に結ぶ
顙大《ソウダイ》とは鉗耳《ケンジ》なり
少陽は竅陰《キョウイン》に根ざし、窓籠に結ぶ
窓籠《ソウロウ》とは耳の中なり

※顙大　『甲乙経』巻二第五は「頏顙《コウソウ》」に作る。

【訳】　足の太陽膀胱経は至陰穴に根ざし、命門で終結する。命門とは目の晴明穴である。足の陽明胃経は厲兌穴に根ざし、顙大で終結する。顙とは「ひたい」のことである。顙大とは「ひたい」の両側で耳の上にある頭維穴のことである。足の少陽胆経は竅陰穴に根ざし、窓籠で終結する。窓籠《ソウロウ》とは耳の聴宮穴のことである。

【注】　**○鉗耳**　鉗はくびかせ、また「かなばさみ」である。ここでは耳をはさむことである。頭維穴は耳の上にあり、かせをはめたようなので鉗耳という。**○命門者目也、窻籠者耳中也**　本書の衛気第五十二にも同文がある（中の字はない）。その他、内容的に本章と互いに参照すべきものがある。

二　太陽為開、陽明為闔、少陽為樞

太陽は開為《た》り、陽明は闔為り、少陽は枢為り

故開※折則肉節瀆※而暴病起矣
故暴病者取之太陽、視有餘不足
瀆者皮肉宛膲而弱也

故に開折れるときは則ち肉節涜して暴病起こる
故に暴病は之を太陽に取る、有余不足を視よ
涜《トク》とは皮肉宛膲《エンショウ》して弱まるなり

※開　『太素』巻十経脈根結は「闢」に作る。
※瀆　『甲乙経』巻二第五は「潰緩」に作る。『太素』巻十、経脈根結は「殰《トク》」に作る。楊上善の注に「殰は音獨、胎生内敗を殰と曰う」とある。『黄帝内経霊枢校注語訳』は「瀆」は「殰」の誤りとする。『礼記』楽記の鄭玄注に「内敗を殰と曰う」とある。流産のことだという。ここは瀆で通ずる。

【訳】　太陽膀胱経は、門戸にたとえると表に向かって開いている状態にある。陽明胃経は裏にあって門を閉めた状態にある。少陽胆経は門戸の開閉を調節する軸になる「くるる」また「とぼそ」の位置にある。

太陽膀胱経の機能が障害されると、表の働きが悪くなり、体表にある筋肉がくずれて「おでき」のような急性の（化膿性の）病が起こる。

故に急性の（化膿性の）の病の治療にあたっては太陽膀胱経の上に治療点を取って処置を施す。その際、局所の虚実の状況をよく観察し、適切に対処する。

ここで涜とは、皮膚や筋肉が炎症を起こして盛り上がって体力が弱った状態をいう。

【注】　**〇瀆**　瀆は水を通す溝である。また「けがす」意味もある。瀆は殰の誤字だという説もあるが、本文には「皮肉宛膲して弱まる」と注釈してあり、ここは「けがす」ことであろう。訳文はこれに従った。**〇暴病**　暴はにわかの意味である。急性に発症する病である。**〇宛膲**　宛は周囲が高くて中央が凹んでいることをいう。膲は焦に通ずる。焦は隹《とり》が火にあぶられてチリチリと縮まる意味である。そこで宛膲は皮膚や筋肉が炎症（膲、焦）を起こして盛り上がる（宛）ことである。

三　闔折則氣無所止息而痿疾起矣
故痿疾者取之陽明、視有餘不足
無所止息者眞氣稽留邪氣居之也

闔《コウ》折れるときは則ち気の止息する所無く、痿疾起る
故に痿疾は之を陽明に取る、有余不足を視よ
止息する所無しとは真気稽留して邪気之に居るなり

【訳】　陽明胃経の機能が障害されると、裏即ち藏府の働きが悪くなり、精気は内藏にとどまっていることができない（外に流出してしまう）。そのため、精気が消耗して下肢の萎弱が起こる。足は痩せ衰えて力がなくなり歩きにくくなる。そこで下肢の萎弱は足の陽明胃経の上に治療点を取って処置を加える。その際、局所の虚実をよく観察して、適切に対処する。止息するところなしとは、生命を維持する真気の流通が悪くなり、人体を障害する邪気が居すわることをいう。

【注】　**○眞氣**　誕生後、飲食物から取り入れる栄養素を精気という。また穀物から取るので穀気という。また液体なので津液という。これに対して、先祖代々、生命の発生以来受けついできた、生まれながらの生命力を真気という。**○止息**　止はとどまる、息は憩う、止息で局所にとどまることをいう。ここでは精気が内藏に入ってその機能を維持、発揮させることである。止息するところなしの状態になると、精気が内藏から抜け出て、内蔵の働きが悪くなるのである。そのために、真気の流通がとどこおり、邪気が入りこんで居すわることになる。**○痿疾**　下肢の力が衰えて歩きにくくなることである。痿は『素問』痿論第四十四に総説がある。陽明傷れるときは痿疾が起こる。ゆえに陽明は宗筋を主どる。

四　樞折則即骨繇※而不安於地
故骨繇者取之少陽、視有餘不足
骨繇者節緩而不収也
所謂骨繇者搖故也、當窮其本也

枢折れるときは則ち骨繇《ゆ》らいで地に安んぜず
故に骨繇《コツヨウ》は之を少陽に取る、有余不足を視よ
骨繇とは節弛んで収《おさま》らざるなり
所謂骨繇とは揺らぐが故なり、当に其の本を窮むべし

※繇　『甲乙経』巻二第五は「揺」に作る。

【訳】　枢即ち扉の「くるる」の働きが悪くなると門戸の開閉がうまくできなくなる様に、少陽胆経の機能が障害されると、（股関節や膝）関節がガタガタして地面の上にしっかり立っていることができない。

そこで関節がガタガタして地面にしっかり立っていることができないときは、少陽胆経の上に治療点を取って処置を加える。その際、局所の虚実をよく観察して、適切に対処する。

骨繇《コツヨウ》とは関節が弛緩してしっかり機能しなくなることである。骨繇という言葉は骨が揺らいでガタガタするからである。当然その発生の原因をよく研究すべきである。

【注】　**○骨繇**　繇は揺と同意。少陽胆経は、肩、股、膝の各関節を連ねている。その障害に際しては関節の機能が侵されることになる。また耳にも通じているので耳性の揺らぎ即ちめまいにも関係する。**○収**　散らばっているものを一まとめにすること。ここは弛んだものを引き締めて元の状態にすること。正常化の意味である。

――第三章――

一　太陰根于隠白、結于大倉
少陰根于湧泉、結于廉泉
厥陰根于大敦、結于玉英絡于膻中

太陰は隠白に根ざし、大倉《タイソウ》に結ぶ
少陰は湧泉に根ざし、廉泉《レンセン》に結ぶ
厥陰は大敦に根ざし、玉英に結び、膻中に絡う

【訳】　太陰脾経は隠白《インパク》穴に根ざし、大倉即ち中脘《チュウカン》穴で終結する。

少陰腎経は湧泉《ユウセン》穴に根ざし、廉泉《レンセン》穴で終結する。

厥陰肝経は大敦《タイトン》穴に根ざし、玉英《ギョクエイ》穴で終結し、膻中《ダンチュウ》穴に連絡する。

【注】　**○大倉**　中脘穴である。『甲乙経』巻三第十九「中脘、一名大倉、胃の募なり」とある。**○廉泉**　任脈上のツボで顎の下にある。**○玉英**　玉堂である。任脈のツボで、膻中の上一寸六分の所にある。

二　太陰為開、厥陰為闔、少陰為樞
故開折則倉廩無所輸膈洞
膈洞者取之太陰、視有餘不足
故開折者氣不足而生病也

太陰は開と為す、厥陰は闔《ヨウ》と為す、少陰は枢と為す
故に開折れるときは則ち倉廩《ソウリン》輸する所無く、膈洞《カクトウ》す
膈洞は之を太陰に取る、有余不足を視よ
故に開折れる者は気不足にして病を生ずるなり

【訳】　太陰脾経は表を主どり、門戸を開いた状態にある。厥陰肝経は裏を主どり、門を閉じた状態にある。少陰腎経はその中間にあって門戸の「くるる」の位置にある。門戸を開く働きが悪くなると、外との流通が侵され、倉廩《ソウリン》（倉庫）の転送機能が障害される。そこで太陰脾経の機能が侵されると、胃の上焦、中焦で吸収された精気を肺に輸送する脾の働きが悪くなる。そのために、消化器官の流通が障害され、上では食道や胃の閉塞が起こり（癌）、下では筒下し（下痢）が生ずる。故に食道、胃の閉塞や筒下しのときは、太陰脾経の上に治療点を取って処置を加える。その際、局所の虚実をよく観察して適切に対処する。

一般にこの様な状況は精気の不足によって発生するのである。

【注】　**○膈洞**　カクトウ。膈は食道癌や胃癌によって起こる飲食物の通過障害をいう。洞は食物が消化されないで、もとのまま、筒を下る様に排泄される下痢をいう。完穀下痢ともいう。

三　闔折即氣絶而喜悲
悲者取之厥陰、視有餘不足

闔《コウ》折れるときは即ち気絶して喜《よ》く悲しむ
悲しむ者は之を厥陰に取る、有余不足を視よ

【訳】　厥陰肝経の機能が侵されると、門戸を閉じる働きが悪くなるのと同様、肝気の流通が途絶えてよく悲しむようになる。悲しみを起こしやすい人では、厥陰肝経の上に治療点を取って処置を施す。その際、局所の虚実をよく観察して適切に対処する。

【注】　**○喜悲**　喜は「よろこぶ」ではない。「しばしば」とか「このんで……する」という意味である。

四　樞折則脈有所結而不通
不通者取之少陰、視有餘不足
有結者皆取之不足

枢折れるときは則ち脈に結ぶ所有りて通ぜず
不通の者は之を少陰に取る、有余不足を視よ
結ぼれの有る者は皆之を不足に取る

【訳】　少陰腎経の機能が侵されると、門のくるるの働きが悪くなって戸の開閉に支障が生ずる様に、腎経の流通に障害が生じ、経気が滞留して結ぼれた状態となり、経脈が不通の所が出てくる。そこで経気の不通のときには少陰腎経の上に治療点を取って処置を加える。その際、局所の虚実をよく観察し適切に処置する。経気の結ぼれのできるときは皆気の不足の状態として処置する。

【注】　**○不通**　具体的にどの様な症状があるのか不明である。腎経の障害時に現れる諸症状を包括していうものと考えられる。

第四章

一　足太陽根于至陰、溜※于京骨
注于崑崙、入于天柱飛揚也

足の太陽は至陰に根ざし、京骨に溜《リュウ》し、
崑崙に注《チュウ》し、天柱、飛揚に入る

※溜　『太素』巻十経脈根結、『甲乙経』巻二第五は「流」に作る。

【訳】　足の太陽膀胱経は井穴の至陰穴に根源を持つ。膀胱経の経気は原穴京骨《キョウコツ》穴には溜という状態で存在し、経穴崑崙《コンロン》穴には注という状態で存在し、天柱穴（頸）と絡穴飛揚穴（足の太陽の別）に入るという状態で存在する。

【注】　**○根溜注入**　経気の存在の仕方を示している。本書の九鍼

十二原第一の五兪穴の所に記してあるものと同じである。**根**は出にあたり井穴である。**溜**は留にあたり、滎穴である。**注**はそのまま注で、兪穴にあたる。**行**にあたるもの即ち経穴が抜けている。また**入**も合穴ではなく、頸部と上下肢のツボである。さらに九鍼十二原第一では、経脈の流注の方向については何も述べていないが、ここでは井穴から出発して終結点まで流注しているように見える。そうすると本書の経脈第十のそれとは流れの方向が逆になる。

○天柱　僧帽筋付着部でその外縁の陥凹部にある。**○飛揚**　足の外くるぶしの上七寸の所にある。

二　足少陽根于竅陰、溜于丘墟
注于陽輔、入于天容光明也

足の少陰は竅陰に根ざし、丘墟に溜し
陽輔に注し、天容、光明（少陽の別）に入る

【訳】　足の少陽胆経は井穴の竅陰《キョウイン》穴に根源を持つ。胆経の経気は原穴丘墟《キュウキョ》穴に溜し、経穴陽輔穴に注し、天容穴（頸）と光明穴（足）に入る。

【注】　**○天容**　乳様突起の下にある。いま手の太陽小腸経に属する。『太素』巻十、経脈根結の楊上善の注には、足の少陽の正経なり、とある。また『甲乙経』巻二第五も「天容」に作る。古代から隋唐までは少陽胆経のツボと考えられていたのである。**○光明**　足の外くるぶしの上五寸にある。足の少陽の別、その虚実による病状は経脈第十に記されている。

三　足陽明根于厲兌、溜于衝陽
注于下陵、入于人迎豊隆也

足の陽明は厲兌《レイダ》に根ざし、衝陽に溜し
下陵《カリョウ》に注し、人迎、豊隆に入る

【訳】　足の陽明胃経は井穴の厲兌穴に根源を持つ。胃経の経気は原穴衝陽《ショウヨウ》穴に溜し、下陵穴に注し、人迎《ジンゲイ》穴（頸、頸動脈の拍動部）と豊隆《ホウリュウ》穴（足の外くるぶしの上八寸にある、足の陽明の別、経脈第十参照）に入る。

【注】　○**下陵**　胃経に下陵という名の経穴はない。馬蒔は解谿としている。胃経の経穴である。

四　手太陽根于少澤、溜于陽谷
注于少海、入于天窻支正也

手の太陽は少澤に根ざし、陽谷に溜し
少海に注し、天窓、支正（手の太陽の別）に入る

【訳】　手の太陽小腸経は井穴の少澤《ショウタク》穴に根源を持つ。経穴陽谷《ヨウコク》に溜し、合穴少海穴に注し、天窓《テンソウ》穴（頸、胸鎖乳突筋中央の前縁にある）と支正穴（手、尺骨側で腕関節から上に五寸の所にある、手の太陽の別）に入る。

【注】　○**窻**　音ソウ、まど、あかり取りの窓。

五　手少陽根于關衝、溜于陽池
注于支溝、入于天牖外關也

手の少陽は関衝に根ざし、陽池に溜し
支溝に注し、天牖、外関に入る

【訳】　手の少陽三焦経は関衝穴に根源を持つ。原穴陽池穴に溜し、経穴支溝穴に注し、天牖《テンユウ》穴（頸、乳様突起の下にある）と外関《ガイカン》穴（手、腕の上二寸の所にある、手の少陽の別）に入る。

【注】　○**牖**　音ユウ、まど。窓と同意。

六　手陽明根于商陽、溜于合谷
注于陽谿、入于扶突偏歴也

手の陽明は商陽に根ざし、合谷《ゴウコク》に溜し
陽谿《ヨウケイ》に注し、扶突《フトツ》、偏歴《ヘンレキ》に入る

【訳】　手の陽明大腸経は井穴の商陽穴に根源を持つ。原穴合谷穴に溜し、経穴陽谿穴《ヨウケイ》に注して、扶突穴《フトツ》（頸、人迎穴の後一寸五分の所にある）と偏歴穴《ヘンレキ》（手、橈骨側で腕関節から上に三寸の所にある、手の陽明の別）に入る。

七　此所謂十二經者盛絡皆當取之　　此の所謂十二経は盛んな絡は皆当に之を取るべし

【訳】　以上の十二経において静脈や毛細血管で鬱血して盛り上がった所があったらみな刺絡して瀉血すべきである。

【注】　**○當取之**　刺絡による瀉血である。『素問』、『霊枢』の治療法においては、局所の細絡（主として毛細血管拡張、一部には静脈瘤も含む）は原則としてみな鍼を刺して瀉血する。『素問』藏気法時論第二十二参照。

第五章

一　一日一夜五十營　　一日一夜に五十たび營《めぐ》り
以營五藏之精　　以て五藏の精を営《めぐ》らす
不應數者名曰狂生　　数に応ぜざる者は名づけて狂生と曰う
所謂五十營者五藏皆受氣　　所謂五十たび営るときは五藏は皆気を受く

【訳】　一昼夜二十四時間に経脈の気血は全身を五十回循環する。これによって精気を運らして五藏に供給するのである。五十営に過不足のある場合は異常な状態である（予後不良）。五十回巡回することの意味は、これにより五藏のすべてが胃から吸収された精気を受け取るということである。

【注】　○狂生　狂は常軌を逸した状態をいう。生は生命また生理である。

二　持其脈口、數其至也
五十動而不一代者五藏皆受氣
四十動一代者一藏無氣
三十動一代者二藏無氣
二十動一代者三藏無氣
十動一代者四藏無氣
不滿十動一代者五藏無氣
予※之短期、要在終始
所謂五十動而不一代者以為常也
以知五藏之期
予之短期者
乍數乍疎也

其の脈口を持って其の至るを数うるに
五十動にして一代もせざる者は五藏皆気を受く
四十動に一たび代《タイ》する者は一藏に気無し
三十動に一たび（結）代する者は二藏に気無し
二十動に一代する者は三藏に気無し
十動に一代する者は四藏に気無し
十動に満たずして一代する者は五藏に気無し
之に短期を予《あた》う、要は終始に在り
所謂五十動にして一代せざる者は以て常と為すなり
以て五藏の期を知る
之に短期を予える者は
乍《たちま》ち数《サク》、乍ち疎《ソ》なり

※予　『甲乙経』巻四第一は「與」に作る。

【訳】　脈口即ち寸口、手の太陰肺経の太淵穴の脈所にしっかりと指を当て、脈拍の回数を数える。五十回拍動する間に一回も脈が欠けない場合は五藏がみな精気を受け取っている。

四十回の間に一回欠けるものは一つの藏が精気を受けていないのである。

三十回に一回欠けるのは二つの藏が精気を受けていないのである。

二十回に一回欠けるのは三つの藏が精気を受けていないのである。

十回に一回欠けるのは四つの藏が精気を受けていないのである。

十回に満たないうちに一回欠けるのは五藏がすべて精気を受けていないことになる。

このような状態では余命いくばくもないと予言することができる。

脈診による病位と予後の判定の要領は本書の終始第九に述べられている。五十回の脈拍の間に一回も欠けることのないのが正常であり、これを基準として、脈の欠ける具合から五藏の予後を判断するのである。

死期が近いと予言できる場合の脈は不整で、速くなったり遅くなったりと、でたらめな打ち方をする。

【注】　**○予**　予言、予告である。**○短期**　短は近いこと、期は死期である。短期で死期が近いことをいう。**○代**　交代である。人や物事が入れ替わることをいう。ここでは、整々と同じ性質の脈を打っていた所に、これまでとは違う性質の脈が入ることである。そのために脈が欠けたり、トトッとつまったりして、リズムが狂う。**○踈**　まばらの意。

第六章

一　黄帝曰
逆順五體者
言人骨節之小大、肉之堅脆
皮之厚薄、血之清濁、氣之滑濇
脈之長短、血之多少、經絡之數
余已知之矣

黄帝曰く
逆順五体とは
人の骨節の小大、肉の堅脆《ケンゼイ》
皮の厚薄、血の清濁、気の滑濇《カッショク》
脈の長短、血の多少、経絡の数を言う
余は已《すで》に之を知れり

【訳】　人間の五種類の体型の正常と異常とは、人の骨組みの大小、筋肉の硬さ、皮膚の厚さ、血液の清濁、神経機能の敏速性、経脈の長短、血液の多少、経絡の数の違いをいう。このことを私はすでに知っている。

【注】　**○逆順**　本書の逆順第五十五に気の逆順をいう。また玉版第六十には病の逆順をいう。いずれの場合も逆順は正常と異常を意味している。ここの逆順もまた同じである。**○五體**　本書の逆順肥痩第三十八には肥人、痩人、常人、壮士真骨人、嬰児の筋骨血気について述べている。また陰陽二十五人第六十四には人の五行分類、通天第七十二には人の陰陽分類がある。後者には「凡そ五人は其の態同じからず、筋骨気血各々等しからず……五態の人を別つには奈何にするか」とある。五體とは人の五種類の体型のことである。

二　此皆布衣匹夫之士也
夫王公大人血食之君
身體柔脆肌肉軟弱血氣慓悍滑利
其刺之徐疾浅深多少可得同乎

此れ皆布衣《フイ》匹夫《ヒップ》の士なり
夫れ王公、大人《タイジン》、血食の君は
身体は柔脆、肌肉は軟弱、血気は慓悍滑利なり
其の之を刺すの徐疾、浅深、多少、同じくすることを得可《うべ》けんや

【訳】　ここで人の五体といわれているものは一般庶民のそれである。王様や諸侯、身分の高い人や栄養価のあるものを食べている君主は、からだは柔らかく、筋肉は軟弱で、神経は過敏である。鍼灸治療をするにあたって、その鍼の刺入の速さや深さ、また回数など、庶民と同一に扱うことができようか。できはしない。

【注】　**○布衣**　高価な絹織物ではなく、粗末な麻や木綿の衣服を着ている人、即ち庶民。**○匹夫**　平民のこと。**○血食**　祖先が血のしたたるいけにえを食べることである。祖先に動物の「いけにえ」を捧げて祭ることをいう。ここは祭りとは関係がないので、血は肉と読み替え、栄養価の高いものを食べている人々の意味と解すべきであろう。**○肌肉**　筋肉である。**○慓悍**　音ヒョウカン。票は火の子が軽く舞い上がる様。慓は軽くて素早いこと。悍は気が強く猛々しいこと。

三

岐伯荅曰
膏粱菽藿之味、何可同也
氣滑即出疾
其氣濇則出遅
氣悍※則鍼小而入浅
氣濇則鍼大而入深
深則欲留
浅則欲疾
以此觀之
刺布衣者深以留之
刺大人者微以徐之
此皆因氣慓悍滑利也

岐伯答えて曰く
膏粱《コウリョウ》、菽藿《シュクカク》の味、何ぞ同じくす可けんや
気滑なるときは即ち出だすこと疾《はや》くす
其の気濇《ショク》（渋る）なれば則ち出だすこと遅くす
気滑なるときは則ち鍼は小にして入れることを浅くす
気濇なるときは則ち鍼は大にして入れることを深くす
深くするときは則ち留めんと欲し
浅くするときは則ち疾くせんと欲す
此れを以て之を観れば
布衣を刺すときは深くして以て之を留む
大人を刺すときは微にして以て之を徐《おもむろ》にす
此れ皆気の慓悍滑利に因るなり

※悍　滑の誤りであろう。

【訳】　岐伯が答えていう。

脂身の肉や良質の穀物を取っている美食家と豆や豆の葉を食べている粗食の人を一緒に論ずることができようか。できはしない。

神経過敏な人では鍼は早く抜く。

神経の反応の鈍っている人は時間をおいてゆっくりと抜く。

神経過敏のときは小さい鍼を浅く入れる。

神経の反応の鈍いときは大きい鍼を深く入れる。

深く入れたときは長時間入れたままにしておく（置鍼）。

浅く入れたときは早く出すようにする。

これが患者の性質による鍼治療の使い分けの原則である。

この原則に照らすと、
庶民を刺すときは深く入れて長く置鍼しておく。

身分の高い人を刺すときは刺激を少なくしてゆっくり操作するのがよい。

この様に、人々の血管や神経の反応の性質によって刺鍼の方法を使い分けるのである。

【注】　○膏粱菽藿　膏は脂身の肉。粱はおおあわ、北中国の主食であり、おいしいご馳走を意味する。菽は豆類、藿は豆の葉、いずれも粗末な食物の意。○滑利　物事の流通、運動が敏速、潤滑なこと。

第七章

一　黄帝曰形氣之逆順奈何
岐伯曰
形氣不足、病氣有餘
是邪勝也急寫之

黄帝曰く、形気の逆順は奈何
岐伯曰く
形気不足にして病気有余なるは
是れ邪が勝つなり、急に之を瀉《シャ》せ

【訳】　黄帝がいう。からだの外見と病の虚実についてはどの様に対応するのか。
岐伯がいう。
外見は痩せたりして弱そうに見えても、病変が強い場合は、邪気（病因因子）の力が強いのである。急いで邪気を排除する。

【注】　○形氣　形と気である。形態と機能である。ここは外から見た体力である。陽とする。○病気　病勢である。邪気に対する人の反応状況である。○逆順　正常と異常である。ここでは形気と病気の強弱を意味する。

二　形氣有餘病氣不足、急補之
形氣不足病氣不足
此陰陽氣倶不足也、不可刺之
刺之則重不足
重不足則陰陽倶竭
血氣皆盡五藏空虚、筋骨髓枯
老者絶滅、壮者不復矣

形気有余にして病気不足なるは急に之を補え
形気不足にして病気も不足なるは
此れ陰陽の気、倶に不足なり、之を刺す可からず
之を刺すときは則ち不足を重《かさ》ぬ
不足を重ぬるときは則ち陰陽倶に竭《つ》く
血気皆尽き、五藏空虚にして、筋骨髄枯る
老者は絶滅し、壮者は（回）復《フク》せず

【訳】　外見は調子がよさそうでも、病に対する反応が弱っているものは、抵抗力の衰弱である。急いで精気、体力を補うような処置を行なう。

からだの外見も、病に対する反応も弱っているものは、内藏（陰）も筋骨（陽）も衰弱しているのである。この様な場合には鍼を刺してはいけない。無理に刺せば、ただでさえ弱っている体力をさらに弱らせることになる。

不足している所をまた更に不足させる様なことをすれば陰も陽も、内藏でも皮肉筋骨でも精気が消耗してしまう。血液循環も神経機能も障害され、内藏の力はからっぽになり、筋肉はやせほそり骨髄も枯れてしまう。

年よりは死んでしまうし、若者も元気を回復することができなくなる。

【注】　**○陰陽**　陰は内藏、陽は体表の皮肉筋骨や経脈を指す。

三　形氣有餘病氣有餘
此謂陰陽倶有餘也、
急寫其邪調其虚實

形気有余、病気有余
此れ陰陽倶に有余を謂うなり
急に其の邪を瀉し、其の虚実を調《ととの》う

【訳】　外見も力強く、病勢も勢い盛んであるときは、陰陽ともに過剰に反応しているのである。この様なときは、急いで邪気を排除し、その後、陰陽のバランスをとって、体力の回復を図るのである。

四　故曰
有餘者寫之、不足者補之
此之謂也

故に曰く
有余は之を瀉し、不足は之を補うとは
此れの謂《いい》なり

【訳】　一般に病勢の盛んなときは邪気を排除し、体力の弱っているときは精気を補充するといわれている。上に述べたことはこれに当てはまる。

五　故曰
刺不知逆順眞邪相搏

故に曰く
刺して逆順を知らざれば真邪相搏《う》つ

【訳】　補瀉反するを逆という。鍼治療において虚実補瀉の原則を知らなければ、真気と邪気をぶつかりあわせ、抵抗力である真気は消耗し、障害力である邪気を増強してしまう。

六　満而補之則陰陽四溢
腸胃充郭、肝肺内䐜
陰陽相錯

満つるに之を補えば陰陽四《よも》に溢れ
腸胃は充郭し、肝肺は内䐜《シン》し
陰陽相い錯《サク》す

【訳】　邪気が充満しているのに、これに加勢するようなことをすれば、表裏内外の邪気は一層盛んになって四方にあふれる。胃腸はガスや腹水で腹腔いっぱいに広がり、肺や肝は内部が充満して腫脹する。寒熱錯雑して異常な状況を起こす。

【注】　**○郭**　都市の外城。外塀で取り囲んだ空間。ここは腹腔である。**○䐜**　脹れることである。**○陰陽**　陽は交感神経、陰は副交感神経。相錯すとは、その機能が交錯混乱して異常な状態になること。例えば寒熱交錯して異常な発熱状態となる。**○相錯**　錯は重なり合うこと。相錯で秩序が乱れ混乱すること。

七　虚而寫之則經脈空虚
血氣竭枯、腸胃懾辟
皮膚薄著毛腠夭膲
予之死期

虚にして之を瀉すれば則ち経脈は空虚となり
血気は竭枯《ケッコ》し、腸胃は懾辟《ショウヘキ》し
皮膚は薄著し、毛腠《モウソウ》は夭膲《ヨウショウ》す
之に死期を予う

【訳】　精気が消耗しているのに、さらにこれを減弱させる様に処置を加えれば、経脈は空っぽになり、そこに流れる血液は減少して機能は低下する。
胃腸の働きも悪くなり、下痢を起こす。
皮膚はやせて骨に付き、毛は薄くなり（夭）肌はやつれる（膲）。

【注】　**○懾辟**　懾は音ショウ。懾に通ずる。懾とはおそれること、おじける意。辟は音ヘキ。避と同意で、横にさけること。辟易とは、横にさけ、からだを低くして退却することである。澼は布を広げて水にさらすことで、腸澼は腸壁の襞が広げられて下痢を起こすことをいう。ここの辟も澼の意味で胃の働きが悪くなり、腸が侵されて

下痢することであろう。偏辟で胃腸の機能が衰え、過敏になり、下痢することである。**〇膲**　焦に通ずる。焦げる。ここは肌がやつれること。

八　故曰
用鍼之要在于知調陰與陽
調陰與陽精氣乃光
合形與氣使神内藏

故に曰く
用鍼の要は陰と陽とを調えることを知るに在り
陰と陽を調えれば精気は乃ち光り
形と気と合し、神をして内藏せしむ

【訳】　一般に鍼治療の要点は陰陽の調和を図ることを知ることである。陰陽の調和がとれれば、精気は次第に充実して全身に行き渡り、形態と機能のバランスが良くなり、精神もしっかりしてきて、外に飛んで行ったり、混迷をきたす様なことはない。

【注】　**〇光**　光が周囲に広がることで、広、拡と同意。**〇使神内藏**　神は心に宿る。心から遊離すると意識の混迷を起こす。使神内藏とはその様なことを起こさせない、という意味である。

九　故曰
上工平氣
中工亂脈
下工絶氣危生
故曰
下工不可不愼也

故に曰く
上工は気を平らにす
中工は脈を乱す
下工は気を絶やし生を危うくす
故に曰く
下工は慎まざる可からず、と

【訳】　そこでこんなことがいわれている。

上手な医師は乱れた陰陽のバランスを回復させる。

中くらいの技術の医師は治療によってかえって経脈の流れを乱す。

技術の劣った医師は精気を消耗させて生命を危うくする、と。

故にまたこのようにいわれている。下手な医師は慎重の上にも慎重を期して診療にあたらなければならない。

【注】　**○工**　技術者である。医学に関するので医工ともいう。『説文』には、醫とは、病を治する工なり、とある。

十　**必審五藏變化之病**
五脈之應、經絡之實虚
皮之柔麤而後取之也

必ず五藏変化の病
五脈の応、経絡の実虚
皮の柔麤《ソ》（粗）を審《つまび》らかにして後に之を取るなり

【訳】　それには五藏の病の変化の様相、五藏や四季の脈状、経絡の虚実、皮膚の色艶、といったことを十分に観察、審査し、的確に判定した後に、治療に取り掛かるのである。

【注】　**○五脈**　五藏の脈と四季（と土用）の脈である。これにより、（病は五藏のどこにあるかという）病位を判断するとともに、（春には肝の脈の弦を呈するという様に）五藏の脈と四季の脈が相応じているかどうかを観察して、予後の判定の参考にするのである。相い応ずるときは予後が良く、相い応じないときは予後が悪い。

壽夭剛柔　第六

本篇には以下の諸項が記されている。

一、剛柔　人には剛柔、強弱、長短、陰陽の違いがある。
二、陰陽　藏器組織の陰陽と病と刺法。
三、形気　形の病と痛み（気）と陰陽と刺法。
四、壽夭《ジュヨウ》　壽夭をきたす条件。
五、営衛寒痺の病と治法。
　薬熨《ヤクイ》の方法。

以下右の諸項について述べる。

第一　人の類型については本篇の他、以下の諸篇にも記されている。

年令　素問、上古天真論第一　本書第五十四
老荘　第十八
体格　肥人、痩人、常人、壮士、嬰児　第三十八
性格　勇士、怯士　第五十
統合　五行の人　第六十四
　陰陽の人　第七十二
社会　布衣、王公、大人、血食の君　第五、第二十九

男女については多くの篇に記載がある。ここには省略する。
本篇の分類は形態に基づいている。しかしその医学上の取り扱いについては特に記載がない。

第二　陰陽

陰陽は相対的なものであり、人体の藏器組織によって陰陽の濃度に勾配がある。
藏府は陰であるが、その中でも、藏は陰で府は陽である。皮膚筋骨は陽であるが、其の中でも皮膚は陽で筋骨は陰である。
それに応じて病症も治療の方法も違ってくる。
病が藏府、皮肉筋骨の何れにあるかによって五兪穴の取穴が異なる、などそれである。

第三　形気

一般的には形は陰で気は陽であるが、本篇ではこの関係が逆になっている。
形は筋脈（外陽）に応じ、気は藏（内陰）に応じている。この内外の相違に基づいて形と気の病とその治療法が記されている。

第四　壽夭　壽夭を生ずる条件については本書の各所に記されている。

壽中百歳の人相　第三十七
卒死の徴候　第四十九
富貴大楽の条件　第六十四

何れも形と気の相い得るときに長壽、然らざるときに夭折であるとする。

第五　営衛寒痺の病の症状と治法

薬熨の作り方と使用法を詳しく記している。

――第一章　陰陽――

一　黄帝問於少師曰
余聞人之生也
有剛有柔、有弱有強
有短有長、有陰有陽、
願聞其方

黄帝少師に問うて曰く
余聞く、人の生るるや
剛有り、柔有り、弱有り、強有り
短有り、長有り、陰有り、陽有り、と
願わくは其の方を聞かん

【訳】　黄帝が少師に質問していう。

人間には生まれながらに筋肉の硬い人と柔らかい人があり、体力の強弱があり、身長に長短があり、体質に陰の強い人、陽の強い人という偏りがある、と聞いている。

この様な性質の違いに応じてどのような治療の方法があるか、それを聞きたい。

【注】　**○方**　方向、すじみち。方法、技術。ここは治療の方法である。

二　少師荅曰
陰中有陰[※1]、陽中有陽[※2]
審知陰陽、刺之有方
得病所始、刺之有理
謹度病端、與時相應
内合于五藏六府

少師荅て曰く
陰中に陰有り、陽中に陽有り
審《つまび》らかに陰陽を知れば之を刺すに方有り
病の始まる所を得れば之を刺すに理有り
謹んで病の端と時の相応を度《はか》り
内は五藏六府に合し

外合于筋骨皮膚
是故内有陰陽、外亦有陰陽
在内者、五藏爲陰、六府爲陽
在外者、筋骨爲陰、皮膚爲陽

外は筋骨皮膚に合す
是の故に内に陰陽有り、外にも亦た陰陽有り
内に在る者は五藏を陰と爲し、六府を陽と爲《な》す
外に在る者は筋骨を陰と爲し、皮膚を陽と爲す

※1　有陰　『甲乙経』巻六第六は「有陽」に作る。
※2　有陽　『甲乙経』巻六第六は「有陰」に作る。

【訳】　少師が答えていう。

一般に陰陽の性質として、陰の中にさらに強い陰があり、陽の中にさらに強い陽があるという様に、事物の陰陽には濃度の勾配がある。

人体の陰陽も同様である。

この陰陽の法則を詳細に知るならば適切な刺鍼の方法を得ることができる。

また病がどこから始まったかを知れば、刺鍼の方針を決めることができる。発病初期の状況を慎重に調べ、時候との関係を見極め、さらに内では五藏六府の状況、外では筋骨皮膚の所見を合わせ考えて治療すべきである。

さて陰陽についていえば、一般的には内藏は陰に属するが、その中にも陰陽があり、外表は陽に属するが、その中にも陰陽がある。即ち内藏のうち、五藏は（陰の中の）陰であり、六府は（陰の中の）陽である。外表のうち、筋骨は（陽の中の）陰であり、皮膚は（陽の中の）陽である。

【注】　**○理**　玉の筋目、理論。ここは「すじみち」である。

三　故曰
病在陰之陰者、刺陰之滎輸
病在陽之陽者、刺陽之合
病在陽之陰者、刺陰之經

故に曰く
病、陰の陰に在る者は陰の滎輸《ケイシュ》を刺す
病、陽の陽に在る者は陽の合《ゴウ》を刺す
病、陽の陰に在る者は陰の経《ケイ》を刺す

病在陰之陽者、刺絡脈※　　**病、陰の陽に在る者は絡脈を刺す**

※絡脈　『甲乙経』巻六第六は「陽之絡」に作る。

【訳】　一般に病が陰の陰即ち五藏にあるときは陰経の滎穴と兪穴に刺鍼する。
病が陽の陽即ち皮膚にあるときは陽経の合穴に刺鍼する。
病が陽の陰即ち筋骨にあるときは陰経の経穴に刺鍼する。
病が陰の陽即ち六府にあるときは絡脈に刺鍼する。

【注】　**○滎**　手足末端にある五兪穴の第二番目のツボである。経気が溜という状態にある。**○輸**　音シュ、兪穴である。五兪穴の第三番目のツボである。経気が注という状態にある。足関節、腕関節にある。**○經**　五兪穴の第四番目のツボ。**○合**　五兪穴の五番目のツボ。

四　故曰
病在陽者命曰風
病在陰者命曰痺
病（陰）陽倶病命曰風痺

故に曰く
病、陽に在る者は命（名）づけて風《フウ》と曰う
病、陰に在る者は命づけて痺《ヒ》と曰《い》う
陰陽倶に病むものは命づけて風痺と曰う

【訳】　一般に病が陽即ち体表あるいは六府にあるものは風と名づける。
病が陰即ち内藏あるいは筋骨にあるものは痹と名づける。
陰陽が両方病む場合は風痹と名づける。

【注】　**○風**　軽症、一過性の感染症である。所謂感冒などこれに属する。皮肉筋骨の体表や経脈を侵すが、内藏までは入らないのが一般である。**○痺**　風と寒と湿が一緒に人体を侵したときに発症する。皮肉筋骨から内藏にまで入り込んで、慢性重症の病状を呈する。現代医学のアレルギー性疾患群、膠原病などと重なる部分が多い。『素問』痺論第四十三に詳しい記載がある。

第二章　形氣

一　病有形而不痛者陽之類也	病に形有りて痛まざる者は陽の類なり
無形而痛者陰之類也	形無くして痛む者は陰の類なり
無形而痛者、其陽完而陰傷之也	形無くして痛む者は其の陽完くして陰、之を傷るなり
急治其陰、無攻其陽[※1]	急に其の陰を治せ、其の陽を攻めること無かれ
有形而不痛者其陰完而陽傷之也	形有るも痛まざる者は其の陰完くして陽之を傷るなり
急治其陽、無攻其陰[※2]	急に其の陽を治せ、其の陰を攻めること無かれ
陰陽倶動、乍有形、乍無形[※3]	陰陽倶に動ずれば乍《たちま》ち形あり、乍ち形無し
加以煩心、命曰陰勝其陽	加うるに煩心を以てするは命づけて陰其の陽に勝つと曰う
此謂不表不裏、其形不久	此れを不表不裏と謂う、其の形久しからず

※1　急治其陰、無攻其陽　『甲乙経』巻六第六は「急治其陽、無攻其陰」に作る。

※2　急治其陽、無攻其陰　『甲乙経』巻六第六は「急治其陰、無攻其陽」に作る。

※3　乍有形、乍無形　『甲乙経』巻六第六には二つの「形」の字なし。

【訳】　病には皮肉筋骨に形態的変化があるにもかかわらず痛み（気の障害）のないものがある。この様なものは陽即ち四肢、体表の疾患に属する。

形態的な変化がないにもかかわらず痛むものがある（神経痛など）。これは陰即ち内藏が侵されて神経（気）に異常をきたしているのである。

形に変化がなくて痛むもの（気）は陽は正常であるが陰が障害されているのである。ただちにその陰に対する治療を行なうべきである。陽に処置を加えてはいけない。

形態的な変化はあるが痛まないものは、陰は正常であるが陽が弱くて障害を起こしているのである。ただちに陽に処置を加えるべきである。陰には手をつけてはいけない。
陰も陽も、形も気も、四肢体表も内藏も、病によって変動を起こしているときは、形態的な変化は出たり消えたりして一定しないが、内藏が侵されるので胸苦しさが生じてくる。この様な状況を陰即ち内藏の病状が陽即ち体表より強く出たというのである。これは表だけ裏だけということなく両方が障害されているので、形態も正常な状態を長く保っていることはできない（いずれは消耗し痩せ細ることになる）。

【注】　〇形と痛　形に対応するのは一般には気である。その場合、形は陰で、気が陽である。形が障害されると腫れる。痛みは気の障害で起こる（『素問』陰陽応象大論第五）。故に痛みは陽となるはずである。しかしここでは形が陽で痛みが陰となっている。本章第二節、第四節では形と藏が対応していることから考えて、ここの痛みは陰即ち内藏から発するものだということであろう。

二　黄帝問於伯高曰
余聞形氣
病之先後、外内之應、奈何
伯高荅曰
風寒傷形
憂恐忿怒傷氣
氣傷藏乃病藏
寒傷形乃應形※
風傷筋脈、筋脈乃應※
此形氣外内之相應也

黄帝、伯高に問うて曰く
余、形気を聞く
病の先後、外内の応は奈何《いか》に
伯高答えて曰く
風寒は形を傷《やぶ》る
憂恐忿怒は気を傷る
気が藏を傷るときは乃ち藏病む
寒が形を傷るときは乃ち形応ず
風が筋脈を傷れば、筋脈乃ち応ず
此れ形気外内の相応なり

※應　『校注語釈』は二つの「應」の字は「病」の誤りならんという。一説である。

【訳】　黄帝が伯高に質問していう。

私は形と気の病とその治療法について聞いた。

形と藏の障害の先後や内外関係はどうなっているか。

伯高が答えていう。

風や寒の様な外から人を襲う病原因子は体表に形態的な変化を起こす。

憂い、恐れ、憤激や怒気は神経や精神を侵す。神経や精神が侵されると体内の気の運行が破られ、その結果次第に内藏が病むようになる。

寒が四肢体表を侵すとそこに（膿瘍の様な）形態的な変化を起こしてくる。

風が筋肉を侵すと筋肉に病変が起こってくる（筋肉痛など）。

これが病因と障害部位、形と気の対応関係である。

【注】　**○風寒**　病原因子である。一つには風や寒冷の様な気象条件である。二つには感染性因子である。風はウイルス、寒は細菌ことに連鎖球菌やブドウ球菌など化膿菌が対応する。ここは主として後者であろう。

三　黄帝曰	黄帝曰く
刺之奈何	之を刺すには奈何にするか
伯高荅曰	伯高答えて曰く
病九日者三刺而已	病むこと九日なる者は三たび刺して已《や》む
病一月者十刺而已	病むこと一月なる者は十たび刺して已む
多少遠近以此衰之	多少の遠近あるも此れを以て之を衰えしむ
久痺不去身者	久しい痺の身を去らざる者は
視其血絡盡出其血	其の血絡を視て、尽《ことごと》く其の血を出だす

【訳】　黄帝がいう。

この様な病を刺鍼するにはどのようにするのか。

伯高が答えていう。

病むこと九日くらいのものは三回刺すと症状が軽くなる。

一ヵ月病んでいるものは十回刺すと病は衰える。

以上は大体の目安で、若干の前後はあるが三日の病に一回の刺鍼で病は衰えるものである。

慢性の痺病で症状がなかなか取れないものでは、皮膚をよく観察して血絡をさがし、そこの悪血（瘀血）を十分に取り去るようにする。

四　黄帝曰
外内之病、難易之治奈何
伯高荅曰
形先病而未入藏者
刺之半其日
藏先病而形乃應者
刺之倍其日
此月（外）内難易之應也

黄帝曰く
外内の病、難易の治は奈何
伯高答えて曰く
形先ず病んで未だ藏に入らざる者は
之を刺すには其の日を半《なかば》にす
藏先ず病んで形乃ち応ずる者は
之を刺すには其の日を倍にす
此れ外内難易の応なり

【訳】　黄帝がいう。

体表の病、内藏の障害、また治りやすい表の病、治り難い裏の病、それぞれの治療法はどうするのか。

伯高が答えていう。

四肢体表が先に病んでまだ内藏にまで病変が及ばない時は治療日数を半減する。

内藏が先に病んで、次第に体表部に及んでいくものでは、治療日数を二倍にする。

これが病の内外難易に対する治療上の対応の仕方である。

第三章　壽夭

一　黄帝問於伯高曰
余聞
形有緩急、氣有盛衰
骨有大小、肉有堅脆、皮有厚薄
其以立壽夭奈何
伯高荅曰
形夭※1（與）氣相任則壽
　不相任則夭
皮與肉相果※2則壽
　不相果※2則夭
血氣經絡勝形則壽
　不勝形則夭

黄帝、伯高に問うて曰く
余聞く
形に緩急有り、気に盛衰有り
骨に大小有り、肉に堅脆有り、皮に厚薄有り、と
其の以て寿夭を立てるには奈何にするか
伯高答えて曰く
形と気と相い任ずるときは則ち寿《いのちながし》
相い任ぜざるときは則ち夭す《わかじに》
皮と肉と相い果《カ》なるときは則ち寿
相い果ならざるときは則ち夭す
血気経絡、形に勝つときは則ち寿
形に勝たざるときは則ち夭す

※1　夭　『甲乙経』巻六第十一は「與」に作る。是。
※2　果　『甲乙経』巻六第十一は「裹」に作る。「包む」意である。

【訳】　黄帝が伯高に質問していう。

私は、からだには緩急がある、精気には盛衰がある、骨格には大小がある、筋肉には硬軟がある、皮膚には厚薄がある、ということを聞いた。

以上の項目から寿命の長短を判断するにはどの様にするのか。

伯高が答えていう。

太っている人では血気の動きもゆったりしており、大きい人では血気の動きも活発であり、痩せて小さい人では血気の働きも弱い。こ

の様に肉体の外観と血気の機能が一体となって釣り合っていれば長寿である。そうでなければ短命である。

皮膚が厚く筋肉が硬いという様に、皮膚と筋肉が互いにその機能を正常に果《は》たせる状態にあれば長寿である。そうでないときは短命である。

からだの外見は痩せて小さくても、身体の内部で働く神経の反応性や血液の循環の状況が良好なのは、血気経絡が形に勝っている場合である。この様な時は長寿である。そうでないのは短命である。

【注】　**○形之緩急**　次の第二項に具体的な説明がある。形はからだ。緩は「ゆったりしていること」、急は「せかせかしてゆとりがないこと」である。**○相任**　任とは抱きかかえることである。互いに抱きかかえるとは、一体化することである。**○果**　果は木の実である。結実することから結果を出す意味となる。ここは互いに良好な結果を出すように機能していることをいう。

二　黄帝曰
何謂形之緩急
伯高荅曰
形充而皮膚緩者則壽
形充而皮膚急者則夭
形充而脈堅大者順也
形充而脈小以弱者氣衰
衰則危矣
若形充而顴不起者骨[※1]小
骨[※1]小而（則）夭矣
形充而大肉䐃堅而有分者肉堅

黄帝曰く
何をか形の緩急と謂う
伯高答えて曰く
形充ちて皮膚緩む者は則ち寿
形充ちて皮膚急なる者は則ち夭す
形充ちて脈堅大なる者は順なり
形充ちて脈小にして以て弱なる者は（精）気衰う
衰うれば則ち危し
若し形充ちて顴（骨）起《た》たざる者は骨小なり
骨小なるときは則ち夭す
形充ちて大肉䐃《キン》堅くして分有る者は肉堅し

肉堅則壽矣
形充而大肉無分理不堅者肉脆
肉脆則夭矣
此天之生命所以立形定氣
而視壽夭者
[※2]必明乎此立形定氣
[※3]而後以臨病人、決死生

肉堅きときは則ち寿
形充ちて大肉に分理無く堅からざる者は肉脆し
肉脆《もろ》きときは則ち夭す
此れ天の生命にして形を立て気を定め
而して寿夭を視る所以の者なり
必ず此の立形定気を明らかにして
而る後以て病人に臨み死生を決す

※1　骨　『甲乙経』巻六第十一は「腎」に作る。
※2　必明乎此立形定気　『甲乙経』巻六第十一は「此」の後に「以」の字あり。
※3　而後以臨病人　『甲乙経』巻六第十一は「後」の後に「可」の字あり。

【訳】　黄帝がいう。形の緩急とはどういうことか。

伯高が答えていう。

肉体が充実していて皮膚のゆったりして色艶の良い場合は長寿である。

肉体が充実していて皮膚がやせて色艶の悪いものは短命である。

肉体が充実していて脈拍が硬くて大きいものは血液の循環が順調で、正常である。

肉体が充実していて脈拍が小さくて弱いものは精気が衰えている。この様な時には生命の危険がある。

肉体が充実していて顴骨が盛り上がっていないものは骨格の発育が悪い。この様な時には夭折する。

肉体が充実していて四肢の大きい筋肉が硬く締まっており筋目がはっきり見えるものは筋肉が堅固な証拠で、この様な時は長命である。

肉体が充実していて大きな筋肉が筋目もはっきりせず、硬くないものは筋肉が脆弱である。この様な時は夭折する。

以上は天が生命を創造するに当たって作り上げた、からだの構えと血気の働きの良否を判断し、寿命の長短を決定する為の基準である。

医師はこの基準を正確に認識した後に、これによって病人に臨み、予後、転帰を決定すべきである。

【注】　**○皮膚の緩急**　緩はゆったりである。皮下脂肪に富んだ色良い状態であらう。急はひきつれ、痙攣であるが、ここは緩の対で、痩せて色艶の悪いことと解釈した。　**○顴**　頬の骨である。外から見易いこともあり、骨の状況を判断するのに使われたものと思われる。**○立形定氣**　形態の構造と血気の機能の標準を確立決定することである。

三　黄帝曰
余聞壽夭、無以度之
伯高荅曰
墻基卑、高不及其地者
不滿三十而死
其有因加疾者、不及二十而死也

黄帝曰く
余、寿夭を聞くも以て之を度《はか》る無し
伯高答えて曰く
墻基《ショウキ》卑《ひ》く、高さ其の地に及ばざる者は
三十に満たずして死す
其の因有りて疾を加うる者は二十に及ばすして死す

【訳】　黄帝がいう。

私は寿命の長短について聞いたが、どこを観測して決定するのかがわからない。

伯高が答えていう。

耳の付け根の肉が落ちて、耳の前の皮膚より落ちくぼんで（顎が痩せ細って）いるものは、三十歳になる前に死ぬ。その様な状況に加えて、さらに疾患がある場合は、二十歳になる前に死んでしまう。

【注】　**○墻基**　墻は横に長い「かきね」である。ここでは耳を意味する。基は土台である。ここでは耳の付け根を意味する。

四　黄帝曰
形氣之相勝、以立壽夭奈何

黄帝曰く
形と気の相勝を以て寿夭を立つるには奈何にするか

伯高荅曰
平人而氣勝形者壽
病而形肉脱、氣勝形者死
形勝氣者危矣

伯高答えて曰く
平人にして気が形に勝つ者は寿
病んで形肉脱し、気が形に勝つ者は死す
形が気に勝つ者は危うし

【訳】　黄帝がいう。

からだの見かけと血気の働きとの優劣によって寿命の長短を判定するにはどのようにするのか。

伯高が答えていう。

健康な人の場合には、血気の動きが見かけのからだの状態より活発な時は長命である。

病人で筋肉が痩せ落ちている時は、血気の状態が活発なのは死兆である。

体の状態が良くても、血気の働きが悪い場合は、予後は必ずしも良くはない、危険な状況である。

――第四章　刺の三変――

一　黄帝曰
余聞刺有三變、※何謂三變
伯高荅曰
有刺營者
有刺衛者

黄帝曰く
余、刺に三変有りと聞く、何をか三変と謂う
伯高答えて曰く
営を刺す者有り
衛を刺す者有り

有刺寒痹之留經者　　寒痹の経に留まるを刺す者有り

※何謂三變　『甲乙経』巻十第一上は「何也（何ぞや）」に作る。

【訳】　黄帝がいう。

私は刺鍼法には三つの異なった方法があると聞いている。三つの方法とはどのようなものか。

伯高が答えていう。

営を刺すことがある、衛を刺すことがある、寒痹が経脈に留まっているものを刺すことがある、この三つである。

【注】　**○寒痺之留經**　寒は冷えである。痺は痺れ、痛みである。留経は慢性に経過する神経痛である。

二　黄帝曰
刺三變者奈何※
伯高荅曰
刺營者出血
刺衛者出氣
刺寒痺者内熱

黄帝曰く
刺の三変は奈何にするか
伯高答えて曰く
営を刺す者は血を出す
衛を刺す者は気を出す
寒痺を刺す者は内を熱せしむ

※刺三變　『太素』巻二十二、三變刺には「變」の字なし。

【訳】　黄帝がいう。刺法の三つの異なった方法とはどの様にすることか。

伯高が答えていう。

営を刺すときは出血させる。衛を刺すときは邪気を出（して痛みを除去）す（る）。寒痺を刺すときは熱を体内に入れ（て温め、痺れ、痛みを取）る。

【注】　**○營**　胃の上焦で水穀から作られる精気である。鎖骨下静脈の部位で肺経（血管）に入り、血となる。故に營を刺すと血が出るのである。**○衛**　胃の中焦で水穀から作られる精気である。経脈即ち血管に入らず、その外側を巡行する。現代医学的にいうと、神経機能を担っている。故にその刺鍼により神経系の異常が除かれるのである。

三　黄帝曰
營衛寒痺之爲病奈何
伯高荅曰
營之生病也、寒熱少氣血上下行
衛之生病也
氣痛時來時去、怫愾賁響
風寒客于腸胃之中
寒痺之爲病也
留而不去、時痛而皮不仁

黄帝曰く
営衛寒痺の病為《た》る奈何
伯高答えて曰く
営の病を生ずるや、寒熱、少気し、血は上下に行く
衛の病を生ずるや
気の痛み、時に来り時に去り、怫愾賁響《フッキフンキョウ》す
風寒が腸胃の中に客《キャク》するなり
寒痺の病為るや
留まって去らず、時に痛んで皮不仁なり

【訳】　黄帝がいう。營、衛、寒痺の病の症状はどの様であるか。

伯高が答えていう。

営が病を生ずるときは、悪寒、発熱を生じ、息切れがし、血液の循環が障害されて上下に妄行し、のぼせたり、足が冷えたりする。

衛が病を生ずるときは、神経痛が出たり引っ込んだりし、腹部ではガスがたまって腹が張り、ガスが動いて腹鳴を起こす。これは風や寒の邪気が胃腸に入っ（て腹が冷え）たためである。

寒痺の病が生ずると、寒気が皮膚、筋肉に留まって、病気が慢性化し、痛みや痺れが起こるのである。

【注】　**○怫愾賁響**　フッキフンキョウ、怫と愾は欝極まって外に発することである。怫はぷっと怒り出すこと。愾は気満である。息をはずませて怒ること。賁は吹き出る、吹き出すことである。ここは腸管のガスの移動による腹鳴である。**○不仁**　知覚障害である。

四　黄帝曰
刺寒痺内熱奈何
伯高荅曰
刺布衣者以火焠之
刺大人者以薬熨之

黄帝曰く
寒痺を刺して内を熱せしむるには奈何にするか
伯高答えて曰く
布衣《フイ》を刺す者は火を以て之を焠《や》く
大人《タイジン》を刺す者は薬を以て之を熨《イ》（火）す

【訳】　黄帝がいう。寒痹を刺して熱を体内に入れるにはどの様にするのか。
伯高が答えていう。
平民を刺す場合は火箸で焼くのである。貴人を治療する場合は薬で温罨法をする。

【注】　**○焠**　音サイ、刀を鍛えた後、急に水に入れて冷やし、刃を硬くすることである。また焼く意味がある。**○熨**　火のしで布を押して熱を加えること。次項に詳説されている。

五　黄帝曰
薬熨奈何
伯高荅曰
用淳※1酒二十升
蜀椒※2一升
乾薑※3一斤
桂※4心一斤
凡※5四種皆㕮咀、漬酒中

黄帝曰く
薬熨《ヤクイ》は奈何にするか
伯高答えて曰く
淳酒《ジュンシュ》二十升
蜀椒《ショクショウ》一升
乾姜《カンキョウ》一斤
桂心《ケイシン》一斤を用う
凡そ四種皆㕮咀《フソ》して酒の中に漬《つ》く

※1　淳　『甲乙経』巻十第一上は「醇」に作る。
※2　一升　『太素』巻二十二、刺三變は「二」を「四」に作る。
※3　一斤　『太素』巻二十二、『甲乙経』巻十第一上は「斤」を「升」に作る。
※4　桂心　『太素』巻二十二、『甲乙経』巻十第一上には「心」の字なし。
※5　四種皆　『甲乙経』巻十第一上は「種」を「物」に、「皆」を「各細」に作る。

【訳】　黄帝がいう。薬の温罨法はどの様にするのか。伯高が答えていう。原酒二十升、蜀椒一升、乾姜一斤、桂枝一斤の四つのものを用いる。みな歯で噛み砕いて細かにし、酒の中に漬ける。

【注】　**○淳酒**　醇酒である。薄めない原酒をいう。**○蜀椒**　山椒である。蜀に産する。**○乾薑**　しょうがの根茎を蒸して乾燥したものである。**○桂心**　桂の枝のコルク層を除いた内部である。以上四品いずれもからだを温める作用がある。**○㕮咀**　㕮も咀も「かむ」ことである。

六　用綿絮一斤、細白布四丈
并内酒中
置酒馬矢熅中
蓋※封塗勿使泄

綿絮《メンジョ》一斤、細白布四丈を用《も》って
并《あわ》せて酒の中に内《い》れ
酒を馬矢《バシ》（馬糞）の熅《ウン》の中に置く
蓋封して塗り泄《もら》さしむること勿《なか》れ

※蓋封塗勿使泄　『甲乙経』巻十第一上は「蓋」を「善」に作る。「勿使」の下に「気」の字あり

【訳】　真綿一斤、細い白布四丈を一緒に酒の中に入れる。これを馬の糞で作った埋火の中に置く。しっかり泥を塗り密封して酒気が漏れないようにする。

【注】　**○馬矢**　矢は糞である。馬矢は馬糞である。**○熅**　音ウン、埋火、「おき」である。

七

五日五夜、※1出布綿絮曝乾之
※2乾復漬以盡其汁
毎漬必晬其日乃出乾
※3乾并用滓與綿絮
複布爲複巾
長六七尺、爲六七巾
則用之生桑炭炙巾
以熨寒痺※4所刺之處
令熱入至于病所
寒復炙巾以熨之
三十遍而止
汗出※5以巾拭身
亦三十遍而止
起歩内中、無見風
毎刺必熨、如此病已矣
此所謂内熱也

五日五夜、布と綿絮を出し曝《さら》して之を乾かす
乾けば復た漬け以て其の汁を尽くす
漬ける毎に其の日を晬《お》え乃ち出して乾かす
乾けば滓と綿絮を并せて用い
布を複《かさ》ねて複巾《フクキン》を為《つく》り
長さ六七尺、六七の巾《ぬの》と為《な》す
則ち之を用いるには生桑の炭をもって巾を炙《あぶ》り
以て寒痺の刺す所の処を熨《イ》し
熱をして病の所に至らしむ
寒《ひ》ゆれば復た巾を炙り以て之を熨し
三十遍にして止む
汗出づれば巾を以て身を拭《ぬぐ》い
亦た三十遍にして止む
起って内中を歩く、風を見ること無かれ
刺す毎に必ず熨す、此の如くすれば病は已《や》む
此れ所謂内を熱するなり

※1　出布綿絮　『甲乙経』巻十第一上には「綿」の字なし。
※2　乾復漬　『太素』巻二十二、『甲乙経』巻十第一上には「乾」の字なし。
※3　乾并用滓　『太素』巻二十二には「乾」の字なし。
※4　所刺之處　『甲乙経』巻十第一上は「刺」の字を「乘」に作る。
※5　以巾拭身　『太素』巻二十二、『甲乙経』巻十第一上は「灸巾以拭身」に作る。

【訳】　まる五日間したら、真綿を取り出し、さらして乾かす。乾いたらまた漬け、酒の汁がなくなるまで繰り返す。酒に漬ける時は毎回一日一夜を経過してから出して乾かす。布を重ねて袋状となし、乾いたら残った酒のカスと真綿を用いて中に入れ、長さ六七尺のもの、六七個の巾を作る。

これを使用する時は生の桑の炭で巾を炙り、これを寒痺の存在する所を火熨斗《ひのし》する様に温め、熱を病気の所に入れる。巾が冷えたらまた炙って温める。これを三十回繰り返して中止する。汗が出てきたら巾でからだを拭う。そしてまた以上の様に三十回繰り返して止める。

立って室内を歩かせる。風に当ててはいけない。治療の度ごとに必ずこの薬熨を行なう。この様にすれば寒痺の病は軽快する。これがいわゆる熱を内に入れる治療法である。

【注】　**○晬**　音サイ。周である。満一周をいう。ことに嬰児の満一歳、一ヵ月、百日をいう。晬其日は丸一日の意で、一日一夜である。

官針　第七

本篇には刺鍼の手技と適応が記されている。

第一　病の深さと刺鍼の深さは適正に対応する必要がある。
　不適応のときは障害を残す。

第二　病の深さに適応する九鍼の種類とその適応症。

病の位置	病変	九鍼
皮膚		鑱鍼
分肉		員鍼
経絡	痼痺	鋒鍼
脈	虚	鍉鍼
	大膿	鈹鍼
	痹気暴発	員利鍼
	痹気疼痛	毫鍼
四肢深部	遠痺	長鍼
関節水腫		大鍼
五藏		鋒鍼

第三　刺鍼の手技による刺法の分類と使用鍼とその適応症。
　これには以下の種類がある。

一、九刺

名称	取穴	
輸刺	諸経の井滎穴に取穴	藏腧
遠道刺	上下の反対側に取穴	府腧
経刺	結絡と経脈上の兪穴	
絡刺	小絡の血脈（刺絡）	
分刺	分肉の間に取穴	
大瀉刺	大膿を刺す　鈹鍼使用	
毛刺	皮膚の浮痹	
巨刺	左右の反対側に取穴	
焠刺	痹を取る　燔鍼使用	

二、十二節　刺法による分類である。

刺法の名称	適応の病症
偶刺	心痹
報刺	痛みの常処無きもの
恢刺	筋痹
斉刺	寒気の小深のもの
三刺	痹気の小深のもの
揚刺	寒気の博大のもの
直鍼刺	寒気の浅いもの
輸刺	気盛んにして熱あるもの
短刺	骨痹
浮刺	肌（肉）の急にして寒するもの
陰刺	寒厥
傍鍼刺	留痹
賛刺	癰腫

三、皮下深部にある動脈に対する刺法。
浅く刺して置鍼し、反応の現れるのを待つ。おそらく深く刺して血管を傷つけることを戒めたものであろう。

浅い静脈に対しては血管内に刺入しない様に指示している。

四、三刺
一刺　陽邪を出す
二刺　陰邪を出す
三刺　穀気に至る

五、鍼を用いる者は
年の加わる所（厄年）、
気の盛衰、
虚実の起こる所を知るべきである。

六、五刺　刺法の種類

名称	適応	五藏
半刺	皮気を取る	肺の應
豹文刺	経絡の血を取る	心の應
関刺	筋痹を取る	肝の應
合谷刺	肌痹を取る	脾の應
輸刺	骨痹を取る	腎の應

第一章

一　凡刺之要[※]、官鍼最妙
九鍼之宜、各有所爲
長短大小、各有所施也

凡そ刺の要は官鍼最妙なり
九鍼の宜しきには各々為す所有り
長短大小、各々施す所有るなり

※凡刺　『太素』巻二十二の九鍼所主は「九鍼」に作る。

【訳】　鍼治療で大切なことは鍼を選んで適材適所に使用することである。
九種類の鍼にはそれぞれに特有の効用があり、その長さ、大きさに応じた適応症がある。

【注】　○官　つかさ。分担する任務、仕事を任せること、またその任務を遂行する役人をいう。ここは鍼を任用すること、選用することである。なお官鍼を公定規格の鍼とする解釈もある。

二　不得其用、病弗能移
疾[※1]淺鍼深
内傷良内（肉）、皮膚爲癰
病深鍼淺
病氣不寫、支[※2]爲大膿
病小鍼大
氣寫大甚、疾[※3]必爲害
病大鍼小

その用を得ざれば病は移すこと能《あた》わず
疾《やまい》浅くして鍼深ければ
内は良肉を傷り、皮膚は癰《ヨウ》（おでき）と為る
病深くして鍼浅ければ
病気は瀉せず、反って大膿と為《な》る
病小にして鍼大なれば
気の瀉《シャ》すること大甚《はなはだ》しく、疾は必ず害を為す
病大にして鍼小なれば

氣[※4]不泄瀉、亦復爲敗
気は泄瀉せずして亦た復た敗と為る

失[※5]鍼之宜
鍼の宜しきを失えば（その害は）

大者寫、小者不移
大なる者は（精気を）瀉し、小なる者は（病）移らず

已言其過、請言其所施
已《すで》に其の過を言えり、請う其の施す所を言わん

※1　疾　『太素』巻二十二の九鍼所主は「病」に作る。後文と合う。

※2　支　『太素』巻二十二の九鍼所主、『甲乙経』巻五第二は「反」に作る。是に従う

※3　疾必爲害　『太素』巻二十二の九鍼灸所主は「必後為害」に作る。『甲乙経』巻五第二は「病後必為害」に作る。

※4　氣不泄瀉　『太素』巻二十二の九鍼所主と『甲乙経』巻五第二は「大気不瀉」に作る。

※5　失　『太素』巻二十二の九鍼所主と『甲乙経』巻五第二は「夫」に作る。

【訳】　鍼の選択を誤り、その効用がよろしきを得なければ病状を良い方に変えることはできない。

病が浅い所にあるのに、鍼を深く刺せば、内部の健全な筋肉を傷つけ、皮膚には化膿巣を作ってしまう。

病が深部にあるのに鍼が浅い場合には、病状は変わらないのに、期待に反して体表に大きな膿癰《ノウヨウ》ができてしまう。

病変が小さいのに、不相応な大きな鍼を使えば、精気の損失が大きく、病気には有害に作用する。

病変が大きいのに小さな鍼を使えば、邪気は排除されないし、また失敗することになる。

鍼の適切な運用を間違えたとき、鍼が大き過ぎれば精気を減らしてしまうし、小さ過ぎれば病勢を動かすことができない。

今、間違った運用について話をした。それでは正しい適用の方法について述べよう。

【注】　**○為癰、為大膿**　鍼の消毒不良なども影響していると考えられる。

第二章

一　病在皮膚、無常處者
取以鑱鍼于病處
膚白勿取
病在分肉間
取以員鍼于病所
※病在經絡、痼痺者
※取以鋒鍼
病在脈、氣少當補之者
取之鍉鍼于井滎分輸

病が皮膚に在りて常処無き者は
鑱鍼《ザンシン》を以て病の処に取る
膚《はだ》の白きは取ること勿れ
病が分肉の間に在るものは
員鍼《エンシン》を以て病の所に取る
病が経絡に在りて痼痺《コヒ》する者は
鋒鍼を以て取る
病が脈に在り、気が少なく、当に之を補うべき者は
之を鍉《テイ》鍼を以て井滎《セイケイ》分輸に取る

※病在經絡痼痺者取以鋒鍼　『太素』巻二十二の九鍼所主、『甲乙経』巻五第二、並びにこの十一字ない。本章三節にも鋒鍼があり、本節は衍文ならんという説あり。

【訳】　病変（例えば皮膚病、化膿症）が皮膚上にあって、どこと決まった場所がないときは、鑱鍼を使って患部を刺す。鑱鍼には頭身の熱あるいは陽気を取り去る働きがある。皮膚が白い場合は刺してはいけない（貧血でからだが弱っている可能性がある）。

病変（例えば、麻痺や痙攣）が筋肉にあるときは、員鍼を使って患部を刺す。員鍼には筋肉の間を摩擦して、そこの邪気を除去する働きがある。

病変が経絡にあって慢性の「痺れ」があるときは、鋒鍼を使って治療する。

病変が（経）脈にあり、精気が少なく、補法を行なうべき（痺れ、循環障害など、局所が虚の状態にある）場合には、鍉鍼でその経脈の井穴、滎穴などの五兪穴やその他の兪穴に処置を加える。鍉鍼には経脈を按摩、刺激して、精気を集める働きがある。

【注】　**○分肉間**　手足の筋肉は、力を入れると、筋肉の間に溝ができて、それぞれ分別することができる。この一つ一つの筋肉の塊を分肉という。分肉の間とはこの溝の部分である。**○痼痺**　痼は慢性化して治癒の可能性の少ない病。痼痺で慢性化した痺。痺には喉痺（咽頭炎）や血痺（血しびれ）の様に急性の場合もあるが、本来は痺自身が慢性病である。なお次節の注参照。**○分輸**　分は分離、分別、部分である。輸は兪また腧である。藏器器官の病における反応点にして治療点を兼ねる皮膚上の場所である。分輸でそれぞれの経脈の（五兪穴以外の）兪穴の意味となる。**○員**　漢音はイン。エンは慣用音である。

○経絡と脈　経は動脈、絡は静脈である。脈は経脈である。経脈と経絡は大体同じ意味に使われている。一つには血管である。二つには内藏皮膚反射の反応点を連ねた仮想線である。両者の合体し一体となったものを経脈、経絡と呼んでいる。本節の経絡は血管である。痺はその循環障害による「痺れ、痛み」である。脈は血管神経複合体としての経脈である。気少なく補すべきものとは、経脈上に陥凹や軟化した部分のある状態をいうのであろう。故に病変局所ではなく、五兪穴の井滎を使用して経脈全体における精気の補充を心がけているのである。

二　病爲大膿者取以鈹鍼
病痺氣暴發者取以員利鍼
病痺氣痛而不去者取以毫鍼
病在中者取以長鍼
病水腫不能通關節者取以大鍼

病の大膿を為す者は取るに鈹鍼《ヒシン》を以てす
病の痺気暴《にわか》に発する者は員利鍼を以て取る
痺気を病んで痛み去らざる者は毫《ゴウ》鍼を以て取る
病の中（なか、深部）に在る者は長鍼を以て取る
水腫を病んで関節を通ずる能わざる者は大鍼を以て取る

【訳】　大きな膿癰《ノウヨウ》を病むときは、鈹鍼で治療する。鈹鍼は今のメスに当たる。これで大膿を切開して排膿する（本書の玉版第六十参照）。急に「痺れ、痛み」が起こったときは員利鍼で治療する。員利鍼は急性の痺れ、痛みなどを取る働きがある。痺れ、痛みが慢性化してなかなか消えない場合は毫鍼で治療する。毫鍼は置鍼して痺れ、痛みを取る働きがある。病変が手足の深部にあるときは長鍼で治療する。長鍼は遠痺即ち深

部から起こる痺れ痛みを取る働きがある。

水腫の病で関節が腫れている場合は、大鍼でその水を取る。

【注】　**○痹氣**　痺は風寒湿の邪気によって起こる病である。『素問』痺論篇第四十三に述べる痺病は五藏と皮肉筋骨の慢性の障害であり、現代医学のアレルギー性疾患群に相当する。ことに関節リウマチを指すことが多い。しかしここでは、血液の循環障害による痺れ、痛みである。血痺ともいう。

三　病在五藏固居者取以鋒鍼
寫于井滎分輸、取以四時

病の五藏に在って固居する者は鋒鍼を以て取り
井滎分輸を瀉す、四時を以て取る

【訳】　五藏の病で慢性化しているものは鋒鍼を使って、井穴、滎穴など五兪穴や各経脈上の兪穴に処置を加える。この際、季節による取穴法を守るようにする。

【注】　**○取以四時**　本書の本輸第二に四季の取穴法が記されている。此れを四時刺という。その原則に従って治療せよというのである。**○固居**　固はかたまって動かぬこと。居は腰をすえること。固居で病が慢性化していることを意味する。

第三章

一　凡刺有九以應九變
一曰輸刺
輸刺者刺諸經滎輸藏腧也

凡そ刺には九有り、以て九変に応ず
一に曰く、輸刺《ユシ》（漢音ではシュシ）
輸刺とは諸経（脈）の滎輸《ケイシュ》、藏腧を刺す

二曰遠道刺
遠道刺者、病在上取之下
刺府腧也
三曰經刺
經刺者刺大經之結絡經分也

二に曰く、遠道刺《エンドウシ》
遠道刺とは、病が上に在れば之を下に取る
府の腧《ユ》を刺すなり
三に曰く、経刺《ケイシ》
経刺とは大経（脈）の結絡、経分を刺すなり

【訳】　刺鍼の方法には九つの種類がある。これで九つの病変に対処する。

第一は輸刺という。輸刺では各経脈の井、滎の五兪穴と背部にある五藏の兪穴を刺す。

第二は遠道刺という。遠道刺は病症が上半身にあるとき、下半身の兪穴を取って処置する。その際、陽経上にツボを求めて刺すのである。遠方からねらい打つ意味である。

第三は経刺という。経刺は経脈上の結絡（毛細血管拡張）を刺す。また病変の存在する経脈の上に兪穴を選んで刺す。

【注】　**○輸**　腧また兪と同じ。ここでは各経脈の五兪穴と膀胱経の五藏の兪穴である。
○府腧　ここは太陽膀胱経、少陽胆経、陽明胃経の上の兪穴の意味である。膀胱経上の六府の兪穴ではない。
○大経　ここは十二経脈の意味であろう。大きな血管、動脈の意味ではない。

『素問』離合真邪第二十七の「誅罰無過……反乱大経、眞不可復（過無きを誅罰すれば……反って大経を乱し、眞復す可からず）」、挙痛論第三十九の「寒気客於小腸膜原之間、絡血之中、血泣不得注於大経（寒気が小腸膜原の間、絡血の中に客し、血泣して大経に注ぐことを得ず）」、調経論第六十二の「無中其大経（其の大経に中つること無れ）」の大経は大きな血管乃至動脈の意味である。本書本輸第二の「春取絡脈諸滎大経分肉之間（春は絡脈、諸滎、大経、分肉の間に取る）」の大経は十二経脈を指す。

○経刺　本書の禁服第四十八に「不盛不虚、以経取之、名曰経刺（盛んならず、虚ならざるは経を以って之を取る、名づけて経刺と曰う）」、『素問』繆刺論篇第六十三に「（邪気が経脈から藏に入るとき）如此則治其経焉（此の如きときは則ち其の経を治す）」とある。即ち病変のある経脈の上に取穴して治療する方法である。また三部九候論篇第二十には「経病者治其経、索其結絡脈刺出其血（経の病は其の経を治す、其の結絡の脈を索め、刺して其の血を出す）」とあり、経脈上に取穴するとともに結絡からの瀉血も行なう

のである。本節と符合する。
○結絡 本書の陰陽二十五人第六十四に「其結絡者、脈結血不和、決之乃行（其の結絡とは脈結ぼれて血和せず、之を決すれば乃ち行く）」とある如く、静脈瘤あるいは病的な毛細血管拡張である。その治療法としては刺絡して瀉血するのである。

二　四曰絡刺
絡刺者刺小絡之血脈也
五曰分刺
分刺者刺分肉之間也
六曰大寫刺
大寫刺者刺大膿以鈹鍼也

四に曰く、絡刺《ラクシ》
絡刺とは小絡の血脈を刺すなり
五に曰く、分刺《ブンシ》
分刺とは分肉の間を刺すなり
六に曰く、大瀉刺《ダイシャシ》
大瀉刺とは大膿を鈹鍼を以て刺すなり

【訳】 第四は絡刺という。絡刺は小さい結（また血）絡即ち病的な毛細血管拡張で結節状をなしているもの、血脈ともいう、これを刺して瀉血するのである。

第五は分刺という。分刺は分肉即ち個々の筋肉に刺鍼する方法である。

第六は大瀉刺という。大瀉刺とは鈹鍼（メス）で大きな膿瘍を刺して排膿するのである。

【注】 **○小絡** 絡は静脈である。小絡で小静脈乃至毛細血管を意味する。血脈には両者がある。**○血脈** 本書の九鍼十二原に「血脈者在腧横居、視之獨澄、切之獨堅（血脈は腧に在りて横居し、之を視れば独り澄み、之を切すれば独り堅し）」とあるのがこれである。蜘蛛状毛細血管拡張あるいは静脈瘤である。

三　七日毛刺
毛刺者刺浮痺皮膚也
八日巨刺
巨刺者左取右右取左
九日焠刺
焠刺者刺燔鍼則取痺也、

七に曰く、毛刺《モウシ》
毛刺とは浮痺を皮膚に刺すなり
八に曰く、巨刺《コシ》
巨刺とは左（が病むとき）は右に取り、右は左に取る
九に曰く、焠刺《サイシ》
焠刺とは燔鍼《バンシン》を刺して則ち痺を取るなり

【訳】　第七は毛刺という。毛刺は皮膚の軽い「痺れ痛み」に対して毛で刷く様に処置することである。

第八は巨刺という。巨刺は、症状例えば痛みが左にあるとき、ちょうどその正反対の右の部位にツボを取って治療することである。右に症状があれば左に処置することになる。

第九は焠刺という。焠刺は鍼の先を火で焼いて熱し、皮膚の上に火の粉を散らす様にパラパラと刺し、痺れ痛みを取る方法である。

【注】　**〇巨刺**　巨は『説文』に「規巨なり」とある。即ち直角定規である。巨刺とは規定通り、定石通りの刺法を意味する。『素問』陰陽応象大論第五に「善用鍼者、従陰引陽、従陽引陰、以右治左、以左治右（善く鍼を用いる者は陰より陽を引き、陽より陰を引く、右を以って左を治し、左を以って右を治す）」とあるのがこれである。即ち反対側療法である。**〇燔鍼**　番は穀物の種を田園にパラパラと広く撒き散らすことで、播の原字である。燔は火の粉を散らして火が燃える様子である。燔鍼は鍼を熱して皮膚にパラパラと刺すことをいう。本書の経筋第十三にその手技が記されている。**〇焠刺**　サイシ。焠とは刃物に焼きを入れることである。ここでは鍼を焼いて皮膚を刺す治療法をいう。

第四章

一　凡刺有十二節以應十二經
　一曰偶刺
偶刺者以手直心若背直痛所
一刺前一刺後以治心痹
刺此者傍鍼之也
二曰報刺
報刺者刺痛無常處也
上下行者直内無抜鍼
以左手随病所按之
乃出鍼復刺之也

凡そ刺には十二節有り、以て十二経に応ず
一に曰く、偶刺《グウシ》
偶刺とは手をもって心若しくは背に直《あ》て、痛む所に直て
一たびは前を刺し一たびは後を刺し、以て心痺を治す
此れを刺す者は之を傍鍼《ボウシン》するなり
二に曰く、報刺《ホウシ》
報刺とは痛みの常処無きものを刺すなり、（痛みの）
上下に行く者は直《まっすぐ》に内《い》れて鍼を抜くこと無く
左手を以て病所に随って之を按じ（痛む所を求め）
乃ち鍼を出だし復た之（新たの痛み）を刺すなり

【訳】　刺鍼の方法には十二の種類がある。これで十二の経脈の病に対応している。

第一は偶刺という。偶刺とは手を心藏の部分（膻中穴、鳩尾穴）及び心藏の真後ろに当たる背中で痛みのある所（心兪穴など）に当てる。

その場所を前の心の部分を一刺、後の背の部分を一刺する。これによって心痺（狭心症などの心痛）を治療する。

この場合、鍼は真っすぐではなく、斜めに刺入する。直刺して心に傷をつけないための用心である。

第二は報刺という。報刺とは一定の場所が痛むのではなく、あちらこちらが痛む場合、一ヵ所には真っすぐ刺し、そのまま置鍼しておいて、左の手で皮膚を押しながら痛む所を探し、見つけたら、そこで鍼を抜き、新しく見つけた痛みの場所に鍼を刺すのである。これを反復する。

【注】　**○偶刺**　偶とは対、ペアをなしていることである。胸と背

を対にして刺すので偶刺という。**〇報刺**　報とは返答である。ここは痛みに対する返答、仕返しとしての刺鍼の意味である。

二　三曰恢刺
恢刺者直刺傍之
舉之前後恢筋急
以治筋痺也
四曰齊刺
齊刺者直入一傍入二
以治寒氣小深者
或曰三刺
三刺者治痺氣小深者也

三に曰く、恢刺《カイシ》
恢刺とは直に刺し、之を傍（かたわらより刺）し
之を挙げて前後し、筋の急《ひきつれ》を恢《カイ》し
以て筋痺を治するなり
四に曰く、齊刺《セイシ》
齊刺とは直に入れること一、傍らより入れること二
以て寒気の小《やや》深き者を治す
或は三刺と曰う
三刺とは痺気の小深き者を治すなり

【訳】　第三は恢刺という。恢刺とは先ず真っすぐ刺し、次いでその両側に斜めに刺鍼し、刺したまま、これを前後に持ち上げ、筋肉のひきつれを伸ばし広げる様にして、筋痺（筋膜炎など）を治療する方法である。

第四は齊刺《セイシ》という。齊刺は真っすぐに一本刺し、その傍らから二本刺し、皮膚の深部の冷えているものを治療する方法である。

鍼を三本、頭を揃えて刺してあるので三刺ともいう。三刺は皮膚の痺れ痛みが深部にまで及んでいるものを治療するのに使う。

【注】　**〇傍之**　傍とは両側の意である。傍之とは病所の両側から斜めに刺鍼することである。**〇恢**　中がうつろで広いこと。また広げること。**〇筋痺**　筋膜炎あるいは腱炎など。筋肉の痛み、痺れをともなう病症。**〇齊**　物が頭を揃えて並ぶ様をいう。皆が揃って一緒にすることを一斉にという。

三

五曰揚刺※
揚刺者正内一傍内四而浮之
以治寒氣博大者也
六曰直鍼刺
直鍼刺者引皮乃刺之
以治寒氣之淺者也

五に曰く、揚刺
揚刺とは正《まっすぐ》に内《い》れること一、傍らより内れること四、而して之を浮かし
以て寒気の博大の者を治すなり
六に曰く、直鍼刺
直鍼刺とは皮を引いて乃ち之を刺し
以て寒気の浅き者を治すなり

※揚　『素問』長刺節論篇第五十五における新校正所引の『甲乙経』は「陽」に作る。刺法からみて「揚」、「陽」いずれでも通ずる。

【訳】　第五は揚刺という。揚刺は真っすぐに刺入し、その四方から鍼を刺入して患部を浮き上がらせる様にする。それによって広範囲の冷えを治療するのである。第六は直鍼刺という。直鍼刺は患部の皮膚を引き寄せ、そこに刺入する方法である。これによって表面的な冷えを取る。

四

七曰輸刺
輸刺者直入直出
稀發鍼而深之
以治氣盛而熱者也
八曰短刺
短刺者刺骨痺稍搖而深之
致鍼骨所以上下摩骨也

七に曰く、輸刺《ユシ》
輸刺とは直入直出し
稀に鍼を発して之を深くし
以て気盛んにして熱ある者を治す
八に曰く、短刺
短刺とは骨痺を刺して稍《やや》揺るがして之を深くし
鍼を骨の所に致し以て上下して骨を摩するなり

【訳】　第七は輸刺という。輸刺は鍼を真っすぐに刺し、真っすぐに出す。ただし鍼を抜くことは少なくし、刺入を深く（して反復上下に抜き差し）する。これによって邪気が盛んで熱をもった患部の治療をする（急性の発疹性病変、皮膚化膿症など）。

第八は短刺という。短刺は骨痺を治療する方法である。鍼を揺すりながら刺入し、病変のある骨の所にとどく様に深く刺し、そこで鍼を上下に動かして骨を摩擦する。

【注】　**〇發**　弓を発射すること。ここでは抜の意味である。

〇骨痹　『素問』長刺節論第五十五に「病在骨、骨重不可挙、骨髄酸痛、名曰骨痺（病、骨に在れば骨重くして挙げる可からず、骨髄酸痛す、名づけて骨痺と曰う）」とある。骨関節の慢性、変性性の疾患である。

【考】　**〇稀發鍼而深之**　本書の邪気蔵府病形第四に「緩者多熱……刺緩者浅内而疾発鍼（緩なる者は熱多し……緩を刺す者は浅く内れて疾《はや》く鍼を發す）」、また「滑者陽気盛、微有熱……刺滑者疾発鍼而浅内之（滑なる者は陽気盛ん、微《すこし》く熱有り……滑を刺す者は疾く鍼を發して浅く之を内れる）」とある。即ち輸刺とは（陽）気盛んにして熱ある者を治する方法である。「**稀**」、「**深**」の二字は「疾」、「浅」の誤りではないかという（郭靄春の説）。**〇輸刺**　輸はある場所から品物をすっかり抜き取って他の場所に移すこと。ここは熱を取りのぞくことである。**〇短刺**　短は短切な動作を意味する。ここは鍼を上下して骨を摩擦する動作を形容している。

五　九日浮刺
浮刺者傍入而浮之
以治肌急而寒者也
十日陰刺
陰刺者左右率刺之
以治寒厥
※中寒厥足踝後少陰也

九に曰く、浮刺《フシ》
浮刺とは傍らより入れて之を浮かし
以て肌（肉）の急《ひきつ》れて寒《ひ》える者を治すなり
十に曰く、陰刺
陰刺とは左右を率《ソツ》に之を刺し
以て寒厥《カンケツ》を治す
中寒の厥は足の踝の後の少陰（のツボを刺す）なり

※中寒厥　『甲乙経』巻五第二は「厥」を「者」に作る。この三字は恐らく衍文ではないかと思う。寒厥は主に少陰の厥逆によって起こる。故に踝後少陰のツボに取穴するのである。中寒即ち中即ち脾胃の冷えによる下痢に伴う厥なら脾胃の経脈上に取穴するのが妥当であろう。ちなみに『聖剤総録』巻一百九十二の引用に「中寒厥」の三字はない。

【訳】　九番目は浮刺という。浮刺は患部の周囲から刺入し、これを浮かせる様にする方法である。筋肉の冷えによるひきつれを治療するのに使う。

十番目は陰刺という。陰刺は患部の左右を一緒に刺して、下肢の冷えを治療する方法である。腹部の冷えによる足の冷えは少陰腎経上で内くるぶしの後にある大谿穴にツボを取って処置を加える。

【注】　**〇左右率**　率はひきいること、一まとめにすること。ここは左右の場所を一緒にして処置することを意味する。

六　十一曰傍鍼刺
傍鍼刺者直刺傍刺各一
以治留痺久居者也
十二曰贊刺
贊刺者直入直出
數發鍼而淺之出血
是謂治癰腫也

十一に曰く、傍鍼刺
傍鍼刺とは直刺、傍刺各々一
以て留痺の久しく居る者を治すなり
十二に曰く、贊刺《サンシ》
贊刺とは直入直出
数《しば》しば鍼を発して之を浅くして血を出だす
是れ癰腫を治するを謂うなり

【訳】　十一番目は傍鍼刺という。傍鍼刺とは一本は真っすぐに刺し、一本は傍らから刺す方法である。これにより慢性の痺れや痛みを取りのぞくのである。

十二番目は贊刺《サンシ》という。贊刺とは真っすぐに刺入し真っすぐ抜鍼する。鍼を抜く回数を多くし、浅く刺して出血させる。これで化膿性の腫瘤を治療する。

【注】　**〇贊**　助けること。癰腫の治療は主として砭石や鈹鍼、鋒

鍼で行なわれた（本書、玉版第六十また本篇第二章第二節を参照されたい）。贊刺はその補助的手段であることを意味する。

――第五章――

脈之所居深不見者
刺之微内鍼而久留之
以致其空脈氣也
脈浅者勿刺
按絶其脈乃刺之
無令精出獨出其邪氣耳

脈の居る所、深くして見えざる者は
之を刺して微しく鍼を内れて久しく之を留め
以てその空（あな、ツボ）に脈気を致すなり
脈の浅き者は刺すこと勿れ
按じて其の脈を絶ち乃ち之を刺す
精をして出ださしむること無く、独り其の邪気を出すのみ

【訳】　経脈（血管）の所在が深くて見えない場合、鍼を浅く入れ、長時間置鍼し、そのツボの所に（脈拍が盛んになるという様な）経脈の反応を起こさせるのである。
経脈がからだの表面近くにある場合は直接刺してはいけない。その血管を押さえ、血の流れを止めてからおもむろに刺す。その際、（血管を刺せば鍼を抜くとき出血する。その結果）精気を放出する様なことになってはいけない。（鍼を血管と皮膚との間に浅く入れて）邪気だけを出すのである（その効果として血管の脈拍が安定するし、局所の病変が軽快する）。

【注】　**○脈**　経脈である。ここは深部にあったり、体表面近くに見えたりするので血管である。**○脈氣**　ここの気は経脈の性状、反応性である。致脈気とは、弱小な脈拍が強大になり、浮が沈になる様に性状、反応が変化することをいう。**○按絶其脈**　絶は断ち切ること。ここは脈、血管を圧して血液の流れを止めることである。

第六章

所謂三刺則穀氣出者
先淺刺絶皮以出陽邪
再刺則陰邪出者
少益深絶皮致肌肉
未入分肉間也
已入分肉之間則穀氣出
故刺法曰
始淺刺之以逐邪氣而來血氣
後刺深之以致陰氣之邪
最後刺極深之以下穀氣
此之謂也

所謂三たび刺すときは則ち穀気出づとは
先ず浅く刺して皮を絶《た》ち以て陽邪を出だす
再び刺すときは則ち陰邪出づとは
少しく深さを益し皮を絶ち肌肉に致るも
未だ分肉の間に入らざるなり
已《すで》に分肉の間に入るときは則ち穀気出づ
故に刺法に曰く
始め浅く之を刺して以て邪気を逐《お》い血気を来たす
後に刺すこと之を深くして以て陰気の邪を致す
最後に刺すこと極めて之を深くし以て穀気を下すとは
此れの謂《いい》なり

【訳】　三度刺して穀気が出る、即ち所期の効果が現れるということは、次の様なことをいう。先ず皮膚を浅く刺すと表面にある邪気（による痛み、痺れ）が取れる。次に刺すともう少し深部にある邪気（による痙攣、麻痺など）が出る。この際、前より深く刺して筋肉の所まで鍼を届かせる。しかし深部の筋肉の所までは及ばない様にする。さらに鍼を深く刺して深部の筋肉の部分にまで刺しこむと穀気が出る。即ち刺鍼の効果が現れる。

そこで刺法という教科書には次の様に書いてある。初めは浅く刺して表面的な邪気を追い払って正常な血気の流通を回復させる。次に少し深く刺し、深部の邪気に鍼を届かせて、これを除く。最後にもっと深く刺入して穀気が出る様にする、と。
三刺して穀気が出るとは以上のことをいうのである。

【注】　**○穀氣出**　穀気は胃で吸収された精気である。精気が至れ

ばその局所の機能は正常化する。穀気出とは期待した刺鍼の効果が現れることをいう。本書の終始第九に「所謂穀気至者、已補而實、已瀉而虚、故以知穀気至也（所謂穀気至るとは已に補すれば実し、已に瀉すれば虚す、故に以って穀気至るを知るなり）」とある。

――第七章――

故用鍼者
不知年之所加
氣之盛衰、虚實之所起
不可以爲工也

故に鍼を用いる者は
年の加わる所
気の盛衰、虚実の起こる所を知らざれば
以て（医）工と為《な》る可からざるなり

【訳】　一般的に鍼を用いて治療する者は、悪い年回りや天気の状況、その人体の虚実に及ぼす影響といった事項について良く認識していなければ、立派な医師になることはできない。

【注】　**〇年加**　『素問』六節蔵象論第九に本節と同文がある。また本書の陰陽二十五人第六十四には「年加可知乎……年忌下上之人大忌常加七歳、十六歳、二十五歳、三十四歳、四十三歳、五十二歳、六十一歳、此人之大忌也（年加知る可きか……年忌、下上の人、大忌は常に七歳……六十一歳に加わる、此れ人の大忌なり）」とあり、年忌と同意としている。病に対する素因としての年齢である。病に関して要注意の年齢をいう。

第八章

一　凡刺有五以應五藏
　一曰半刺
　半刺者淺内而疾發鍼
　無鍼傷肉
　如抜毛状以取皮氣
　此肺之應也

凡そ刺に五有り、以て五藏に応ず
一に曰く、半刺《ハンシ》
半刺とは浅く内れて疾《はや》く鍼を発す
鍼して肉を傷ること無れ
毛を抜く状の如くし、以て皮気を取る
これ肺の応なり

【訳】　刺鍼法には五つの種類があって、五藏の病に対応している。第一は半刺という。半刺では鍼を浅く刺入し、素早く抜き取る。その際、筋肉を傷つけない様にする。からだの毛を抜く時のようにパッと鍼を弾《はじ》きながら素早く抜くのである。これによって皮膚の病変を治療する。皮膚や毛は肺が主どっているのでこの手技は肺に対応している。

【注】　**○半刺**　半とは半分である。本法では刺入と抜去が迅速、短切で、普通の刺鍼法に比べて不完全なので半刺と名づけられたと考えられる。

二　二曰豹文刺
　豹文刺者
　左右前後鍼之中脈爲故

二に曰く、豹文刺《ヒョウモンシ》
豹文刺とは
左右前後、之に鍼して脈に中つるを故《コ》と為す

以取經絡之血者
此心之應也

以て経絡の血ある者を取る
此れ心の応なり

【訳】　第二は豹文刺という。豹文刺では患部の前後左右に刺鍼し、絡脈（蜘蛛状毛細血管拡張や静脈瘤）に刺入するのが定石である。これで経絡から瀉血するのである。脈や血は心が主どっているので、この手技は心に対応している。

【注】　○經　経も脈もここでは血管を意味する。即ち豹文刺とは刺絡である。○故　古いこと。古い付き合い。以前からのやり方。ここでは定石である。

三　三曰關刺
關刺者直刺左右盡筋上
以取筋痺、愼無出血
此肝之應也
或曰淵刺、一曰豈刺

三に曰く、関刺《カンシ》
関刺とは左右を直刺し筋上を尽くし
以て筋痺を取る、慎んで血を出だすこと無れ
此れ肝の応なり
或は淵刺と曰い、一に豈刺《カイシ》と曰う

【訳】　第三は関刺という。関刺では患部の前後左右に真っすぐに刺入し、罹患筋肉上のすべてに亘って処置を加える。これによって筋痺（筋肉の痙攣、疼痛、麻痺など）の治療を行なうのである。その際、刺入は慎重に行い、筋肉を傷つけて出血させてはいけない。筋（筋膜あるいは腱）は肝が主どっているので、この手技は肝に対応する。この方法はまた淵刺（静かに深く刺す）とか豈刺とも呼ばれている。

【注】　**○筋痺**　『素問』長刺節論第五十五に「病在筋、筋攣節痛、不可以行、名曰筋痺、刺筋上為故、刺分肉之間、不可中骨也（病が筋にあれば、筋攣し節痛み、以て行く可からず、名づけて筋痺と曰う、筋上を刺すを故と為す、分肉の間を刺す、骨に中つる可からざるなり）とある。**○豈刺**　豈は剴と同意。剴は『説文』に「剴は大鎌なり、一に曰く摩なり」とある。ここは摩擦であらう。

四

四曰合谷刺

合谷刺者左右雞足

鍼于分肉之間以取肌痺

此脾之應也

四に曰く、合谷刺《ゴウコクシ》

合谷刺とは左右に雞足《ケイソク》のごとくし

分肉の間に鍼し以て肌痺《キヒ》（肉痺と同じ）を取る

此れ脾の応なり

【訳】　第四は合谷刺という。合谷刺では患部の前後左右に鶏の足跡の形の様に刺鍼する。即ち先ず直刺した後、少し鍼を引き、その深さで斜めに左右を刺すのである。この様にして筋肉を刺して肌痺（筋肉痛）を治療する。肉は脾が主どっているので、この手技は脾に対応している。

【注】　**○雞足**　雞は鶏である。鶏の足跡は前方に一本、左右に一本ずつ爪が出ている。これにならって直刺一本、傍刺二本とする。**○肌痺**　『素問』長刺節論第五十五には「病在肌膚、肌膚盡痛、名曰肌痺、傷於寒湿、刺大分小分、多發鍼而深之、以熱為故、無傷筋骨（病が肌膚にあれば、肌膚尽く痛む、名づけて肌痺と曰う、寒湿に傷らる、大分、小分を刺す、多く鍼を発して之を深くす、熱するを以て故と為す、筋骨を傷ること無れ）」とある。**○肌**　筋肉である。肌肉と熟していうことが多い。ここに肌痺は脾痺の一部をなすものである。

五

五曰輸刺

輸刺者直入直出

深内之至骨以取骨痺

此腎之應也

五に曰く、輸刺

輸刺とは直入、直出し

深く之を内れて骨に至り以て骨痺を取る

此れ腎の応なり

【訳】　第五は輸刺という。輸刺では直入、直出して深く刺入し、骨に届かせる。これによって骨痺を治療する。骨は腎が主どっているので、この手技は腎に対応している。

本神　第八

本篇は二つの部分から成る。
一、情動異常による精神と身体の障害
二、五藏の虚実による症状

第一　情動異常による障害。

一、鍼治療は精神の安定を基本とする。
二、五藏は血脈営気精神を藏している。
三、人の精神的要素は精神魂魄心意志知慮である。それぞれ固有の機能を持つ。
四、五藏が障害されると、精神魂魄はその宿る藏を離れ、体内を飛揚し遊行して回る。そのため、志意は混乱し、知慮は消失してしまう。
五、心は怵惕《ジュッテキ》思慮、肺は喜楽、脾は愁憂、肝は悲哀、腎は盛怒によって夫々の藏する精神魂魄意が傷《やぶ》られ、色々な精神症状を生じてくる。
六、智者の養生
『素問』、『霊枢』の示す病因は以下の通りである。
風雨寒暑という天文の異常
飲食居処という地理の変異
陰陽喜怒という人事の葛藤
知能の優れた人の養生は病因因子を除去する生活を送ることである。
四季の季節に適切に対応し、日常生活を安定させるとともに陰陽（男女の事）喜怒（精神生活）に節度を保つ。

第二　五藏の虚実による症状

本文に示される定型的症状は以下の通りである。
肝　肝気、虚するときは則ち恐れ、実するときは則ち怒る
脾　脾気、虚すれば則ち四肢不用、五藏不安、実すれば則ち腹脹り、経溲不利
心　心気、虚すれば則ち悲しむ、実すれば則ち笑って休《や》まず
肺　肺気、虚すれば則ち鼻塞不利……実すれば則ち喘喝……
腎　腎気、虚すれば則ち厥す、実すれば則ち脹《チョウ》、五藏不安
診療
必ず五藏の病形を審らかにし、以って其の気の虚実を知り、謹んで之を調える。

第一章

一　黄帝問于歧伯曰
凡刺之法必本于神
血脈營氣精神※此五藏之所藏也
至其淫泆離藏則
精失魂魄飛揚志意悗（悗）亂
智慮去身者何因而然乎
天之罪與人之過乎

黄帝、歧伯に問うて曰く
凡そ刺の法は必ず神を本とす
血、脈、営、気、精、神は、此れ五藏の藏する所なり
其の淫泆《インイツ》、離藏するに至っては則ち
精失し、魂魄飛揚し、志意悗乱《バンラン》し
智慮身を去るは何に因って然るか
天の罪か、人の過ちか

※神　神の字、恐らくは衍。

【訳】　黄帝が岐伯に質問していう。

鍼治療は、基本的に、人の精神や心理状態を考慮して行なうものである。

肝は血、心は脈、脾は営、肺は気、腎は精をそれぞれ藏している。それによって正常な日常生活が行なわれている。

これらのものが常軌を逸する様な激しい感情の動揺によって五藏から遊離し、それから離れ離れになってしまうと、精気は消耗し、魂魄は肝肺から抜け出て体内を飛び回り、心は混乱して何をどうしたらよいかわからなくなり、ものを考える力もなくなってしまう。

この様な状態は何が原因で起こるのか。天変地異によるものか、人の過失によるものか。

【注】　**○神**　人の心身を統合する働きをいう。ここでは精神、心理状態である。**○淫**　じわじわとしみこむこと、また度を越えて深入りすること。**○泆**　音イツ。水が満ちて氾濫することである。みだらでほしいままにすること。**○魂魄飛揚**　魂は肝に藏され、魄は肺に藏される。疾病異常時にはそれぞれが本の藏から離れて体内を遊走することがある。本書の淫邪発夢第四十三に「正邪、外より内を襲ってまだ定舎有らず……営衛と倶に行き、魂魄と與に飛揚す……」とあるのはその一例である。

二　何謂

徳氣生精神魂魄心意志思智慮

請問其故

何をか徳、気は精、神、魂、魄、

心、意、志、思、智、慮を生ずると謂《い》うか

請う其の故《コ》（わけ）を問わん

【訳】　徳、気が精、神、魂、魄、心、意、志、思、智、慮を生ずるとは、どのような意味をもっているのか。聞かせてもらいたい。

三　岐伯荅曰

天之在我者徳也

地之在我者氣也

徳流氣薄而生者也

岐伯答えて曰く

天の我に在るものは徳なり

地の我に在るものは気なり

徳流れ気薄《せま》って生ずる者なり

【訳】　岐伯が答えていう。

天は我々にその恵みとして太陽のエネルギーを与えてくれる。

地は我々に地気の生産する諸々の物質を与えてくれる。

天の働きとしてのエネルギーと地の物質が合体して人間が誕生した。

【注】　**○徳**　ものに備わった本性、また恩恵。ここは天の恵み、即ち太陽のエネルギーを中心とする天文気象の恩沢である。**○氣**　ものの力、働き、勢いである。ここは大地の物を生産する働き、またその生産物である。

四　故生來謂之精
両精相搏謂之神
随神而往來者謂之魂
並精而出入者謂之魄
所以任物者謂之心
心有所憶謂之意
意之所存謂之志
因志而存變謂之思
因思而遠慕謂之慮
因慮而處物謂之智

故に生の来る、之を精と謂う
両精相い搏《う》つ、之を神と謂う
神に随って往来する者、之を魂《コン》と謂う
精に並んで出入する者、之を魄《ハク》と謂う
物に任ずる所以の者、之を心《こころ》と謂う
心には憶する所有り、之を意と謂う
意の存する所、之を志と謂う
志に因って変を存する、之を思と謂う
思に因って遠く慕う、之を慮と謂う
慮に因って物に処す、之を智と謂う

【訳】　人の精神の機構。

人の発生。

生命の由って来る源を精という。（この精は人の生殖に関係する物質で）男女にある。これを両精という。両精が合体して人が生まれる。

精神魂魄の構成。

人の心身を統合しているものを神という。

神に連動しているものが魂である（魂は意欲、情動を司る）。

精はからだを動かす栄養素、エネルギー—代謝を司る。このエネルギー—としての精と協同して働くものが魄である（魄は肉体の維持に関係する）。

精神活動の構造。

物事を抱え込んで、適切に対処する働きを心《こころ》という。

心におぼえ蓄えられたものを意《おもい》という。

あることに向けたおもい、関心を志（こころざし、こころの向う所）という。

こころざしを堅持しながら変化に対応してゆく心の働きを思《かんがえ》という。

思考によって遠い将来を思い計ることを慮《おもいはかる》という。

過現未遠近に亘って思い計り、物事を処置する働きを智《さとし》という。

【注】　**○精神魂魄**　昔の人は、人の体は魂と魄から成る、と考えた。魂は気であり、魄は形である。形とは外枠である。肉体である。

気は形を動かす力である。即ちエネルギーである。機能である。人が死ぬと魂は天に上る。魂の抜けたからだを魄という。なきがらである。その後、魂は進化して神となり、魄は精となった。魂魄は精神の下部組織となったのである。

○神　広くは生命力また生命活動を意味する。狭くは大脳の統合機能である。気の高度の総元締めである。大脳新皮質の機能に相当する。

○精　精には生殖を司るもの（両精相搏の精）とからだ即ち形を動かすもの（並精而出入の精）、栄養素、エネルギーに当たるものとがある。脳においては植物機能の担当部位に相当する。

○魂　人の意欲、情動を司る。無意識の担当部位である。脳の旧皮質、視床下部の働きに対応する。

○魄　呼吸、循環、栄養の植物機能を司る。延髄、脊髄の機能に対応する。

○智　物事の本質をズバリと認識し的中させる能力である。聖に近い意味をもつ。

五　**故智者之養生也**
必順四時而適寒暑
和喜怒而安居處
節陰陽而調剛柔
如是則僻邪不至長生久視

故に智者の生を養うや
必ず四時（四季）に順って寒暑に適《かな》い
喜怒を和《やわら》げて居所（日常生活）に安んじ
陰陽を節して剛柔を調う
是の如きときは則ち僻邪至らず、長生久視す

【訳】　そこで聡明な人が生命を養い育てるにあたっては、必ず次の様に行動する。

四季の気象の変化には適切に順応し、暑さ寒さにも上手に適応する。

喜怒哀楽の感情を激しく動かさない様に調整し、日常生活を安穏に過ごす。

男女のことには節度を保ち、調和のある態度をとる。

この様にすれば病の原因となる不正の邪気もやってこない（来ても病を起こせない）で健康な長寿を保つことができる。

【注】　**○居處**　日常生活の立ち居振る舞いである。**○僻邪**　音ヘキジャ。僻はかたよる、不正の意。邪は人体に歪み、ストレスをもたらす因子。ここで

は病原微生物の様なものをいう。心身が安定しているときは外邪は侵入できない。本節は所謂精神免疫学的現象を先取りするものである。

――第二章――

一　是故怵惕思慮者則傷神※1
神傷則恐懼流淫※2而不止※3
因悲哀動中者竭絶而失生

是の故に怵惕《ジュッテキ》思慮するときは則ち神を傷る
神が傷れるときは則ち恐懼《キョウク》流淫して止まず
悲哀に因って中を動かすときは竭絶《ケッゼツ》して生を失す

※1　傷神神傷則恐懼　『甲乙経』巻六にはこの七字なし。
※2　流淫　『太素』は「淫」を「溢」に作る。
※3　止　『太素』は「固」に作り、『甲乙経』巻一第一は「正」に作る。

【訳】　物事をおそれてびくびくしたり、あれこれと思い煩うと精神が侵される。精神が侵されると恐れおののいたり、常軌を逸して異常に乱れた行動が続く様になる。胸が張り裂ける様な切ない思いをしたり、胸がつかえる様なつらい気持ちになったりすると、その感情が内蔵を衝撃してその機能を傷害し、そのために精気は消耗して生命を失うことになる。

【注】　**○怵惕**　音ジュッテキ。怵はおそれる、物事が気にかかること。惕はおそれる、何か起こりはしないかとびくびくする、ひやひやすること。**○恐懼**　音キョウク。恐は心のなかに穴があいた様なうつろな感じ。懼は目をきょろきょろし、おどおどと不安な様子。**○流淫**　嗜欲大過を意味することが多いが、ここは単に異常な度を越した行動をとることであろう。**○中**　内藏である。

二　喜樂者神※憚散而不藏
愁憂者氣※閉塞而不行
盛怒者迷惑而不治
恐懼者神※蕩憚而不収

喜楽するときは則ち神憚散《タンサン》して藏せず
愁憂するときは気閉塞して行《すす》まず
盛んに怒るときは迷惑して治せず
恐懼するときは神蕩憚《トウタン》して収まらず

※神、氣、神　『太素』巻六にはこの三字なし。

【訳】　喜びも楽しみも度がすぎると、へらへらと笑ったり騒いだりと気持ちは薄っぺらになり、締まりがなくなり、納まりがつかなくなる。

さびしく心細い思いをしたり、物思いに沈み込んだりすると、気持ちは塞がって晴れ晴れとしない。

怒り狂うと無我夢中になって訳がわからくなり、抑制がきかなくなる。

びくびくと不安に駆られて恐れおののけば、こころは激しく揺れ動いて収拾がつかなくなる。

【注】　○憚　單は、薄く平らな「はたき」である。憚は、こころが薄く平らになることであって、遠慮する、気にして避けたり、控えたりする意となる。また上下にふるえる意を含む。○憚散　気持ちが浮く様。○蕩憚　蕩も憚も揺れ動くことである。

三　心怵惕思慮則傷神
神傷則恐懼自失
破悃（䐃）脱肉
毛悴色夭死于冬

心、怵惕《ジュッテキ》思慮するときは則ち神を傷る
神傷るるときは則ち恐懼して自失す
䐃《キン》を破り肉を脱し
毛は悴《スイ》し、色は夭《ヨウ》し、冬に死す

【訳】　心（藏）は神を藏している。そこで恐れおののいてびくびくしたり、度を越して思い煩えば神気《こころ》を敗《やぶ》ることになる。神気が敗れると恐怖と心配で自分を見失って、とりとめのないことを口走る様なことになる。（栄養も悪くなって）筋肉は痩せ細り、毛髪はやつれて色艶は悪く、顔色は生気を失うという状態で、冬には死ぬ。

【注】　**○䐃**　音キン。『広韻』は「腸中脂《はらわたのあぶら》」とする。『素問』玉機真藏論第十九王注に「䐃とは肘膝の後の肉の塊の如きを謂う」とある。大きな肉塊である。**○悴**　やつれること。**○死于冬**　五行相克の関係により、心火夏は腎水冬に克される。故に心の病の者は冬に死ぬ（藏の病の転帰については『素問』藏気法時論第二十二参照）。

四　脾愁憂而不解則傷意
意傷則悗亂四肢不擧
毛悴色夭、死于春

脾愁憂して解《ゲ》せざるときは則ち意を傷る
意傷るるときは則ち悗《バン》乱して四肢挙がらず
毛は悴し色は夭して春に死す

【訳】　脾は思意を藏している。そこで過度の憂愁が続く様になると意が傷つく。意が傷つくと、こころは煩悶、混乱してどうしてよいかわからなくなり、手足の動きも悪くなる。毛髪はやつれ、顔色は生気を失い、春に死ぬことになる。

【注】　**○悗**　音バンは惑《まど》う、ぼんやりすること。音ボンは廃忘《わすれ》る、また煩悶の意。**○四肢不擧**　『素問』太陰陽明論第二十九に「脾病んで四肢用いられざるは何ぞや……脾病めば胃の為に其の津液を行《や》る能わず、四肢は水穀の気を稟《う》くることを得ず……故に用いられず」とある。今、憂愁によって意を傷《やぶ》られたので、脾が主どる肉が敗れ、四肢不挙となる。不用は運動障害である。**○死于春**　脾土季夏は肝木春に克される。故に脾の病の者は春に死ぬ。

五　肝悲哀動中則傷魂
魂傷則狂忘[※1]不精[※2]
不精則不正
當人陰縮而攣筋
両脇骨不舉、毛悴色夭死于秋

肝悲哀して中を動《ドウ》ずるときは則ち魂を傷る
魂が傷れるときは則ち狂忘にして精ならず
精ならざるときは則ち正ならず
当に人の陰（嚢は）縮んで筋が攣《ひきつれ》るべし
両脇の骨挙がらず、毛は悴し色は夭して秋に死す

※1　忘　『甲乙経』巻一第一は「妄」に作る。
※2　不精　『甲乙経』巻一第一は「其精不守」に作る。

【訳】　肝は魂を藏している。悲哀によって内藏が衝撃されると肝が敗《やぶ》られ、魂が傷《きず》つく。魂が傷つくと、狂いまわったり、物忘れをしたりし、きちんとした、整った行動がとれなくなる。即ち不精となる。ここに不精とは不正、まともでないことである。当然陰嚢は縮み上がり、筋肉はひきつれる。両脇の肋骨の動きも悪くなる。毛髪はやつれ、顔色は精気を失い、秋に死ぬことになる。

【注】　**○陰**　ここは陰嚢を意味する。厥陰肝経は陰部を通り、その機能に関係する。**○攣筋**　筋は肝の合同器官である。**○両脇骨不舉**　両脇は肝経が通る所で、その傷害で働きが悪くなる。**○死于秋**　肝木春は肺金秋に克される。故に肝の病の者は秋に死ぬ。

六　肺喜樂無極則傷魄
魄傷則狂、狂者意不存人
皮革焦、毛悴色夭、死于夏、

肺喜楽して極まり無きときは則ち魄を傷《やぶ》る
魄傷るるときは則ち狂す、狂者は意《こころ》、人に存せず
皮革焦げ、毛は悴し色は夭して夏に死す

【訳】　肺は魄を藏している。むやみやたらに喜び楽しんで節度がなくなると魄が傷つく。魄が傷つくと気が狂う。気の狂った人は人を人と思わなくなる。やることなすこと常軌を逸する。そうなると皮膚はやつれ、毛もやつれ、色艶は失われて、夏に死ぬことになる。

【注】　**○死于夏**　肺金秋は心火夏に克される。故に肺の病の者は夏に死ぬ。

七

腎盛怒而不止則傷志
志傷則喜忘其前言
腰脊不可以俛仰屈伸
毛悴色夭、死于季夏
恐懼不解則傷精
精傷則骨痠痿厥精時自下

腎盛んに怒って止まざるときは則ち志を傷る
志傷るるときは則ち喜《よ》く其の前言を忘る
腰脊以て俛仰《フギョウ》、屈伸す可からず
毛は悴し色は夭して季夏に死す
恐懼して解せざるときは則ち精を傷る
精傷るるときは則ち骨痠《サン》し痿厥し、精時に自ずから下る

【訳】　腎は志を藏している。大いに怒って止め度がないときは志が傷つく。志が傷つくとしばしば前に話したことを忘れるようになる。腰や背中が傷んで、上を仰いだり俯つむいたり、背中を伸ばしたり曲げたりすることができなくなる。そうして毛はやつれ、色艶は悪くなり、夏の終わりに死ぬことになる。恐れおののいて止まないときは腎の藏する精が傷つく。精が傷つくと骨がだる傷み、足は萎えて冷え、時には遺精するようになる。

【注】　**○季夏**　夏の終わり。旧暦の六月の末、十八日間を謂う。**○精**　ここの精は精液である。**○痠**　だる傷むこと。**○痿厥**　痿は足なえ。厥は足の冷えである。

八　是故
五藏主藏精者也不可傷
傷則失守而陰虚
陰虚則無氣、氣無則死矣

是の故に
五藏は精を藏することを主どるなり、傷る可からず
傷《やぶ》れるときは則ち守りを失して陰虚す
陰虚するときは則ち気無し、気無きときは則ち死す

【訳】　この様な訳で、五藏は精気をしまいこんでおくことを主な仕事としている（この精気を使ってその藏の機能を遂行しているのである）。従ってこれを傷害してはならない。もしこれが傷害されるとそれぞれの藏器の機能が低下して精気（エネルギーの担体）を生産し貯蔵する陰としての働きが衰えてしまう。そうすると人体を動かす栄養素である精気が減少する。その結果は衰弱死である。

【注】　**〇陰虚**　表陽の皮肉筋骨に対して五藏六府を裏陰とする。その仕事は脾胃における精気の生産と四藏におけるその貯蔵である。この精気は必要に応じて放出され、それぞれの藏府の機能を遂行するために使われる。故に陰のこの働きが低下すると栄養失調になり、やがては衰弱死となる。なお生殖機能の低下も陰虚という。

九　是故用鍼者察觀人之態
以知精神魂魄之存亡得失之意
五者以傷鍼不可以治之也

是の故に鍼を用いる者は人の態を察観し
以て精神、魂魄の存亡、得失の意を知れ
五者以て傷れれば鍼は以て之を治する可からざるなり

【訳】　そこで鍼を以て病の治療をする者は人々の心身の状態をよくよく観察して、その精神魂魄の盛衰を認識した上で事に当たるべきである。五藏の機能が傷害されてしまっている状態では、鍼によってこれを治療することは不可能である。

第三章

一　肝藏血、血舍魂
肝氣虚則恐、實則怒

肝は血を藏す、血は魂を舎《やど》す
肝気虚するときは則ち恐る、実するときは則ち怒す

【訳】　肝は血を貯蔵している。血には魂が宿っている。そこで肝の働きが低下するときは恐怖感が強くなり、機能が病的に亢進するときは怒るようになる。

【注】　**○怒**　音ド。外に発散されず、強いストレスとなって内に鬱積する「いかり」である。故に肝を傷《やぶ》るのである。類語は次の通り。憤フンは吹き出すように怒る。忿フンはかっとして破裂するように怒る。慍ウンはむかむかして怒る。恚ケイは角ばって怒る。

二　脾藏營、營舍意
脾氣虚則四支不用、五藏不安
實則腹脹、經溲不利

脾は営を藏す、営は意《イ》（おもい）を舎す
脾気虚するときは則ち四支用いられず、五藏安からず
実するときは則ち腹脹り、経溲《ケイソウ》利せず

【訳】　脾は営気を貯蔵している。営気には意が宿っている。脾の働きが衰えると手足の動きが悪くなる。栄養が行き渡らなくなるので、五藏の機能は不安定になる。脾の機能が異常に亢進すると腹が脹り（ガスあるいは腹水）、大小便の通じが悪くなる（経は大便）。

【注】　**○經溲**　経は真っ直ぐの縦糸。ここは大便。叟はやせて細い意味を持つ。溲は細い小便である。音はソウ。**○営**　胃の中焦で水穀から抽出した栄養素である。

三　心藏脈、脈舍神
心氣虛則悲
實則笑不休

心は脈を藏す、脈は神を舍す
心気虚するときは則ち悲み
実するときは則ち笑って休《や》まず

【訳】　心（藏）は脈（血管）と形態的にも連続し、機能的にも一体となっている。脈には神気が宿っている。心の働きが衰えると憂い悲しむ。邪気が実して神気（精神）に異常をきたすと笑いが止まらなくなる。

【注】　**○笑不休**　心の傷害によって起こる笑いは、統合失調症などに見られる感情が伴っていない「そらわらい（空笑）」であったり、状況に関係なく生ずる笑いである。

四　肺藏氣、氣舍魄
肺氣虛則※鼻塞不利少氣
實則喘喝、胷盈仰息

肺は気を藏す、気は魄を舍す
肺気虚するときは則ち鼻塞がって利せず、少気す
実するときは則ち喘喝し胷盈《み》ち仰いで息す

※鼻塞不利　『甲乙経』巻一第一は「塞」を「息」に作る（鼻息不利）。『素問』調経論第六十二の王注が引く『鍼経』は「塞不」を「息」に作る（鼻息利）。『太素』巻六首篇は「鼻塞不」を「息」に作る（息利）。

【訳】　肺は精気の運行や呼吸を主宰している。気には魄が宿っている。肺の働きが低下すると鼻は塞がり、呼吸はうまくゆかず、息切れがする。病的に機能が亢進するとゼイゼイと息ぜわしく、（肺気腫や喘息の閉塞性肺疾患などで）胸が一杯となって十分に呼吸ができず、天を仰いでハアハアと苦しい息づかいをする。

【注】　**○喝**　音カツ。ハッハッとかすれ声を出すこと。

五　腎藏精、精舍志
腎氣虛則厥
實則脹五藏不安

腎は精を藏す、精は志を舍す
腎気虛するときは則ち厥《ケツ》す
実するときは則ち脹《チョウ》す、五藏安からず

【訳】　腎は（陰）精を貯蔵している。この精には志が宿っている。腎の働きが低下すると足の冷えが生ずる。邪気が実してくると腎脹を起こす。腹水を生じたり、腰や股関節が痛んだりする。あわせて五藏の機能が不安定になる。

【注】　**○脹**　ここの脹は腎脹である。本書の脹論第三十五に「腎脹は腹満ち（腹水）背に引いて央央（怏怏、苦しい）然、腰髀（股関節）痛む」とあるのが、その症状である。

○厥　普通は足の冷え（寒厥）をいう。一般的には気ことに腎気の逆上である。腹部の奔豚、心悸亢進、咽喉不利、脳血管障害（脳卒中など）がこれに属する。『素問』厥論第四十五、本書の厥病二十四を参照。少陰腎経は衝脈に並び、血管運動を主る。障害時には厥を起こす。

六　必審五藏之病形
以知其氣之虛實
謹而調之也

必ず五藏の病の形を審《つまび》らかにし
以て其の気の虚実を知り
謹んで之を調《ととの》うるなり

【訳】　以上の様な次第であるから、鍼治療をする者は、必ず五藏の身体（形）症状を詳細に診察し、その機能（気）の低下と亢進の様子を認識した上で、慎重に調整を加えるのである。

終始　第九

本篇は終始と名づけられているが、終始に関する短い記述が篇の初めにあるだけで、その後は診断と治療についての各種の解説が記されている。

第一　終始とは藏府経脈の陰陽を定め、その虚実を判定し、補瀉によって気を和《わ》し、陰陽両経の流通を良好にしてその均衡を図ることである。

本書の根結第五に於いては経脈の発端と終点を意味したが、臨床的には陰陽の調和を図ることが用鍼の要点であるというのとほぼ対応する。

第二　学術伝授の方法と意義　血盟による伝授について述べる。

第三　人迎脈口診

人迎脈口の脈所における脈状の比較によって病位を判定する方法。

人迎脈口診における平人（正常）と少気（異常）の定義。

第四　凡そ刺の道は気調《ととの》って止む―刺鍼の目的は調気にある。

調気とは補瀉によって精気を回復して病状を取り去ることである。

気至って効あり―刺鍼による効果の判定法。

脈診によって判定する場合、脈の大きさではなく、脈の緊張度に変化が現れる。

第五　凡そ刺の屬、三刺して穀気至る―三刺効果の表れることを穀気来るという。

三刺法においては一刺、二刺によって邪気を排除し、三刺によって穀気を来たす。

第六　刺法各論

一、陰陽虚実の補瀉法、

足の親指の拍動部の刺し方、

肩髆虚の腧穴、

痛みの陰陽と刺法、

痒みは陽で浅く刺す、

寒厥、熱厥の刺鍼法。

二、補瀉の技術的記載

三、上下反対療法。頭の病は足に取穴し、足にあるものは膕に取る。

四、四季の人気のあり方と刺法。四時刺。

五、肥人、瘦人の刺鍼法。痛みと痒みの刺法。寒厥と熱厥の刺法。

六、凡そ刺の法、必ず其の形気を察す

七、刺鍼に当たって心掛けるべき医師の態度。精神を集中し、右《う》顧左眄《こさべん》しないこと。

八、刺禁　刺してはいけない場合。

九、来院方法による患者の取り扱い方。乗車来院と徒歩来院の場合。

第七　六経の終末症状。『素問』の診要経終篇第十六と同文である。

第一章

一　凡刺之道畢于終始
明知終始、五藏爲紀、陰陽定矣
陰者主藏、陽者主府
陽受氣于四末、陰受氣于五藏

凡そ刺の道は終始に畢《おわ》る
明らかに終始を知るには五藏を紀と為す、陰陽定まる
陰は藏を主どり、陽は府を主どる
陽は気を四末に受け、陰は気を五藏に受く

【訳】　鍼治療の原理は終始がわかればすべてがわかる。終始がこの道のすべてを覆い、包括しているからである。明確に終始を知るには、五藏が糸口、手がかりとなる。これを基にして人体各部の陰陽を確定することができる（本章第四節は此処に入る）。

内藏についていえば、陰とは五藏のことであり、陽とは六府のことである。

身体についていえば、陽は頭と四肢、体表を主どり、その活動の本となる精気を四肢が受け取っている。陰は内藏を主どり、精気は五藏が受け取っている。

終始とは藏府、経脈における陰陽をいう。

【注】　**○畢**　鳥獣を取り押さえる柄付きのあみである。全部もれなくおさえる意で、おわると訓ずる。**○終始**　本書の根結第五には「九鍼の玄要は終始に在り、故に能く終始を知れば一言にして畢る、終始を知らざれば鍼道咸《み》な絶ゆ」とある。そこに述べられているのは天地と人体における陰陽の盛衰、相移である。また本章第四節の終始を参照。
○氣　藏府経脈の活動の本となる精気のことである。胃の上焦、中焦で生成される。衛気、営気とも、津液とも呼ばれる。現代医学の栄養物質に相当する。

二　故寫者迎之、補者随之
知迎知随、氣可令和

故に瀉は之を迎え、補は之に随う
迎を知り随を知れば、気は和せしむ可し

和氣之方、必通陰陽
五藏爲陰、六府爲陽

気を和するの方は必ず陰陽を通ず
五藏を陰と為し、六府を陽と為す

【訳】 一般に瀉法を行なうには迎えるという手法を使う。補法を行なうには随うという手法を使う（本書の九鍼十二原第一参照）。この迎と随という補瀉の手法を知っていれば、血気の状態を正常に保つことができる。

補瀉を行なって血気を正常に保つには陰陽の有余と不足、虚と実の状態を良く把握し、これに適切に対応しなければならない。陰は内藏を支配し、陽は四肢と体表を支配しているが、内藏の中でも陰陽があり、五藏は陰であり、六府は陽である。

【注】 **○寫** 物を一ヵ所から他の場所に移すこと。ここは邪気を体内から体外に移すことである。**○補** 不足を満たすこと、力の足りないものを助けることである。**○迎** 逆と同意。充満した邪気に立ち向かい、これを排除する鍼法である。**○随** 従うこと、相手の状態に従って態度を決めることで、虚に対応する鍼法である。迎随については本書の九鍼十二原に記載がある。本篇の迎随の意味もこれを参照して解釈すべきである。従来の注釈で、経脈の気の流れに迎うこと、従うことといわれているのは間違いである。

三　傳之後世、以血爲盟
敬之者昌、慢之者亡
無道行私、必得天殃

之を後世に伝うるには血を以て盟《ちかい》を為す
之を敬《うやま》う者は昌《さか》え、之を慢《あなど》る者は亡ぶ、
道を無《なみ》して私を行なえば、必ず天の殃《オウ》（わざわい）を得ん

【訳】 医学の学術を後世の人に伝えるには、血をすすって誓いをたてる儀式を行なう。

伝授された教えを心身を引き締めて大切に守れば世の中で盛んに行なわれる様になる。いい加減に扱いでたらめをすれば人も技術も滅んでしまう。

本来の教えを無視して私流を行なえば、必ず治療に失敗し、その結果世人の非難を浴びて天罰を受けることになる。

【注】　**〇以血爲盟**　具体的な儀式については本書の禁服第四十八に述べられている。なお、この節は前後の文章と関連がない。

四　謹奉天道、請言終始
終始者經脈爲紀
持其脈口人迎
以知陰陽有餘不足平與不平
天道畢矣

謹んで天道を奉じ、請う、終始を言わん
終始は経脈を紀《いとぐち》と為す
其の脈口、人迎を持《ジ》し
以て陰陽の有余不足、平と不平とを知る
天道畢《おわ》る

【訳】　天地自然の陰陽の法則に基づき、終始について述べる。ここに終始とは経脈に現れた陰陽のバランスである。そこでこの終始の状態を把握するには十二経脈を手がかりとする。その中で陰を代表する太陰肺経の寸口穴と陽を代表する陽明胃経の人迎穴の部位に手を当て、その脈状を観察し、陰陽の虚実、正否、バランスがとれているかどうかを判定する。これによって陰即ち五藏、陽即ち六府の機能状況が判明する。以上が天地と人の陰陽の法則の大要である（本節は第一節の四行目に入る）。

【注】　**〇終始**　ここでは寸口、人迎に現れた陰陽の状況である。これによって全身の陰陽の具合を判断することができる。故に終始という。

五　所謂平人者不病
不病者脈口人迎應四時也
上下相應而倶往來也
六經之脈不結動也
本末之寒温之相守司也※

所謂平人は病まず
病まざる者は脈口と人迎は四時に応ずるなり
上下相い応じて倶に往来するなり
六経の脈は結動せざるなり
本末の寒温は相い守司《シュシ》するなり

形肉血氣必相稱也　　形肉血気は相い称《かな》うなり
是謂平人　　是れを平人と謂う

※本末之　『甲乙経』巻五第五は「本末相遇」に作る。

【訳】　平人といわれるのは病のない人である。病のない人というのは以下の様な状態にある。

寸口と人迎での脈が四季に対応した打ち方をしている。

またこの両者の脈拍はバランスがとれていて、互いに具合良く調整されている。

六経の脈には結滞もなく、（異常に）動ずることもない。

内藏と四肢の温度も調和しており、またそれぞれの役割を守って順調に活動している。皮肉筋骨の状態（形）と血気の機能（気）は良く調和している（形気相得）。

この様な状態を平人と呼ぶ。

【注】　**○平**　左右に高低のない、バランスのとれた状態をいう。**○結動**　結とは結滞である。動は上下に激しく打ち付ける脈拍である。不整脈の一種。『傷寒論』第一巻弁脈法第一に「陰陽相い搏つを名づけて動と曰う」とある。**○應四時**　春は弦、夏は鉤、秋は毛、冬は石というのが四季に対応した脈状である。

六　少氣者　　少気の者は
脈口人迎倶少而不稱尺寸也　　脈口と人迎と倶に少にして尺寸に称はざるなり
如是者則陰陽倶不足　　是の如き者は則ち陰陽倶に不足なり
補陽則陰竭、寫陰則陽脱　　陽を補えば則ち陰竭き、陰を瀉すれば則ち陽脱す
如是者可將以甘藥　　是の如き者は将に甘薬を以てす可く
※不可飲以至劑　　飲むに至剤を以てす可からず
如此者弗灸　　此の如き者は灸せず

不已者因而寫之則五藏之氣壞矣　已《や》まざる者は、因って之を瀉すれば則ち五藏の気壊《やぶ》る

※不　『太素』巻十四人迎脈口診は「不愈」に作る。「愈えざれば、飲むに至剤を以てす可し」となり、本文とその意味する所が逆になる。

【訳】　精気の少ない人は陰の脈口（寸口）も陽の人迎も脈の打ち方が弱く、尺（寸）とのバランスもとれていない。この様な者は陰も陽も虚しているのである。

そこで陽を補えば陽気が盛んになり、陰はそれに対応する精気を生産し配給しなければならず、一層消耗してしまう。陰を瀉せば、陽に送る精気の生成が悪くなるので、陽気も脱落してしまう。

この様な場合には甘味の薬で精気を補うべきである。激しい作用のある薬を飲ませてはいけない。またこの様な人は灸をしてもいけない（理由は不明）。症状が取れないのに瀉法を行なえば（ますます虚の程度が強くなり）五藏の機能も破壊されてしまう。

第二章

一　人迎一盛病在足少陽　人迎一盛《イッセイ》、病は足の少陽に在り
一盛而躁病在手少陽[※1]　一盛にして躁《ソウ》なるは病は手の少陽に在り
人迎二盛病在足太陽　人迎二盛、病は足の太陽に在り
二盛而躁病在手太陽[※1]　二盛にして躁なるは病は手の太陽に在り
人迎三盛病在足陽明　人迎三盛、病は足の陽明に在り
三盛而躁病在手陽明[※1]　三盛にして躁なるは病は手の陽明に在り

人迎四盛且大且數[※2]
名曰溢陽、溢陽爲外格

人迎四盛にして且つ大且つ数《サク》なるは
名づけて溢陽と曰う、溢陽は外格《ガイカク》と為す

※1　病　『太素』巻十四人迎脈口診、『甲乙経』巻五第五には「病」の字なし。
※2　且大且數　『太素』巻十四人迎脈口診は「數」の下に「者」の字あり。

【訳】　人迎の脈状が寸口に比べて一盛のとき、病は足の少陽胆経にある。一盛で脈の打ち方が躁即ち疾《はや》く、浮ついていてかつ不整である場合は、手の少陽三焦経にある。

人迎の脈状が寸口に比べて二盛のとき、病は足の太陽膀胱経にある。二盛で脈の打ち方が躁の場合は手の太陽小腸経にある。

人迎の脈状が寸口に比べて三盛のとき、病は足の陽明胃経にある。三盛で脈の打ち方が躁の場合は手の陽明大腸経にある。

人迎が四盛でさらに大で数《サク》のものは溢（れる）陽と名づける。溢陽《イツヨウ》のときは頭や四肢、体表の陽気が強く盛んで、陰はこれにつかえて外に出てこれない。これを外（に）格《つかえる》という。体表における陰陽のバランスが極端に陽に傾いていて、陽気だけで、陰気が著しく減っている状態である。

【注】　**○人迎盛**　陽の脈は浮、滑、数である。人迎は陽を代表する脈所である。人迎が寸口より盛大なのは陽の部位で邪気が強いことを意味する。故に三陽の経脈に病があるというのである。**○一盛**　盛とは皿の上に物が盛り上がることである。ここは寸口に比べて一倍の大きさであることを示している。二盛は二倍、三盛は三倍、四盛は四倍である。本書の禁服第四十八を参照。**○外格**　格とは固いものに当たってつかえること。ここでは外の陽気が強すぎ、陰気はこれにつかえて外に出られない状態をいう。**○溢陽**　外の陽気が極端に盛んなことで、軽いのは興奮して逆上するのから、意識混迷して倒仆したり、痙攣するのまで色々な反応を示す。

【考】　人迎即ち総頸動脈の拍動が脈口即ち橈骨動脈のそれより四倍も大きい場合は二つ考えられる。一つは人迎の強盛な場合で、総頸動脈の血栓性動脈炎などである。二つは脈口の微弱な場合で、鎖骨下動脈領域の動脈硬化による内腔狭窄である。いわゆる脈なし病で、脈口ではほとんど脈を触れなくなる。人迎が正常でも陰虚陽盛となる。

二　脈口一盛病在足厥陰
※厥陰一盛而躁在手心主
脈口二盛病在足少陰
二盛而躁在手少陰
脈口三盛病在足太陰
三盛而躁在手太陰
脈口四盛且大且數者
名曰溢陰、溢陰爲内闗
内闗不通死不治、

脈口一盛、病は足の厥陰に在り
一盛にして躁なるは手の心主に在り
脈口二盛、病は足の少陰に在り
二盛にして躁なるは手の少陰に在り
脈口三盛、病は足の太陰に在り
三盛にして躁なるは手の太陰に在り
脈口四盛にして且つ大且つ数なる者は
名づけて溢陰と曰う、溢陰は内（を）関《とざす》と為す
内関して通ぜざれば死して治せず

※厥陰　『太素』巻十四人迎脈口診、『甲乙経』巻五第五には「厥陰」の二字なし。

【訳】　脈口の脈状が人迎に比べて一盛のとき、病は足の厥陰肝経にある。一盛で脈の打ち方が躁の場合は手の厥陰心主の経脈にある。脈口の脈状が人迎に比べて二盛のとき、病は足の少陰腎経にある。二盛で脈の打ち方が躁の場合には手の少陰心経にある。脈口の脈状が人迎に比べて三盛のとき、病は足の太陰脾経にある。三盛で脈の打ち方が躁の場合は手の太陰肺経にある。脈口の脈状が人迎に比べて四盛で、さらに大きく数のものは溢陰《イツイン》と名づける。溢陰では内臓の陰気が極端に盛んで、陽気はそれにつかえて内部に入って行くことができない。これを内関《ナイカン》という。内臓に陽気がなくなった状態である。陰は精気を生産するが、それを担当しているのは胃と（上、中の）三焦である。胃と三焦は陰中の陽である。ここに陽気がなければ営気、衛気、即ち精気は生産できない。また食欲も減退する。そこで栄養失調になる。さらに陰即ち内臓に陰気が強いと内臓が冷える。内臓が冷えると下痢が起こる。即ち内関で内外の陰陽の流通が途絶えると人体は精気を失い、死の転帰をとることになる。

【考】　脈口が人迎より四倍も強盛なのも二つの場合が考えられる。一つは総頸動脈の狭窄で脈が微弱になったときである。この場合、脳の血行障害による何らかの脳神経症状を示す。二つは橈骨動脈の動脈硬化で拍動が強くなった場合である。

三　人迎與太陰※脈口俱盛四倍以上
命曰關格
關格者與之短期

人迎と太陰の脈口と倶に盛んなること四倍以上なるは
命じて関格《カンカク》と曰う
関格の者は之に短期を与う

【訳】　人迎と脈口とがどちらも正常時の脈状の四倍以上の場合は関格と名づける。陰気も陽気も異常に興奮しているのは予後不良のしるしで、命旦夕《たんせき》に迫った状態である。

※太陰　衍文である。訳文はこれを削って作った。

四　人迎一盛寫足少陽而補足厥陰
二寫一補日一取之必切而驗之
踈※取之上氣和乃止
人迎二盛寫足太陽補足少陰
二寫一補二日一取之必切而驗之
踈取之上、氣和乃止
人迎三盛寫足陽明而補足太陰
二寫一補日二取之必切而驗之
踈取之上、氣和乃止

人迎一盛は足の少陽を瀉して足の厥陰を補う
二瀉一補、日に一たび之を取る、必ず切して之を験す
踈にして之を上に取る、気和すれば乃ち止む
人迎二盛は足の太陽を瀉して足の少陰を補う
二瀉一補、二日に一度之を取る、必ず切して之を験す
踈にして之を上に取る、気和すれば乃ち止む
人迎三盛は足の陽明を瀉して足の太陰を補う
二瀉一補、日に二たび之を取る、必ず切して之を験す
踈にして之を上に取る、気和すれば乃ち止む

※跦　『太素』巻十四人迎脈口診は「躁」に作る。「躁取之上」は「躁なるときは之を上に取る」となる。上とは手の少陽と厥陰である。この方が意味の通りは良い。

【訳】　人迎一盛は足の少陽胆経に瀉法を施し、足の厥陰肝経に補法を行なう。瀉法にはツボを二つ使い、補法にはツボを一つ使う。一日に一回治療する。その後で必ず脈診をしてその効果のほどを確認しておく。使用するツボは適当に間隔をおいて経脈上に取る。陰陽のバランスがとれたらそこで治療を中止する。
人迎二盛は足の太陽膀胱経を瀉し、足の少陰腎経を補う。瀉法にはツボを二つ使い、補法にはツボを一つ使う。二日に一回治療する。その後で必ず脈診してその効果を確認しておく。ツボは間隔をおいて経脈上に取る。陰陽のバランスが調《ととの》ったら治療を中止する。人迎三盛は足の陽明胃経を瀉し、足の太陰脾経を補う。瀉法にはツボを二つ使い、瀉法には一つ使う。一日に二回治療する。その後で必ずその効果を確認しておく。経脈上に間隔をおいてツボを取る。陰陽のバランスが調ったら治療を中止する。

【注】　○跦　跦と同じ。まばらなこと。○切　脈診である。○験　調べて確認すること。

五　脈口一盛寫足厥陰而補足少陽　　脈口一盛は足の厥陰を瀉して足の少陽を補う
二補一寫日一取之必切而驗之　　二補一瀉、日に一たび之を取る、必ず切して之を験す
跦而取上、氣和乃止　　跦にして上に取る、気和すれば乃ち止む
脈口二盛寫足少陰而補足太陽　　脈口二盛は足の少陰を瀉して足の太陽を補う
二補一寫二日一取之必切而驗之　　二補一瀉、二日に一度之を取る、必ず切して之を験す
跦取之上、氣和乃止　　跦にして之を上に取る、気和すれば乃ち止む
脈口三盛寫足太陰而補足陽明　　脈口三盛は足の太陰を瀉して足の陽明を補う
二補一寫日二取之必切而驗之　　二補一瀉、日に二度之を取る、必ず切して之を験す
跦取之上、氣和乃止　　跦にして之を上に取る、気和すれば乃ち止む
所以日二取之者　　日に二たび之を取る所以は

太陽※主胃大富于穀氣
故可日二取之也

太陽は胃を主どり、大いに穀気に富む
故に日に二度之を取る可きなり

※太陽　『太素』巻十四人迎脈口診、『甲乙経』巻五第五は「太陽」を「太陰」に作る

【訳】　脈口一盛は足の厥陰に瀉法を施し、足の少陽を補う。補法にはツボを二つ使い、瀉法にはツボを一つ使う。一日に一回治療する。その後で必ず脈診してその効果を確認しておく。経脈上にまばらにツボを取る。陰陽のバランスが調ったら治療を中止する。

脈口二盛は足の少陰を瀉し、足の太陽を補う。補法にはツボを二つ使い、瀉法にはツボを一つ使う。二日に一回治療する。その後では必ず脈診してその効果を確認しておく。経脈上に間隔をおいてツボを取る。陰陽のバランスが調ったら治療を中止する。

脈口三盛は足の太陰を瀉し、足の陽明を補う。補法にはツボを二つ使い、瀉法にはツボを一つ使う。一日に二回治療する。その後で必ずその効果を確認しておく。経脈上にまばらにツボを取る。陰陽のバランスが調ったら治療を中止する。

一日に二回治療する理由は足の太陰脾経は胃を主どっており、穀気に富んでいるからである。それで一日に二回も治療すべきなのである。

六　人迎與脈口倶盛三倍以上※
命曰陰陽倶溢
如是者不開則
血脈閉塞、氣無所行
流淫于中、五藏内傷
如此者因而灸之則
變易而爲他病矣

人迎と脈口と倶に盛んなること三倍以上は
命じて陰陽倶に溢《イツ》（あふれる）と曰う
是《かく》の如き者は開かざれば則ち
血脈閉塞し、気は行く所無し
中に流淫し、五藏は内に傷る
此《かく》の如き者は因って之に灸すれば則ち
変易《ヘンエキ》して他病と為る

※三倍　『甲乙経』巻五第五は「四倍」に作る。

【訳】　人迎と脈口とがどちらも正常に比べて三倍以上の大きさの脈を打っているものは、陰陽ともに溢《イツ》という。水が器にいっぱいになって溢れ出る様に、陰陽即ち自律神経の興奮が正常の範囲を超え、非常に病的になっているのである。この様な時には陰は陰、陽は陽で、極端な興奮状態にあり、陰陽のバランスがとれていない。そうすると血管は閉塞して血液は正常に循環せず、神経機能は障害され、邪気は内藏にまで流れこみ、しみ込んで五藏を障害するようになる。この状態で灸をすえると、陽盛にさらに（灸の）熱を加えることになり、病状が変化して他の病を併発することになる。

【注】　**○不開**　陰陽隔絶し陰陽の交流がない状況をいう。これを開通するとは、体表、陽に陰気がもどり、内藏、陰に陽気が入りこむ様になる。即ち陰陽のバランスが回復する。**○灸**　陰盛んなるときは内寒する（『素問』調経論第六十二）ので灸で温熱を加えることは治療効果がある。しかし陽盛加熱の場合は害の方が強いのであろう。

第三章

一　凡刺之道
氣調[※1]而止
補陰寫陽
音氣[※2]益彰
耳目聰明
反此者血氣不行

凡そ刺の道は
気調《ととの》って止む
陰を補い陽を瀉せば
音気益々彰かにして
耳目聡明なり
此に反する者は血気行かず

※1　調　『甲乙経』巻五第五は「和」に作る。

※2　氣　『甲乙経』巻五第五は「聲」に作る。

【訳】　一体鍼治療の原則として、陰陽のバランスが調えば、そこで治療を中止する。

陰は精気を生成し、真気を充実する。陰を補えば、真気の持つ生命力を高め、外邪に対する抵抗力を強める。

陽は外邪の先ず宿る所である。陽に存在する邪気を瀉せば人体の健康は回復する。そこで音声も明瞭となり気力も充実し、耳目の感覚も鋭敏となる。

これと反対のことが起こった時は、血液循環は不良となり、神経機能も障害される。

二　所謂氣至而有効者
瀉則益虚
虚者脈大如其故而不堅也
堅[※1]如其故者
適雖言故[※2]病未去也
補則益實
實者脈大如其故而益堅也
夫[※3]如其故而不堅者
適雖言快病未去也
故補則實、寫則虚
痛雖不随鍼[※4]病必衰去矣

所謂気至って効有りとは
瀉するときは則ち虚を益す
虚とは脈の大さは其の故《もと》の如くにして堅からざるなり
堅さ其の故の如き者は
適々《たまたま》故の如しと言うと雖も病は未だ去らざるなり
補するときは則ち実を益す
実とは脈の大さは其の故の如くにして堅さを益すなり
夫れ其の故の如くにして堅からざる者は
適々快《こころよし》と言うと雖も病は未だ去らざるなり
故に補せば則ち実し、瀉せば則ち虚す
痛み、鍼に随わず（して取れず）と雖《いえど》も病は必ず衰え去る

※1　堅如其故者　『甲乙経』巻五第五は「大如故而益堅者（大きさ故の如くにして堅さを益す）」に作る。

※2　故　『太素』巻十四人迎脈口診は「快」に作る。訳はこれに従う。

※3　夫　『太素』巻十四人迎脈口診、『甲乙経』巻五太鼓は「大」に作る。

※4　鍼　『甲乙経』巻五第五は「鍼」の下に「減」の字あり。

【訳】　刺鍼により効果が表れるというのは次の様な現象をいう。瀉法を行なったところ前より虚してきた。ここで虚してきたというのは、脈の大きさは前と変わらないが、緊張が弱くなっていることである。緊張が前と変わらない場合は、病人が「良くなった」といっても病は未だ残っているのである。補法を行なったところ前より実してきた。ここで実してきたというのは、脈の大きさは前と変わらないが、緊張が前よりましていることである。大きさが前と変わらないで、緊張が前より強くならない場合は、病人が「気持ちが良い」といっても、病はなくなったわけではない。

そこで補して精気が充実し、瀉して邪気が減弱するときは、痛みなどの症状が鍼治療によって直ちに良くならなくても、病は次第に衰えてゆくものである（病気は快方に向かって行く）。

三　必先通十二經脈之所生病
而後傳于終始矣
故陰陽不相移
虛實不相傾
取之其經

必ず先ず十二経脈の生ずる所の病に通じ
而して後に終始に伝う
故に陰陽相い移らず
虚実相い傾かざるは
之を其の経に取る

【訳】　鍼治療を行なうにあたっては、必ず病が十二経脈のどこに存在しているか、その病位を確認することが必要である。その上で陰陽虚実の病態に適応して治療を行なうことができる。

陰陽のバランスも余り崩れず、病勢の虚実もそれ程強くないときは、病症の現れている経脈上にツボを取って処置を加えるのである。

【注】 **○陰陽不相移、虚實不相傾** 陰陽が相移るときは、陰経か陽経かどちらかにツボを取る。病勢が虚実のどちらかに傾いていれば、補瀉いずれかの手法を施すことになる。ここではそのいずれでもないので、経刺の方法を取っている。**○傳于終始** 終始は人迎と脈口に現れる陰陽の虚実と平と不平であり、これに適応した診断と治療をいう。十二経脈上の病位を確定した後に終始に基づく処置をとることができる。

第四章

第一節

一 凡刺之屬、三刺穀氣至　　凡そ刺の属、三刺して穀気至る

【訳】 刺鍼法の種類には、一度目、二度目の刺鍼で邪気を除去し、三度目の刺鍼で効果を発揮するという刺法がある。

【注】 **○刺之屬** 属は仲間である。刺法の種類をいう。**○三刺** 本書の官鍼第七に、「所謂三刺則穀気出者（所謂三刺するときは則ち穀気出づとは）……」の文章がある。一刺は「浅刺絶皮、以出陽邪（浅く刺して皮を絶ち以て陽邪を出す）」、二刺は「再刺則陰邪出者、絶皮致肌肉（再刺するときは則ち陰邪出づとは、皮を絶って肌肉に致すなり）」、三刺は「已入分肉之間則穀気出（已に分肉の間に入るときは則ち穀気出づ）」である。

二 邪僻妄合、陰陽易居※　　邪僻《ジャヘキ》妄合し、陰陽居を易《か》え
逆順相反、沈浮異處　　逆順相い反し、沈浮《チンフ》処を異にし

四時不得、稽留淫泆
須鍼而去

四時を得ず、稽留して淫泆《インイツ》するは
須《すべから》く鍼して去らしむべし

※易　『甲乙経』巻五第五は「移」に作る。

【訳】　色々な病原因子が無秩序に一緒になって人体を襲い、そのために陰陽のバランスが乱れ、経脈の流れが逆行し、脈の浮沈が正常とは違う具合に現れ、病によって四季特有の脈状に反する脈が出る、という病状を起こす。そして邪気は体内に止まって、様々の障害を生ずる。このような時には鍼をもって治療して邪気を取り去るべきである。

【注】　**○邪僻妄合**　邪も僻もよこしまなこと。中心からはずれていること。ここは人体に障害をもたらす病原因子をいう。妄はでたらめ、合は合体である。色々な病原因子が秩序もなく合体して人体を襲うことである。**○沉浮異處**　表の病では浮、裏では沈の脈が現れる。この病と脈の浮沈の原則が病によっては乱れてくる。**○四時不得**　春は弦、夏は洪、秋は毛、冬は石という四時に特有の脈が、病によって、その通りに現れない。**○淫泆**　淫はいりびたること、泆は気まま勝手にふるまうことである。

三　**故一刺則陽邪出**
再刺則陰邪出
三刺則穀氣至
穀氣至而止

故に一たび刺すときは則ち陽邪出づ
再び刺すときは則ち陰邪出づ
三たび刺すときは則ち穀気至る
穀気至って止む

【訳】　そこで一回皮膚を刺すと表面の邪気が出る。二回目に筋肉の部分を刺すとやや深部の邪気が出る。三度目にさらに深く刺すと正常の血気が反応して効果が表れる。この様な反応が表れたら治療を止める。

【注】　**○陽邪**　陽の部位の邪気である。体表部の痛み、かゆみ、炎症などの症状、及びこの症状を起こす病原である。**○陰邪**　陰の部位の邪気である。四肢でいえば筋骨の部位にある邪気とそれによる症状をいう。例えば筋肉痛、痙攣や麻痺、また関節痛など。

○穀氣至　穀気とは、飲食物の持つ栄養素である。胃の上焦、中焦で吸収され、営気、衛気となり、経脈の内外を循行する。これはまた精気とも津液ともいう。穀気至とは、病変の部分にこの精気が集まって来て正常状態を回復する、治療の効果が表れた、ということを意味する。

四　所謂穀氣至者	所謂穀気至るとは
已補而實、已寫而虚	已《すで》に補せば実し、已に瀉せば虚す
故以知穀氣至也	故に以て穀気至るを知るなり
邪氣獨去者	邪気が独り去れば
陰與陽未能調而病知愈也	陰と陽と未だ調《ととの》ふ能《あた》わざるも病の愈《い》ゆるを知るなり

【訳】　治療により精気が病変部位に集まってきたということは、治療効果が表れてくることによってわかる。即ち補法により病変局所が充実し緊張が良くなってきた、瀉法により病変が軽減してきた、というようなことである。これで穀気の至ったことがわかるのである。

一刺、二刺により陰陽の邪気が除かれただけの場合、人体の反応面で陰陽のバランスがまだ調っていなくても、病は次第に軽快して行くことがわかっている。

五　故曰	故に曰く
補則實、寫則虚	補するときは則ち実し、瀉するときは則ち虚す
痛※不随鍼病必衰去矣	痛み、鍼に随はざるも病は必ず衰え去る

※不随鍼　『太素』巻二十二の三刺、『甲乙経』巻五第五補は「鍼」の下に「減」の字あり。当に補うべきである。

【訳】　そこで補せば実し、瀉せば虚す、という様に、病気が治療によく反応する場合は、痛みやその他の症状が刺鍼によってすぐに取れなくても、病は次第に軽快して行く、というのである。

第二節

陰盛而陽虚
先補其陽後寫其陰而和之
陰虚而陽盛
先補其陰後寫其陽而和之

陰盛んにして陽虚なれば
先ず其の陽を補い、後に其の陰を瀉して之を和す
陰虚して陽盛んなれば
先ず其の陰を補い、後に其の陽を瀉して之を和す

【訳】　陰が盛んだと内寒する、陽が虚すると外寒する。このときは、先ず陽を補って外寒を除く。その後に陰を瀉して内寒を取る。こうして陰陽を正常化し、その調和を図る。陰が虚すると内熱する、陽が実すると外熱する。このときは先ず陰を補って内熱を取る。その後に陽を瀉して外熱を除く。こうして陰陽のバランスを回復する。

【注】　**○陰盛而陽虚、陰虚而陽盛**　それぞれ内寒と外寒、内熱と外熱が起こる。『素問』瘧論第三十五、調経論第六十二参照。

第三節

三脈動[※1]**于足大指之間**
必審其實虚
虚而寫之、是謂重虚、

三脈、足の大指の間に動ず
必ず其の実虚を審《つまび》らかにす
虚にして之を瀉す、是を重虚と謂《い》う

重虚病益甚　虚を重ねれば病は益々甚だし

凡刺此者以指按之　凡そ此れを刺す者は指を以て之を按ず

脈動而　脈動じて

實且疾者疾寫※2之　実にして且つ疾なる者は疾《すみや》かに之を瀉す

虚而徐者則補之　虚にして徐なる者は則ち之を補う

反此者病益甚　此れに反する者は病益々甚だし

其動也、陽明在上　其の動ずるや、陽明（胃）上に在り

厥陰在中、少※3陰在下　厥陰（肝）中に在り、少陰（腎）下に在り

※1　動于　『太素』巻二十二、三刺は「重」に作る。

※2　疾寫　『甲乙経』巻五第五は「疾」を「則」に作る。

※3　少陰　『太素』巻二十二の三刺は「少」を「太」に作る。

【訳】　三つの経脈（胃、肝）が足の親指と第二指の間（腎は足心）で拍動している。

必ず其の脈拍の性状が実か虚かを詳細に調べる。

虚の状態にあるものにさらに瀉法を施すのを重虚という。虚をさらに虚するのだから病はますます悪くなる。

一般にこの経脈を刺す場合は指を脈所に当ててその脈状を判定（し、その後補瀉）する。

脈の拍動が実していて、その上に早いときはすぐに瀉法を行なう。

虚していてゆっくり打つているときは補法を行なう。

これと反対のことをすると病をますます悪くする。

親指の間で拍動している経脈は上が陽明胃経、中が厥陰肝経、下が少陰腎経である。

【考】　この文章は錯簡があると考えられる。以下の様に並べ変えるとわかりやすい。

三脈動于足大指之間、其動也陽明在上厥陰在中少陰在下、凡刺此者以指按之、必審其実虚、脈動而実且疾者則瀉之、虚而徐者則補之、反此者病益甚、虚而瀉之、是謂重虚、重虚病益甚

第四節

膺腧中膺、背腧中背
肩髆虚者取之上
重舌刺舌柱以鈹鍼也
手屈而不伸者其病在筋
伸而不屈者其病在骨
在骨守骨、在筋守筋

膺腧《ヨウユ》は膺に中《あた》り、背腧は背に中る
肩髆《ケンパク》虚する者は之を上に取る
重舌は舌柱を刺すに鈹鍼を以てするなり
手の屈して伸びざる者は其の病筋に在り
伸びて屈せざる者は其の病骨に在り
骨に在る者は骨を守り、筋に在る者は筋を守る

【訳】　雲門、中府、周栄、胸郷、天谿《テンケイ》、食竇《ショクトウ》の左右十二の膺（部にある）腧（穴）は膺（外上胸部）の部分にある。大杼《タイジョ》左右二穴の背（部）腧（穴）は背にある。

肩から上膊にかけて痛み、痺れ、脱力など虚の症状を示すものは膺腧、背腧など上にのべたツボを使って治療する。

重舌即ち舌の裏の血管が怒脹して舌が重なったようになったものは鈹鍼で舌裏の柱状の筋肉を刺して悪血をとる。

手が曲がったまま伸びない者は筋に（攣縮）病がある。手が伸びたままで曲がらない者は骨（筋より深部で重症、例えば麻痺）に病がある。骨に病があるものは骨の治療をする。筋に病があるものは筋の治療をする。

【注】　**○膺腧、背腧**　『素問』気穴論第五十八に「背兪二穴、膺兪十二穴」とある。その王注に訳文の二穴、六穴の名が挙げられている。

第五節

補※須
一方實深取之

補（瀉）は須《すべ》からくすべし
一には実に方《あた》っては深く之を取り

稀按其痏
以極出其邪氣
一方虚浅刺之以養其脈
疾按其痏無使邪氣得入

其の痏《イ》（傷跡）を按ずることを稀にし
以て其の邪気を極《すみやか》に出す
一には虚に方り浅く之を刺し以て其の脈を養い
疾かに其の痏を按じて邪気の入ることを得しむる無れ

※補須　『太素』巻二十二の三刺の楊上善の注に「量此補下脱一寫字（此れを量るに補の下に一の瀉の字を脱す）」とある。当に「瀉」の字を補うべきである。本文は「補瀉須云々」となる。訓は「補瀉は須《すべ》らく云々すべし」である。

【訳】　刺鍼に際して補瀉は次の様に行なうべきである。病状が実しているときは深く刺す。刺鍼の痕は余り按摩しない様にする。そうして邪気を十分に排除するのである（おできなら、血膿の所まで刺し、鍼を抜いた痕は開放して十分に排膿する）。病状が虚しているときは浅く刺す。刺鍼の痕は良く按摩しておく。再び邪気を入れないためである。

【注】　**○稀按其痏**　瀉法では刺鍼の傷跡は按ぜず、開放して邪気を排除する。故に痏を按じないのが原則である。ここで「稀」といっているのは原則として按じないという意味である。**○疾按其痏**　補法では抜鍼の後に刺した傷跡を按じてせっかく集めた精気が漏れない様にする。邪気が入るのを防ぐ意味もあるかも知れないが二次的な問題であろう。事情は次の第六節に記されている。**○極**　極はきわまる、きわめるで、極端まで行くこと。ここは頑張って、張り切って、速やかにの意味。

第六節
邪氣來也緊[※1]而疾
穀氣來也徐而和
脈實者深刺之

邪気の来るや（その脈は）緊にして疾《はやし》
穀気の来るや徐にして（穏）和
脈実の者は深く之を刺して

以泄其氣
脈虚者浅刺之
使精氣無得出
以養其脈獨出其邪氣
刺諸痛者[※2]（深刺之）
（諸痛者）其脈皆實

以て其の（邪）気を泄《もら》す
脈虚の者は浅く之を刺して
精気をして出づるを得ること無からしめ
以て其の脈を養い、独りその邪気（のみ）を出だす
諸々の痛みを刺す者は（深く之を刺す
諸々の痛む者は）其の脈皆実すればなり

※1　緊　『太素』巻二十二の三刺は「堅」に作る。

※2　刺諸痛者　『太素』巻二十二の三刺、『甲乙経』巻五第五は、この下に「深刺之、諸痛者」の六字あり。訳はこれに従った。

【訳】　邪気の侵襲があったときの脈は緊張が強く且つ数急である（邪気の実）。精気が回復してきたときの脈の打ち方はゆったりとしておだやかである（精気の実）。　邪気によって脈が実しているときは深く刺してそれを排除する。精気が衰えて脈が虚してきたときは浅く刺して、精気を呼び寄せ、それが漏れないように処置する。この様にして脈（に現れる精）気を強化して、邪気だけを追い出すのである。痛みを起こす諸々の病症の治療に当たっては鍼を深く刺す。痛みのある病人の脈は実している（ことが多い）からである。

第五章

一　故曰※
從腰以上者手太陰陽明皆主之
從腰以下者足太陰陽明皆主之
病在上者下取之
病在下者高取之
病在頭者取之足
病在腰者取之膕

故に曰く
腰より以上の者は手の太陰陽明皆之を主どる
腰より以下の者は足の太陰陽明皆之を主どる
病の上に在る者は下に之を取る
病の下に在る者は高く之を取る
病の頭に在る者は之を足に取る
病の腰に在る者は之を（膝）膕《ひかがみ》に取る

※故曰　『太素』巻二十二の三刺、『甲乙経』巻五第五には「故曰」の二字なし。

【訳】　一般に腰から上の病には手の太陰肺経と陽明大腸経の上にツボを取って治療する。腰から下の病には足の太陰脾経と陽明胃経の上にツボを取って治療する。

病が上半身にあるときは下半身のツボを取って治療する。

病が下半身にあるときは上半身のツボを取って治療する。

病が頭にあるときは足にあるツボを取って治療する。

病が腰にあるときは膝の裏にある委中穴を取って治療する。

【注】　**○病在上者下取之**　本書の官鍼第七に同文がある。この刺法を遠道刺という。これは上下の反対療法であるが、左右の反対療法を巨刺《コシ》という。

二　病生於頭者頭重
生于手者臂重

病の頭に生ずる者は頭重し
手に生ずる者は臂《ヒ》重し

生于足者足重　足に生ずる者は足重し
治病者　病を治する者は
先刺其病所従生者也　先ず其の病の従《よ》りて生ずる所の者を刺すなり

【訳】　病が頭に生じたときは頭が重い感じがする。始めるべきである。
病が手に生じたときは前膊が重い感じがする。
病が足に生じたときは足が重い感じがする。
病の治療をする者は病が発生した場所、今存在する部分の治療から始めるべきである。

【注】　○臂　音ヒ、『素問』、『霊枢』では上腕を臑《ジュ》といい、前腕を臂という。一般には肩から腕関節までの「うで」を意味する。

三　春氣在毛※　春の気は毛に在り
夏氣在皮膚　夏の気は皮膚に在り
秋氣在分肉　秋の気は分肉に在り
冬氣在筋骨　冬の気は筋骨に在り
刺此病者各以其時爲齊　此の病を刺す者は各々其の時を以て齊《ザイ》と為す
故刺肥人者以秋冬之齊　故に肥人を刺す者は秋冬の齊を以って（深く刺）す
刺痩人者以春夏之齊　痩人を刺す者は春夏の齊を以て（浅く刺）す

※在毛　『甲乙経』巻五第五は「在」の下に「毫」の字あり。

【訳】　春においては気血の機能と反応性は毛に強く現れる。
夏における気血の機能と反応性は皮膚に強く現れる。
秋における気血の機能と反応性は分肉に強く現れる。
冬における気血の機能と反応性は筋骨に強く現れる。

そこで病人を刺す場合はそれぞれの季節における気血の機能と反応性の現れ方やあり場所に応じた処方あるいはやり方で治療を行なうのである。

また肥満した人では（反応性が相対的に鈍いので）秋冬の処方によって深く刺す。

痩せた人を治療するときは（鋭敏に反応するので）春夏のやり方に従って浅く刺す。

【注】 ○春氣 この気は邪気ではない。人体の気である。人気とは血気、営衛、陰陽の興奮性をいう。春夏には陽気が実し、血気は浅い所、皮肉の所で盛んである。秋冬は陰気が実し、血気は深い所、筋骨で盛んである。ここでは、この様に人体の反応性の高まりが季節によって違う組織に現れることを述べて入る。○齊 薬剤と同意。齊は頭をそろえること。剤は薬になる草根木皮を同じ大きさに切り揃えること、また切り揃えた物をいう。ここでは処方とかやり方の意であろう。

第六章

一　病痛者陰也[※]	病んで痛む者は陰なり
痛而以手按之不得者陰也	痛んで手を以て之を按じて得ざる者は陰なり
深刺之	深く之を刺す
病在上者陽也	病の上に在る者は陽なり
病在下者陰也	病の下に在る者は陰なり
癢者陽也	癢《かゆみ》のある者は陽なり
浅刺之	浅く之を刺す

※病痛者　『甲乙経』巻五第五は「刺之痛者（之を刺して痛む者）」に作る。

【訳】　痛みを起こす原因は深部にあることが多い。故に痛みは陰に属する。痛みを手で押さえても、痛みを起こしている病変の部分に届かない場合、その病変は陰に属している。深く刺すべきである。病が上半身にある場合は陽に属している。病が下半身にあるときは陰に属している。

かゆみは皮膚表面の病変で起こることが多い。故に陽に属しており、治療法としては浅く刺すべきである。

【注】　○陰陽　ここの陰陽は主として病のある部位についていう。動静、寒熱の違いによる分類ではない。

二　病先起陰者
先治其陰而後治其陽
病先起陽者
先治其陽而後治其陰

病、先ず陰に起こる者は
先ず其の陰を治し而《しか》る後に其の陽を治す
病、先ず陽に起こる者は
先ず其の陽を治し而る後に其の陰を治す

【訳】　病が陰即ち陰経あるいは内藏から始まったときは、先ずその陰の治療をする。その後に陽即ち陽経あるいは四肢の治療をする。病が陽から始まったときは、先ずその陽の治療をする。その後に陰の治療をする。

【注】　○陰陽　ここの陰陽は経脈の陰陽あるいは内藏と四肢、体表をいう。

三　刺熱厥者留鍼反爲寒
刺寒厥者留鍼反爲熱

熱厥を刺す者は鍼を留めて反って寒と為す
寒厥を刺す者は鍼を留めて反って熱と為す

刺熱厥者二陰一陽
刺寒厥者二陽一陰
所謂二陰者二刺陰也
一陽[※1]者一刺[※2]也

熱厥を刺す者は二陰一陽
寒厥を刺す者は二陽一陰
所謂二陰とは陰を二たび刺すなり
一陽とは（陽を）一たび刺すなり

※1　一陽　『甲乙経』巻七第三は「所謂二陽」に作る。
※2　一刺　『甲乙経』巻七第三は「二刺」に作る。

【訳】　熱厥では手足の末端が熱している。これを刺す場合は、鍼を刺したままにしておいて、その局所が冷えるようにする。寒厥では手足の末端が冷えている。これを刺すには、鍼を刺したままにしておいて、その場所が熱するようにする。熱厥を刺すときは二陰一陽という刺法を行なう。寒厥を刺すときは二陽一陰という刺法を行なう。二陰とは陰経を二回刺すことである。一陽とは一回陽経を刺すことである。

【注】　**○熱厥、寒厥**　『素問』厥論第四十五に「陽気下に衰えるときは則ち寒厥と為る。陰気下に衰えるときは則ち熱厥と為る」とある。熱厥、寒厥という互いに異なる病理と症状をもつ病が同じ留鍼という治療法を行なっていることに違和感を覚える。寒厥が留鍼で熱するのは納得がゆく。熱厥がなぜ留鍼で冷えるのか、疑問があるが、これは陰経、陽経に対する刺鍼数を違えていることによって対応しているのであろう。

四　久病者邪氣入深
刺此病者深内而久留之
間日而復刺之
必先調其左右
去其血脈、刺道畢矣

久病の者は邪気の入ること深し
此れを刺す者は深く内《い》れて久しく之を留め
日を間《へだ》て復た之を刺す
必ず先ず其の左右を調《ととの》え
其の血脈を去る、刺の道畢《おわ》る

【訳】　慢性の病では邪気は深部にまで侵入している。従ってこれを治療するときは鍼を深くまで入れ、長く留めておく。さらに日をおいてまた繰り返し刺すのである。この場合に注意すべきことは、左右の経脈のバランスを調えることと、血脈を刺して瀉血し、局所の血液の流通を良くしておくことである。以上が刺鍼法の要領である。

【注】　**○血脈**　細絡である。蜘蛛状毛細血管拡張症や静脈瘤などをいう。刺絡については『素問』繆刺論第六十三、本書の血絡論第三十九参照。

第七章

一　凡刺之法、必察其形氣
形肉未脱、

凡そ刺の法、必ず其の形と気を察す
形肉未だ脱せず（第三節に続く）

【訳】　刺鍼療法を行なうに際しては、必ず病人の形態と機能の状況を正確に観察することが必要である。からだがまだ痩せ細っていなければ、

二　少氣而脈又躁
※躁厥者必爲繆刺之

気少なくして脈又た躁《さわがし》
躁厥の者は必ず之を繆刺《ビュウシ》することを為す

※厥　『甲乙経』巻五第五の注に「一作疾字（一に疾の字に作る）」とある。丹波元簡は『霊枢識』に「案ずるに躁厥《ソウケツ》を躁疾に作るは是」と記している。

【訳】　精気が減少し体力が衰えている上に脈がさわがしく、数急で不整である場合、さらに手足に冷えのあるときは繆刺によって治療する。

【注】　この十二字おそらくは錯簡である。前後と通ずるものがない。○**繆刺**　『素問』繆刺論第六十三を参照。

三　散氣可收、聚氣可布
深居静處、占※1神往来
閉戸塞牖、魂魄不散
専意一神、精氣之分※2
毋聞人聲、以收其精
必一其神、令志在鍼
浅而留之、微而浮之
以移其神、氣至乃休

散気収《おさ》む可く、聚気布《し》く可し
深くに居り、静かに処《お》り、神の往来を占い
戸を閉じ牖《ユウ》（まど）を塞ぎ、魂魄散らさず
意を専らにし神を一にし、精気を分かたず
人の声を聞くこと毋《な》く、以て其の精を収む
必ず其の神を一にし、志をして鍼に在らしむ
浅くして之を留め、微にして之を浮かべ
以て其の神を移し、気至って休《や》む

※1　占　『太素』巻二十二の散刺は「與」に作る。

※2　之分　『太素』巻二十二の散刺は「不分」に作る。訳はこれに従った。

【訳】　（からだが未だ弱っていなければ）邪気に追われて消散した精気を集め直すことができるし、局所に集まった邪気を散らすこともできる。

治療にあたって医師はドッシリと腰を下ろし、静かに落ち着いて座り、患者の心の動きを良く見定めて処置をする。

病室の戸を閉じ窓をしめ、外からの物事に気を取られて心を散さな

いようにする。

精神を統一して精気を分散させない。他人の声に耳を傾けず、心を引き締める。

精神を集中して鍼だけに注意を集めて刺鍼する。

刺鍼にあたっては浅く刺してしばらく置鍼し、少し入れて皮膚を浮かす様に操作するなど、技術的に工夫をこらし、病人の神経を刺激して反応をうながす。反応があって効果が表れたところで治療を中止する。

【注】　**〇意志**　意は思わく、志はこころざしであるが、ここは広く精神、こころ一般の意味である。**〇移其神**　ここの神は精神というより、局所の神経の反応性、興奮性を意味する。

四　男内女外※、堅拒勿出
謹守勿内、是謂得氣

男は内、女は外、堅く拒んで出ずること勿れ《なか》
謹み守って内るること勿れ、是れを得気と謂う

※男内女外　『甲乙経』巻五第五は「男女内外」に作る。

【訳】　男女の行動についていうと、男は房室に入ることを慎み、女は外出を慎むべきである。そこで堅く拒んで外出せず、謹慎して節度を守って房室に入らない様にする。そうすれば精気を充実させることができる。

【注】　**〇男内女外**　正確には何を意味しているのかわからない。ここでは男女も内外も房事に関することとして読んだ。次章第一節の内も同じである。**〇勿出**　出だすこと勿れと読んで、精気を出さないこととする解釈もある。**〇勿内**　邪気を入れないこととする解釈もある。何れも無理があるように思われる。

第八章

一　凡刺之禁
新内勿刺、新刺[※1]勿内
已酔[※2]勿刺、已刺勿酔
新怒[※3]勿刺、已刺勿怒
新労勿刺、已刺勿労
已飽勿刺、已刺勿飽
已飢勿刺、已刺勿飢
已渇勿刺、已刺勿渇

凡そ刺の禁
新に内すれば刺すこと勿れ、新に刺せば内する勿《なか》れ
已に酔えば刺すこと勿れ、已に刺せば酔うこと勿れ
新に怒れば刺すこと勿れ、已に刺せば怒ること勿れ
新に労すれば刺すこと勿れ、已に刺せば労する勿れ
已に飽けば刺すこと勿れ、已に刺せば飽くこと勿れ
已に飢えれば刺すこと勿れ、已に刺せば飢える勿れ
已に渇けば刺すこと勿れ、已に刺せば渇くこと勿れ

※1　新刺　『甲乙経』巻五第一上は「已刺」に作る。
※2　已酔　『甲乙経』巻五第一上は「大酔」に作る。
※3　新怒　『甲乙経』巻五第一上は「大怒」に作る。

【訳】　刺鍼をする場合にしてはいけないことがある。

房事の直後に刺鍼してはいけない。刺鍼した後すぐに房事を行なってはいけない。

酒を飲んで酔ったら刺鍼してはいけない。刺鍼したら酔ってはいけない。

怒り心頭に発しているときは刺鍼してはいけない。刺鍼したら怒りの様に激しく感情を動かすことをしてはいけない。

働いて疲れきっているときに刺鍼してはいけない。刺鍼したら労働してはいけない。

満腹なときには刺鍼してはいけない。刺鍼したら満腹にしてはいけない。

お腹がすききっている時は刺鍼してはいけない。刺鍼後、全く食べないのは良くない。のどの渇いているときは刺鍼してはいけない。

刺鍼後、全く水を飲まないのは良くない。

二　大驚大恐[※1]必定其氣乃刺之
乗車來者臥而休之
如食頃乃刺之
出行[※2]來者坐而休之
如行十里頃乃刺之

大驚、大恐は必ず其の気を定めて乃ち之を刺す
車に乗りて来る者は臥して之を休ましめること
食頃《ショクケイ》の如くにして乃ち之を刺す
出行し（歩い）て来る者は坐して之を休ましむること
十里頃《ばかり》を行くが如くにして乃ち之を刺す

※1　大恐　『甲乙経』巻五第一上は「大怒」に作る。
※2　出行　『甲乙経』巻五第一上は「歩行」に作る。訳はこれに従った。

【訳】　大変びっくりしたり、ひどく恐ろしい思いをしたりしたときは、必ず気持ちが落ち着くのを待ち、それからおもむろに刺すようにする。一回車に乗って、揺られて来た人は、からだを横にして休ませる。一回食事をするくらいの時間がたったら、そこで刺すのである。歩いて来た人は座らせて休ませる。一里ほどの距離を歩く時間がたったら、そこでおもむろに刺鍼を行なう。

【注】　**○食頃**　頃は首をかしげる程の短い時間。食頃で一回食事をするくらいの時間をいう。**○十里**　周代の一里は今の四百メートルに当たる。十里で四千メートル、今の一里である。

三　凡此十二禁者、其脈亂氣散
逆其營衛、經氣不次[※1]
因而刺之
則陽病入於陰、陰病出爲陽[※2]
則邪氣復生、粗工勿察

凡そ此の十二禁は、其の脈は乱れ気は散じ
其の営衛は逆し、経気は次《ジ》せず
因って之を刺せば
則ち陽病は陰に入り、陰病は出でて陽と為る
則ち邪気復た生ずるも粗工は察すること勿《な》し

是謂伐身、形體淫泆
乃[※3]消脳髄、津液不化
脱其五味、是謂失氣也

是を伐身と謂う、形体淫泆《インイツ》し
乃ち脳髄を消《とか》し、津液化せず
其の五味を脱す、是を失気と謂うなり

※1　不次　黄校本は「不足」に作る。
※2　爲陽　日刻本は「於陽」に作る。
※3　乃消脳髄　『甲乙経』巻五第一上は「反消骨髄」に作る。

【訳】　以上十二の禁止事項を侵すと、脈の打ち方はでたらめになり、自律神経は失調する。そのため営衛（血気）の流れは逆行して、経脈は順調に流れなくなる。この様な状況のもとで刺鍼を行なえば、体表部の急性病は内部に侵入して重症化し、内部でくすぶっていた慢性病は、邪気が再び活動化し、体表部にも症状を現すようになる。未熟な医者はその本質を洞察することができない。これではからだを打ち壊すようなものだ。からだは締まりがなくガタガタになり、やがては脳髄も消耗する。津液は変化して脈気や藏府の気となって、諸々の生理作用に利用されるものであるが、その化成の働きがうまくいかなくなり、（酸苦甘辛鹹の）五つの栄養素も正常に利用されない様になる。即ち精気を失った状態である。

【注】　**○次**　順序である。**○形體淫泆**　淫は欲望にふけること、泆はほしいままなこと、形體淫泆で、勝手気儘にふるまった結果としてからだがガタガタで締まりがなくなった状態になることをいう。

第九章

『素問』診要経終論第十六に同文がある。

一　太陽之脈其終也
戴眼反折瘈瘲、其色白
絶皮乃絶汗、絶汗則終矣

太陽の脈、其の終るや、
戴眼、反折、瘈瘲《ケイショウ》し、其の色白し
絶皮して乃ち絶汗す、絶汗するときは則ち終る

【訳】　太陽膀胱経の機能が廃絶する末期の症状は、瞳孔は上向きになって眼球は動かず、背中は反り返り（角弓反張）、手足は痙攣する。顔色は青白くなり、人の生気が絶えるときに現れる汗が止め度なく流れ出る。この絶汗が出ると死ぬ。

【注】　**○戴眼**　上目づかいになって眼球強直状態になること。**○瘈瘲**　瘈は強直性痙攣、瘲は弛緩性痙攣である。両者相次ぎ一連の発作として現れる。小児の病である。**○絶皮乃絶汗**　『素問』診要経終論第十六は「絶汗乃出、出則死矣（絶汗乃ち出づ、出づるときは則ち死す）」に作る。原文のままでは意味が通じない。ここは『素問』に従って訳す。なお本書の経脈第十に「六陽気絶則……絶汗乃出、故旦占夕死、夕占旦死（六陽の気絶するときは則ち……絶汗乃ち出づ、故に旦に占えば夕に死し、夕に占えば旦に死す）」とある。

二　少陽終者耳聾百節盡縱
目系絶、目系絶一日半則死矣
其死也色青※、白乃死

少陽の終る者は耳聾し百節尽く縱《ゆる》む
目系絶す、目系絶すれば一日半にして則ち死す
其の死するや色青し、白にして乃ち死す

※色青　『素問』診要経終論第十六は「色先青」に作る。

【訳】　少陽胆経の機能が廃絶する末期の症状は、耳がガンガン鳴って聞こえなくなり、からだ中の関節が弛んでしまう。視神経の働きがなくなり、目が見えなくなる。そうなると一日半で死ぬ。死ぬときは顔色は青い。それが白くなるときに死ぬ。

【注】　**○耳聾**　少陽胆経は耳を通る。**○百節盡縦**　少陽胆経は関節を主どる。その経脈は肩、股、膝関節を通る。**○目系**　視束である。視神経、視動脈などを含む組織である。少陰心経に属し、また肝経に繋がる。本書の経脈第十心経、肝経参照。**○色青白**　『素問』の「色先青」がよい。初め肝胆の青を呈し、後に相克関係にある肺の白が現れて死となる。

三　**陽明終者、口目動作**
喜驚妄言、色黄
※其上下之經盛而不行則終矣

陽明の終る者は口目動作し
喜《よ》く驚《キョウ》し妄言す、色は黄なり
其の上下の経盛んなるも行かざるときは則ち終る

※其上下之經盛而不行則終矣　『素問』診要経終論第十六は「其上下経盛、不仁則終矣（其の上下の経盛んにして不仁なるときは則ち終わる）」に作る。

【訳】　陽明胃経の機能が廃絶する末期の症状は、唇や目がピクピクと不随意に動き、しばしばびくっと軽いひきつけを起こしたり、意識が乱れてあらぬ事を口走ったりする。顔色は黄色い。手の陽明大腸経と足の陽明胃経がともに機能が盛んになって病的な運動亢進を起こす。経気がめぐらぬようになれば死の転帰をとる。

【注】　**○陽明**　胃経は目から始まり口を巡り前胸を通り、足の人差し指に至る。大腸経は手の人差し指に至る。そこで口目動作するのである。**○喜驚妄言**　驚は肝の病症である。陽明経では狂、癲疾が起こる。『素問』厥論第四十五には、陽明の厥として、癲疾と妄見と妄言をあげている。

四　少陰終者面黒歯長而垢腹脹閉塞、上下不通而終矣、

少陰の終る者は面黒く歯長じて垢づく腹脹り閉塞し上下通ぜずして終る

【訳】　少陰腎経の機能が廃絶する末期の症状は、顔色が黒くなり、歯が痩せ細って垢がつく。腹がはり便秘する。上も不通で食が下らず、下も不通で大小便が出ない。

【注】　○面黒　腎の色は黒である。疾患としては副腎のアジソン病の症状である。○歯長而垢　腎は骨を主どる。本書の五味論第六十三に「歯は骨の終る所なり」とある。○腹脹閉塞上下不通　心腎両経は腹部の大動脈と関係する。その循環障害により、脹即ちガスや水の貯留が起こり、腸管に影響して閉即ち便秘、腸閉塞となる。これが上下不通である。

五　厥陰終者中熱嗌乾、喜溺心煩甚則舌巻卵上縮而終矣

厥陰の終る者は中熱し嗌《のど》乾き、喜く溺《ニョウ》し、心煩す甚だしきときは則ち舌巻き卵上り縮んで終る

【訳】　厥陰肝経の機能が廃絶する末期の症状は、腹（肝、胃腸）に熱を持ち、そのために喉が乾燥する。頻繁に小便が出て、胸がいらいらと煩わしい。重症のときは舌が巻き上がって（奥に落ち込み）、陰嚢が縮み睾丸が腹部に入ってしまう。この様な状況で死を迎える。

【注】　○中熱　中は腹部ことに脾胃、肝をいう。『素問』風論第四十二に「熱中と為りて目黄ばむ」とある。肝炎である。本書の五癃津液別第三十六に「中熱するときは則ち胃中穀を消す」とある。胃炎などによる病的食欲亢進である。○嗌乾　『素問』風論に「肝風の状……嗌乾く」とある。肝風は肝即ち中の熱病の一つである。○舌巻卵上縮　肝経は陰器（生殖器）を巡り、舌本に纏う。故に頻尿、舌巻き、陰嚢が縮むことになる。○心煩　厥陰心包経は心に関係する。故に心煩する。○卵　睾丸である。

六　太陰終者腹脹閇不得息
氣噫善嘔、嘔則逆、
逆則面赤
不逆則上下不通
上下不通則面黒毛焦而終矣

太陰の終る者は腹脹り閇（閉）じて息することを得ず
気噫《アイ》し善く嘔す、嘔するときは則ち逆す
逆するときは則ち面赤し
逆せざるときは則ち上下通ぜず
上下不通のときは則ち面黒く毛焦げて終る

【訳】　太陰脾経と肺経の機能が廃絶する末期の症状は、腹がはり（腹水、ガス）、腸管が閉塞して（腸閉塞）大便が出ない。腹部の膨満が肺を圧迫して息ができない。よくげっぷが出て吐き気がする。吐くときは気が上逆する。気が上逆するときは顔が赤くなる。気の上逆がないときは、食も下らず、大便も出ない。この様に上下不通のときは顔色が黒くなり、皮膚の毛はやつれる。この様にして死の転帰をとる。

【注】　**○太陰**　太陰脾経は胃腸の機能を主どる。故にその末期には上記の症状が出る。**○閇**　閉と同じ。**○面黒**　脾の色は黄である。その末期には、脾が克する腎の色である黒が出る。**○毛焦**　肺は皮毛を主どる。故に皮膚がやつれ毛が細くなる。

經脉　第十

本篇は大きく分けると三つの部分から成る。

一、人体発生学

二、経脈

三、経別

四、経脈の本体

第一　発生学　人の始生するや先ず精を成す。精成って脳髄生ず云々。本書における唯一の人の発生に関する記述である。

第二　経脈

一、経脈の定義　経脈は、能く死生を決し、百病を処し、虚実を調える所以なり。

二、十二経脈の流注、経路

是動病（藏病）、所生病（経病）、治療原則（補瀉、抜鍼と置鍼、施灸、経刺）

三、経気の廃絶するときの症状と予後（何時悪化し何時死ぬか）

四、経と絡の違い。経は動脈、絡は静脈である。なお毛細血管は孫あるいは孫絡という。

十二経脈の内、血管であることが明確なのは次の四本である。

肺経、鎖骨下動脈から橈骨動脈に至る。

心経、三本有る。一つは大動脈弓、内頸動脈、眼動脈。二つは胸大動脈、腹大動脈、上腸間膜動脈。三つは鎖骨下動脈、尺骨動脈。

胃経、顔面動脈、外頸動脈、内胸動脈、上腹壁動脈、下腹壁動脈、大腿動脈、前脛骨動脈、足背動脈。

腎経、衝脈とほぼ重なる。衝脈は大動脈弓から、上は総頸動脈を経て顔面、脳内に入る。下は胸大動脈、腹大動脈、大腿動脈、膝窩動脈、前後の脛骨動脈、足背動脈、足底動脈。

第三　経別　経脈は陰陽に分かれ、表裏の関係にある。太陽と少陰、陽明と太陰、少陽と厥陰である。その陰陽、表裏をなす経脈間には絡穴において連絡路が通じている。この絡穴を経別と呼んでいる。ここには各経脈の絡穴とその流注、並びにその虚実による病症が記されている。

第四　経脈の本体についての私見

本篇は経脈に関する最も詳細で正確な記述である。現在、一般には経脈は兪穴を連ねた線状構造物であると考えられている。兪穴とは内藏の異常を現す体表上の反応点であり、鍼灸治療上治療点として利用されている。

兪穴の解剖学的本体は、体表に在って神経終末と毛細血管終末で構成される内藏皮膚反射による反応点である。この神経終末と毛細血管終末は体表深部を通る経脈とそれぞれ別個に連絡している。従って経脈は血管とその周辺を伴走する神経から成る神経血管複合体と呼ぶべき構造物と考えられる。『霊枢』の著者たちが血管を見て経脈と呼んでいることは本篇の記述から明らかである。上に記した様に経脈の中には血管として追跡できるものが少なくとも四本ある。即ち経脈と兪穴の解剖的構造は西アジア乾燥地帯で見られるカナートあるいはカーレーズと呼ばれる灌漑、水道設備をモデルに考えるとわかりやすい。ある間隔を置いて竪坑を掘り井戸を作り、その坑底をトンネルで結びつけ、水源と連絡すれば水道ができる。トンネルが経脈であり、竪坑が兪穴にあたる。水源に相当するのが血管と神経の主幹である。

第一章

一　雷公問於黄帝曰　　雷公、黄帝に問うて曰く
禁脈[※1]之言　　禁服の言
凡刺之理、經脈爲始　　凡そ刺の理は経脈を始めと為す
營其所行、制[※2]其度量　　其の行く所を営じ、其の度量を制し
内次五藏、外別六府　　内は五藏を次し、外は六府を別《わか》つ
願盡聞其道　　願わくは盡く其の道を聞かん

※1　脈　本書の禁服四十八に以下の同文あり。「脈」は「服」の誤りである。
※2　制　『太素』巻十四人迎脈口診、本書禁服第四十八は「制」を「知」に作る。

【訳】　雷公が黄帝に質問していう。

禁服第四十八に次の言葉がある。

刺鍼療法の道理を知るには経脈について正確に認識することが手始めとなる。経脈は全身を循環している。そこでそれぞれの運行の場

所とその長短を知ることが必要である。その運行にあたっては五藏を次々に経歴し、六府とも別々に連絡している。

【注】　**○營其行所**　丹波元簡は『霊枢識』において「簡案ずるに營と制とは対言なり、疑うらくは營行の義に非ず、營は度《はか》なり」という。参考に値する。

○制其度量　制は裁量、裁定すること。経脈の長短を裁量、認知することである。

二　**黄帝曰**

人始生、先成精
精成而脳髄生
骨爲幹、脈爲營、筋爲剛
肉爲牆、皮膚堅而毛髪長
穀入于胃、脈道以通、血氣乃行

黄帝曰く
人、始めて生れ（るとき）、先ず精を成す
精成って脳髄生ず
骨は幹為り、脈は営為り、筋は剛為り
肉は牆《ショウ》（垣根）為り、皮膚堅くして毛髪長ず
穀、胃に入り、脈道以て通じ、血気乃ち行く

【訳】　黄帝がいう。

人の発生に際しては先ず精が成立する。精とは男女の陰精の合体したものである（初期胚にあたる）。この精から脳髄が生成する。次いで骨ができてからだを支える幹となる。血管ができて血液を循環させる。筋ができて腕力となる。肉ができて骨を覆い、垣根の様に外からの力を緩和する。かくして体表の皮膚が堅固になり、毛髪が成長して人体が完成する。この状態になって生まれてくる。生後、飲食物が口から入るようになると、胃の上焦、中焦で精気に変換される。精気は血管の中に注がれ、血気となって全身を巡行する。

【注】　**○本節**は『素問』、『霊枢』におけるほとんど唯一の発生学的記述である。

三　雷公曰
願卒聞經脈之始生
黄帝曰
經脈者、所以能決死生
處百病、調虛實、不可不通

雷公曰く
願わくは経脈の始生を聞かん
黄帝曰く
経脈は能く死生を決し
百病に処し、虚実を調う所以なり、通ぜざる可からず

【訳】　雷公がいう。

経脈の発生から終結までの状況を詳しく聞きたい。

黄帝がいう。

経脈は病気の診断、予後の判定をし、病に対する処置を行ない、虚実を調整する場所である。よくよく精通していなければいけない。

第二章

第一節

一　肺手太陰之脈、
起于中焦、下絡大腸
還循胃口、上膈屬肺
從肺系横出腋下
下循臑内、行少陰心主之前

肺、手の太陰の脈は
中焦に起り、下って大腸に絡《まと》い
還《かえ》って胃口に循《したが》い、膈を上つて肺に属す
肺系より横に脇の下に出で
下って臑《ジュ》の内に循い、少陰心主の前を行き

下肘中、循臂内、上骨下廉
入寸口上魚循魚際
出大指之端
其支者
従腕後直出次指内廉出其端

肘の中を下り、臂の内に循い、骨の下の廉《かど》を上り
寸口に入り魚に上り、魚際に循って
大指の端に出《い》づ
其の支の者は
腕の後より直に次指の内の廉に出で、其の端に出づ

【訳】　手の太陰肺経の脈は中焦の部位から始まる。下って大腸に外から付着、連絡する。上に戻って胃の上口を通り、横隔膜を貫いて肺に進入し、そこに所属する。肺から気管支、気管を経て、喉頭の所から横に走り腋の下に出る。上膊の内側を下がり少陰心主の脈の親指側を行く。下がって肘の中に入り、前腕で橈骨の掌側を上り、寸口穴に入り、手の母指球の魚際穴を通って親指の内側の端に出る。

その支脈は腕関節の後の列缺穴から分かれ、真っすぐ人差し指の内側の端に出る。

【注】　**○肺系**　系とはつながって伸びるものである。肺につながり伸びているのは気管支と気管である。また喉嚨ともいう。**○臑**　上腕。**○魚**　手の親指の付け根、母指球の部分。

二　是動則病
肺脹満膨膨而喘欬、缺盆中痛
甚則交両手而瞀
此爲臂厥

是れ動ずるときは則ち病む
肺、脹満し膨膨として喘欬《ガイ》し、缺盆の中痛む
甚だしきときは両手を交えて瞀《ボウ》す
此れを臂厥《ヒケツ》と為す

【訳】　この肺経に何かの原因によって変動が生じ、病変を起こすと、以下のような症状を示す。
肺は膨張して胸がいっぱいに詰まった感じがし、ゼイゼイと咳き込み、鎖骨上窩の中が痛む（肺気腫、喘息など）。症状が激しい場合には手を交差させて胸を押さえ、目が霞んでよく見えなくなる。この症状を臂厥という。

【注】　**○是動則病**　動は変動である。病変を起こすことである。拍動の意味ではない。是とは肺経である。肺経が変動を起こす原因　は色々ある。内外いずれからも病変を起こし得る。従来是動を外因性の病症と解釈されているが、別に明確な根拠があるわけではない。また是動は気の病であり、所生は血の病であるという『難経』二十二難の説はまったくの虚妄である。ただし両者がどう違うのかということはよくわからない。強いていえば是動は藏の病であり、所生は経の病であるとなるであろうか。**○臂厥**　臂は前腕である。厥は経気の逆行である。臂は肺経の通路である。そこで肺経の経気が異常な流れをするようになったために異常な病変を起こしてきたと考えてこの病名をつけたのであろう。**○瞀**　目が霞んでよく見えないこと。

三　是主肺所生病者
欬上氣、喘渇※1、煩心、胸滿
臑臂內前廉痛厥※2、掌中熱
氣盛有餘則肩背痛風寒※3
汗出中風※4、小便數而欠
氣虛則肩背痛寒※5
少氣不足以息、溺色變

是れ主肺《シュハイ》生ずる所の病は
欬《せき》し、上気し、喘し、渇し、煩心し、胸満ち
臑臂の内の前の廉痛み、厥、掌中熱す
気盛んにして有余なるときは則ち肩背痛み、風寒、
汗出でて、中風、小便数《サク》にして欠す
気虚するときは則ち肩背痛み、寒
少気して以て息するに足らず、溺《ニョウ》の色変ず

※1　渇　『甲乙経』巻六第七は「喝」に作る。
※2　厥　※3　風寒　※4　中風　※5　寒　注釈の文字が本文に混入したものであろう。【注】を参照。

【訳】　肺経に病変が起こると以下の様な症状が生ずる。
咳き込み、のぼせ、ゼイゼイと喘鳴を起こし、のどが渇き（喝、ハッハッと声がかすれ）、胸苦しく、胸がいっぱいに詰まった様な感

じがする。

上腕、前腕の内側で親指側の稜線上が痛む（厥の症状である）。掌の中に熱を持つ。

邪気が有り余って勢いが盛んなときは肺経に沿って肩や背中が痛む（風や寒の邪気に侵されたとき起こる）。汗が出る（これは中風の症状である）。小便が頻繁に出る。あくびが出る。

精気が衰えたときは肩や背中が痛む（寒による症状である）。息切れがして十分呼吸することができない。小便の色が正常と違ってくる。

【注】　**〇主肺**　肺の機能を主宰し代表している所ということで、肺経を意味する。**〇厥**、風寒、中風、寒はそれぞれその前に記された症状の病因あるいは病理を述べたもので、注釈の文字が本文に混入したものであると考える。故にその訳は括弧でくくった。**〇小便數而欠**　欠はあくびである。この文章を、小便が頻数であるが量が少ない、とする解釈があるが無理であろう。肺が病んでその影響が五行で子にあたる腎に及び、小便数、欠、溺色変が起こったのである。欠については、『素問』宣明五気篇第二十三に「五藏病む所……腎は欠と為し嚏と為す」とあり、腎の傷害による症状である（馬蒔の註による）。

四　為此諸病　　此の病を為《おさめ》（治療す）るには
盛則寫之、虛則補之　　盛んなれば則ち之を瀉し、虚すれば則ち之を補す
熱則疾之、寒則留之　　熱すれば則ち之を疾《はや》くし、寒えれば則ち之を留む
陷下則灸之　　陥下すれば則ち之に灸す
不盛不虛以經取之　　盛んならず、虚ならざるは、経を以て之を取る
盛者寸口大三倍于人迎　　盛んなる者は寸口大なること人迎に三倍す
虛者則寸口反小于人迎也　　虚する者は則ち寸口反って人迎より小なり

【訳】　以上の症状を治療するには次の様にする。

邪気が盛んなときは瀉法を行なう。精気が虚しているときは補法を行なう。

熱のあるときは抜鍼を早くする。寒のあるときは置鍼する。病変の

局所が陥凹しているときは灸をすえる。

ただ痛むだけで虚実の偏りのないときはその経脈上にツボを取って処置を加える。

邪気盛んで実しているときは寸口は人迎より三倍大きく脈をうつ。反対に肺経が虚しているときは寸口は人迎より小さく脈をうつ。

【注】　**○爲**　作為である。処置を加える意。ここでは治療すること。

第二節

一　大腸手陽明之脈
起于大指次指之端[※1]
循指上廉出合谷両骨之間
上入両筋之中、循臂上廉
入肘外廉、上臑外前廉
上肩出髃[※2]骨之前廉
上出于柱骨之會上、下入缺盆
絡肺、下膈、屬大腸
其支者、從缺盆上頸、貫頬
入下歯中、還出挾口、交人中
左之右、右之左、上挾鼻孔

大腸、手の陽明の脈は
大指の次の指の端に起こり
指の上の廉に循って合谷（両骨の間）に出で
上って両筋の中に入り、臂の上の廉に循って
肘の外の廉に入り、臑の外、前の廉に上り
肩に上り、髃骨《グウコツ》の前の廉に出で
上って柱骨の会の上に出で、下って缺盆に入り
肺に絡《まと》い、膈を下り、大腸に属す
其の支の者は缺盆より頸を上り頬を貫き
下歯の中に入り、還って出て口を挾み、人中に交わる
左は右に之《ゆ》き、右は左に之き、上って鼻孔を挾む

※1　端　『甲乙経』巻二第一上は「端」の下に「外側」の二字あり。
※2　髃骨之　『太素』巻八には「骨之」の二字なし。

【訳】　手の大腸経の脈は手の人差し指の端（の親指側）から始まる。指の親指側の稜線を通って第一と第二中手骨の間の合谷穴の所に出る。そこから上って長短の母指伸筋の間の陥凹部（陽谿穴）に

入り、前腕の親指側の稜線に沿って行き、肘の外側の廉（実際は前の廉で曲池穴の場所）に入る。上腕の外前面を上り、肩関節で上腕骨の前の廉にあたる小結節に出る。そこから上って脊柱の第一胸椎に出、また下って缺盆に入り、肺には外からまとい付き、横隔膜を下って大腸に所属する。

その支脈は缺盆から頸を上り、頬を貫いて下歯の中に入る。また歯から皮下に出て口を回って人中穴で交差して反対側に出る。左から来たものは右に行き、右は左に行き、上って鼻孔を挟む。

【注】　○**髃骨**　上腕骨の小結節である。

二　是動則病、歯痛頸[※1]腫
是主津液[※2]所生病者
目黄、口乾、鼽衄、喉痺
肩前臑痛、大指次指痛不用
氣有餘則當脈所過者熱腫
虚則寒慄不復

是れ動ずるときは則ち病む、歯痛み頸腫る
是れ主津液《シュシンエキ》生ずる所の病は
目黄ばみ、口乾き、鼽衄《キュウジク》し、喉痺す
肩の前、臑痛む、大指の次指痛んで用いられず
気有余なるときは則ち脈の過ぐる所に当たる者熱して腫る
虚するときは則ち寒慄して復せず

※1　頸　『太素』巻八の経脈第一は「䪼（シュツ、頬）」に作る。
※2　液　『太素』巻八の経脈第一は「津」の下に「液」の字なし。

【訳】　この大腸経に変動が生じ、病変を起こすと、歯が痛んで頸が腫れる。
胃で作られる津液から屎尿を生成する大腸経が生ずる病は次の通りである。目が黄ばむ。口が渇く。鼻血が出る。喉が腫れて痛む（扁桃炎、扁桃周囲膿瘍など）。肩関節の前の廉が痛む。人差し指が痛み、うまく使えなくなる。
邪気が盛んなときは経脈の経路にあたる所は熱を持って腫れる。機能が衰えているときは寒気がして震え、なかなか回復しない。

【注】　○**主津液**　津液は胃の上焦、中焦において水穀から作られる。その残り糟粕は下焦に送られ大腸において小便を別泌し、大便を形成する。故に大腸は津液を主どるというのである。○**目黄から不用**までは、すべて大腸経の経絡上の症状である。

三　爲此諸病
此の諸病を為むるには

盛則寫之、虚則補之
盛んなれば則ち之を瀉し、虚すれば則ち之を補す

熱則疾之、寒則留之
熱すれば則ち之を疾くし、寒すれば則ち之を留む

陥下則灸之
陥下すれば則ち之に灸す

不盛不虚以經取之
盛んならず虚ならざれば経を以て之を取る

盛者人迎大三倍于寸口
盛んなる者は人迎大なること寸口に三倍す

虚者人迎反小於寸口也
虚する者は人迎反って寸口より小なり

【訳】以上の症状を治療するには次の様にする。邪気が盛んなときは瀉法を行なう。精気が虚しているときは補法を行なう。熱のあるときは抜鍼を早くする。寒のあるときは置鍼する。病変の局所が陥凹しているときは灸をすえる。ただ痛むだけで虚実の偏りのないときはその経脈上にツボを取って処置を加える。邪気盛んで実しているときは人迎は寸口より三倍大きく脈をうつ。反対に虚しているときは人迎は寸口より小さく脈をうつ。

第三節

一　胃足陽明之脈
胃、足の陽明の脈は

起於鼻之交頞中
鼻の交頞《コウアツ》中に起こり

㫄（旁）納[※1]太陽之脈
旁らより太陽の脈を納む

下循鼻外、入上歯中
下って鼻の外に循い、上歯中に入り

還出挾口、環脣、下交承漿
還って出て口を挾み、脣を環り、下って承漿に交わり

却循頤後下廉
却《しりぞ》いて頤《イ》（あご）の後下の廉に循い

出大迎、循頬車、上耳前
過客主人、循髪際、至額顱
其支者、從大迎前下人迎
循喉嚨、入缺盆
下膈屬胃絡脾
其直者、從缺盆、下乳内廉
下挾臍、入氣街中、
其支者、起于胃口
下循腹裏、下至氣街中而合
以下髀關[※2]、抵伏兎
下膝臏中下循脛[※3]外廉
下足跗入中指内間
其支者、下廉三寸而別
下入中指外間
其支者、別跗上入大指間出其端

大迎に出で、頬車に循い、耳の前に上り
客主人を過《よ》ぎり、髪際に循い、額顱《ガクロ》に至る
その支の者は大迎の前より人迎に下り
喉嚨《コウロウ》に循って缺盆に入り
膈を下って、胃に属し、脾に絡う
其の直なる者は缺盆より乳の内廉を下り
下って臍《へそ》を挟み、気街の中に入る
其の支の者は胃の口から起こり
下って腹の裏に循い、下って気街の中に至って合す
以て髀関《ヒカン》を下って伏兎に抵《いた》り
膝臏《シツヒン》の中に下り、下って脛の外廉に循い
足跗《ソクフ》（足背）に下り、中指の内間に入る
其の支なる者は（巨虚）下廉より三寸にして別れ
下って中指の外の間に入る
其の支の者は跗上に別れ大指の間に入り其の端に出づ

※1　太陽　『甲乙経』巻二第一上は「大陽」に作る。
※2　髀關　『太素』巻八、経脈之一には「關」の字なし。
※3　脛　『太素』巻八、経脈之一、『甲乙経』巻二第一上は「胻」に作る。

【訳】　足の陽明胃経の脈は、鼻根の陥凹部から始まる。目の内眥より起こる足の太陽膀胱経が両側から本経に入りこんでいる。鼻の外側を下って上歯の中に入る。歯から皮下に出て、口を挟んで唇を回り、下唇中央の承漿《ショウショウ》穴の所で左右が交差する。下顎骨に沿って後ろの方に行き下顎角で大迎穴、頬車穴を経て耳の前に上

る。顴骨弓の上の凹みの客主人《キャクシュジン》穴を過ぎ、髪の生え際を通り前額の中央に至る。

其の支脈は大迎穴の所で下前に行き人迎穴を経て気管に沿って缺盆に入り、（胸廓の中を通って）横隔膜を下り、胃にはまり込み、脾に外側から接触する。

直行するものは缺盆（鎖骨下動脈）から（胸腹部の筋肉内を通って）乳の内側を下り臍の両側を通って鼠径部の気街に入る（内胸動脈、上腹壁動脈、下腹壁動脈を経て鼠径部で大腿動脈に入る）。

胃にはまり込んだ脈は、胃の下口から一つ支脈を分岐し、腹壁の裏側に沿って下り、気街に至って、前の直行するものと合体する。そこから股関節の髀関《ヒカン》穴を経て、大腿外側の筋肉膨隆部の伏兎《フクト》に至る。

さらに下って膝蓋の中を通り、脛の外側を下り足背部から中指の内側に入る。

その支脈は膝の下三寸の所でこの脈と分かれ、脛を下って足の中指の外側に入る。

其のまた支脈は足の甲の所でこの脈から分かれて大指の間に入り、その端に出る。

【注】　**○交頞**　鼻の鞍部、鼻根の部。**○額顱**《ガクロ》　額は「ひたい」中央で髪の下の部。顱は「丸いかしら」である。**○胃口**　『素問』五藏生成篇第十の王注は「起胃下口（胃の下口に起こり）」とある。**○跗上**　足の甲である。**○膝臏**　膝蓋骨である。

二　是動則病
洒洒振寒、善呻[※1]數欠、顏黒
病至則悪人與火
聞木聲[※2]則惕然而驚
心欲動、獨閉戸塞牖而處
甚則欲上高而歌、棄衣而走
賁響腹脹、是謂骭厥

是れ動ずるときは則ち病む
洒洒《サイサイ》（ぞくぞく）として振寒し、善く呻き、数々欠し、顔黒し
病の至るときは則ち人と火とを悪《にく》む
木の声を聞くときは則ち惕《テキ》然として驚す
心動かんと欲す、独り戸を閉じ牖《まど》を塞いで処る
甚だしきときは則ち高きに上って歌い、衣を捨て走らんと欲す
賁響して腹脹る、是れを骭厥と謂う

※1　呻　『太素』巻八は「伸」に作る。「伸」の方が良い。

※2　聲　『太素』巻八は「音」に作る。

【訳】　この胃経に変動が生じ、病変が起こると、ゾクゾクと寒気がして震え、よく呻《うめ》いたり、欠伸《あくび》をしたりする。顔の色は黒くなる（以上いずれも腎の症状）。
（普段は別状ないが）病の発作が起こると人に会うのを嫌がり、火をこわがる。木の音を聞くとビクッと驚き、心が動揺しそうになる。戸を閉じ窓を塞ぎ、独りで部屋に閉じこもる。症状が激しくなると高い所に昇って大声で歌ったり、衣服を脱いで走り回ったりする。腹が張りゴロゴロと鳴る。この様な症状を骭厥と呼ぶ。骭《カン》は脛である。胃経の経絡にあたる。厥は気の逆行である。骭厥で胃経の逆行による症状の意味となる。

【注】　〇**黒呻欠**　黒は腎の色、呻は腎の声（以上『素問』陰陽応象大論第五）、欠は五気所病で腎にあたる（同書の宣明五気篇第二十三）。土克水で胃土に病があると、その影響は腎水に及び、この症状が現れる。〇**惕然**　惕は『説文』に「驚なり」とある。驚については「馬駭《うまおどろく》なり」とある。

【考】　本症の病理は『素問』陽明脈解篇第三十に記載されている。統合失調症にあたる。

三　是主血所生病者
狂瘧※温淫汗出
鼽衄、口喎、脣胗
頸腫、喉痺、大腹、水腫、
膝臏腫痛、循膺乳氣街股伏兎
骭外廉足跗上皆痛、中指不用
氣盛則身以前皆熱、
其有餘于胃則消穀善饑溺色黄
氣不足則身以前皆寒慄
胃中寒則脹滿

是れ主血《シュケツ》生ずる所の病は
狂瘧、温淫汗出で
鼽《キュウ》（鼻づまり）衄し、口喎し、脣胗《シン》す
頸腫れ、喉痺し、腹大にして水腫となる
膝臏腫れ痛み、膺、乳、気街、股、伏兎
骭《カン》の外廉、足跗の上、皆痛む、中指用いられず
気盛んなるときは則ち身以前は皆熱す
其の胃に有余なるときは則ち穀を消し、善く饑え、溺の色黄ばむ
気不足なるときは則ち身以前皆寒慄す
胃の中、寒《ひ》えるときは則ち脹満す

※瘧　『甲乙経』巻二第一上は「瘈《ケイ》」に作る。瘈は狂犬である。無闇に歩き回る。また「ひきつけ、痙攣」である。訳文はこれに従った。

【訳】　胃の中焦（乳糜槽と胸管）で作られる営気は（鎖骨下の静脈角で）肺経に入って化して血と成る（本書の営衛生会第十八）。この血の元を生成する胃経が生ずる病は次の通りである。狂って歩き回る。痙攣を起こす。温熱のためにやたらに汗が出る。鼻が詰まったり、鼻血がでたりする。口が歪む（顔面神経麻痺）。唇の発疹（口唇ヘルペス）が出る。頸が腫れる（頸部血管の血栓症など）。咽喉腫痛（扁桃炎など）。腹水による腹部腫脹。（下肢）浮腫。膝蓋部の腫れ痛み。膺（ヨウ、上側胸部）、乳、鼠径部、股、大腿前部、脛の外側、足背部（という胃経の通り）が皆痛む。足の中指がうまく動かない。

邪気が盛んなときは胸や腹の部分（胃経通り）に熱を持つ。胃の機能が病的に亢進するとお腹が減って食欲が異常に強くなる。小便の色が黄ばんで黄疸の兆候を示すことがある。機能が低下すると胸や腹が冷えて震えがくる。胃が冷えるとガスがたまって腹部の膨満が起こる。

【注】　**○温**　温病　『傷寒論』太陽病脈証并治上第五に定義と症状が記されている。**○淫**　淫逸、とめどのないこと。**○瘈**　痙攣である。**○喎**　音カ、口がゆがむこと。　**○胗**　音シン、発疹。ここは口唇ヘルペスである。

四　爲此諸病
此の諸病を為むるには

盛則寫之、虛則補之
盛んなれば則ち之を瀉し、虚すれば則ち之を補う

熱則疾之、寒則留之
熱すれば則ち之を疾くし、寒すれば則ち之を留む

陷下則灸之
陥下すれば則ち之に灸す

不盛不虛、以經取之
盛んならず虚ならざれば経を以て之を取る

盛者人迎大三倍于寸口
盛んなる者は人迎大なること寸口に三倍す

虛者人迎反小於寸口也
虚する者は人迎反って寸口より小なり

【訳】 以上の症状を治療するには次の様にする。邪気が盛んなときは瀉法を行なう。精気が虚しているときは補法を行なう。熱のあるときは抜鍼を早くする。寒のあるときは置鍼する。病変の局所が陥凹しているときは灸をすえる。ただ痛むだけで虚実の偏りのないときはその経脈上にツボを取って処置を加える。邪気盛んで実しているときは人迎は寸口より三倍大きく脈をうつ。反対に虚しているときは人迎は寸口より小さく脈をうつ。

第四節

一　脾足太陰之脈
起于大指之端、循指内側白肉際
過核骨後上内踝前廉上踹[※1]内
循脛骨後交出厥陰之前
上[※2]膝股内前廉入腹屬脾絡胃
上膈、挾咽、連舌本、散舌下
其支者復從胃別上膈注心中

脾、足の太陰の脈は
大指の端に起こり、指の内側の白肉の際に循い
核骨の後を過り、内踝の前の廉に上り、踹内を上る
脛骨に循って後に交わって厥陰の前に出づ
膝、股の内前の廉を上り腹に入り脾に属し胃に絡う
膈を上り、咽を挾み、舌本に連なり、舌下に散ず
其の支の者は復た胃より別れ膈を上り心中に注ぐ

※1　踹　『太素』巻八、『甲乙経』巻二第一上は「腨」に作る。
※2　上　『太素』巻八、『甲乙経』巻二第一上は「上」の下に「循」の字あり。

【訳】 足の太陰脾経は、親指の内側の端に始まる。親指の内側で表裏の境、赤い皮膚と白の間を通り、第一指骨と第二指骨の関節を経て、脛骨の内踝の前を上り、ふくらはぎの中に入る。脛骨に沿って上り膝の辺りで厥陰肝経と交差し、股の前面に出る。膝蓋の内側、股の内側前面を通り、鼠径部の所から腹内に入り、脾にはまり込み、胃に外から絡む。そこから横隔膜を貫いて咽即ち食道を挟んで上り、舌の根元に連絡し舌の下に散開する。胃から分かれる別の支脈は横隔膜を貫いて上り心の中に注ぐ様に入る。

【注】 **○腨** 音セン、ふくらはぎ。**○踹** 音セン、踵、跟、本節

では腨の意味で使っている。**〇咽**　音イン。食道である。咽頭から胃の噴門までをいう。

二　**是動則病**
舌本強、食則嘔、胃脘痛
腹脹、善噫
得後與氣則快然如衰
身體皆重、

是れ動ずるときは則ち病む
舌の本強ばる、食えば則ち嘔《は》く、胃脘痛む、
腹脹る、善く噫《おくび》す、
後と気とを得るときは則ち快然として衰えるが如し、
身体皆重し

【訳】　この脾経に変動が生じ、病変が起こると、舌の根元が強《こわ》ばる。物を食べると吐く。胃袋が痛む。腹が脹《は》る。あくびがよく出る。排便と放屁があると腹部がさっぱりとして胃痛、腹脹が消失する。からだが重くだるい。

【注】　**〇後**　尻。ここでは排便である。**〇身體皆重**　『素問』藏気法時論第二十二に「脾病者身重（脾病む者は身重し）」とある。脾の病で四肢不用、身重を起こす病理については『素問』太陰陽明論第二十九に詳しい。

三　是主脾所生病者
舌本痛、體不能動搖、食不下
煩心、心下急痛
溏※1瘕泄水閉
黄疸、不能臥、強立※2
股膝内腫厥、足大指不用

是れ主脾生ずる所の病は
舌の本痛み、体を動揺すること能わず、食下らず
煩心し、心下急痛し
溏《トウ》し瘕《カ》し泄《セツ》し水閉《と》ず
黄疸、臥する能はず、強く立つ
股膝の内、腫れ、厥す、足の大指用いられず

※1　溏瘕泄水閉　『素問』至真要大論篇第七十四の新校正引く『甲乙経』は「溏泄瘕水閉」に作る。この方が良い。
※2　立　『太素』巻八は「欠」に作る。

【訳】　脾経に病変が生ずると次の様な症状が現れる。舌の根元が痛む。からだを前後左右に揺することができない（動かすと胃経に苦痛を感ずる）。飲食物がのどを下って行かない（胃で押し戻されて吐いてしまう、胃癌など）。胸がむかむかする。心下部がひきつれる様に痛む。下痢、腹部腫瘤、尿閉が生ずる。黄疸が起こる。安臥することができない。強いて立てば股、膝の内側が腫れる（経気の逆行による）。足の親指の動きが悪くなる。

【注】　**○主脾**　脾の機能を主宰し代表している所で脾経をいう。
○強立　陰茎強直か。**○溏**　泥状便である。**○瘕**　腹部腫瘤である。
○水閉　尿閉である。

四　爲此諸病　此の諸病を為むるには
盛則寫之、虛則補之　盛んなれば則ち之を瀉し、虚すれば則ち之を補う
熱則疾之、寒則留之　熱すれば則ち之を疾くし、寒すれば則ち之を留む
陥下則灸之　陥下すれば則ち之に灸す
不盛不虛、以經取之　盛んならず虚ならざれば経を以て之を取る
盛者寸口大三倍于人迎　盛んなる者は寸口大なること人迎に三倍す
虛者寸口反小於人迎也　虚する者は寸口反って人迎より小なり

【訳】　以上の症状を治療するには次の様にする。邪気が盛んなときは瀉法を行なう。精気が虚しているときは補法を行なう。熱のあるときは抜鍼を早くする。寒のあるときは置鍼する。病変の局所が陥凹しているときは灸をすえる。ただ痛むだけで虚実の偏りのないときはその経脈上にツボを取って処置を加える。邪気盛んで実しているときは寸口は人迎より三倍大きく脈をうつ。反対に虚しているときは寸口は人迎より小さく脈をうつ。

第五節

一　心手少陰之脈、起于心中
出屬心系、下膈、絡小腸、
其支者、從心系上
挾咽、繫目系
其直者、復從心系却上肺
下出腋下、下循臑内後廉
行太陰心主之後、下肘内
循臂内後廉、抵掌後鋭骨之端
入掌内後廉、循小指之内出其端

心、手の少陰の脈は心中に起こり
出でて心系に属す、膈を下って小腸に絡《まと》う
其の支なる者は心系より上って
咽《イン》（食道）を挟んで目系《モクケイ》（視神経）に繋がる
その直なる者は復た心系より却いて肺に上り
下って腋の下に出で、下って臑の内後廉に循《めぐ》って
太陰心主の後を行き、肘の内を下って
臂の内後廉に循って掌の後の鋭骨の端に抵《いた》り
掌の内後廉に入り、小指の内に循って其の端に出づ

【訳】　手の少陰心経の脈は心（藏）の中から始まる。心藏から出て心系すなわち大動脈弓の中を通って、横隔膜を下り、（上腸間膜動脈を経て）小腸に連絡する。

其の支脈は大動脈弓から上に行き、（頸動脈として）食道、咽頭を挟んで（頭に入り）（内頸動脈から眼動脈として）目系即ち視神経に繋がる。

その直系の経脈は大動脈弓から後戻りして肺に入り、（肺から復た心に戻り、心から大動脈弓、鎖骨下動脈を経て）、腋の下に下り、上腕の内側を通り、手の太陰肺経と厥陰心主の小指側を下って肘の小指側（尺骨の肘頭）を経過し、前腕の小指側に沿って手掌の後の豆状骨の端に至る。そこから掌の後の廉に入り、小指側の骨に従ってその端に出る。

【注】　○**心系**　心藏をぶら下げる紐状のものである。大動脈弓である。○**目系**　眼球をぶら下げる紐状のものである。視神経である。中を眼動脈が通っている。○**屬心系**　屬とははまり込んだ状態をいう。屬心系とは経脈が心系の中、即ち大動脈弓の中を通っていることを意味する。下膈も経脈が直接に横隔膜を通過しているのではなく、動脈の中を通って貫通しているのである。横隔膜を通過した後、直ちに上腸間膜動脈が分岐する。この動脈によって小腸に連絡する。即ち心経は三本の血管系より成る。

二　是動則病
嗌乾、心痛、渇而欲飲
是爲臂厥

是れ動ずるときは則ち病む
嗌《のど》乾き、心痛み、渇いて飲まんと欲す
是れを臂厥《ヒケツ》と為す

【訳】　この経脈に変動が起こると、次の様な病変が生じてくる。咽《のど》が乾く。心が痛む。咽が渇いて水を飲みたがる。心経は前腕を経過しているので、以上の症状は前腕における経気の逆行によって生じたというのである。

【注】　**○臂厥**　肺経の是動病も同じく臂厥という。命名の理由も同じであろう。

三　是主心所生病者
目黄、脇痛、臑臂内後廉痛厥、
掌中熱痛

是れ主心《シュシン》生ずる所の病は
目黄ばむ、脇痛む、臑臂の内後廉痛む、厥す
掌の中、熱し痛む

【訳】　心を主宰し代表する心経の生ずる病は、目が黄ばむ。脇が痛む（狭心症）。上腕、前腕の小指側が痛む（心の放散痛。尺骨神経痛）。掌の真ん中に熱を持ち痛む。

【注】　**○目黄**　心経は目に通ずる。そこで目に症状が出る。しかしなぜ黄ばむのかは不明。**○掌中熱**　肺経にも同様の記載がある。心主の脈では手心熱とある。三経に等しく見られる症状である。循環障害によるものであろう。**○厥**　臑臂内後廉痛に関する注である。その病理を示す。経気の厥逆である。**○臑**　音ジュ。上腕、臂はヒ、前腕。

四　為此諸病　　此の諸病を為むるには
盛則寫之、虛則補之　　盛んなれば則ち之を瀉し、虚なれば則ち之を補う
熱則疾之、寒則留之　　熱すれば則ち之を疾くし、寒えれば則ち之を留む
陷下則灸之　　陥下すれば則ち之に灸す
不盛不虛以經取之　　盛んならず虚ならざれば経を以て之を取る
盛者寸口大再倍于人迎　　盛んなる者は寸口大なること人迎に再倍す
虛者寸口反小于人迎也　　虚するときは寸口反って人迎より小なり

【訳】　以上の症状を治療するには次の様にする。邪気が盛んなときは瀉法を行なう。精気が虚しているときは補法を行なう。熱のあるときは抜鍼を早くする。寒のあるときは置鍼する。病変の局所が陥凹しているときは灸をすえる。ただ痛むだけで虚実の偏りのないときはその心経上にツボを取って処置を加える。邪気盛んで実しているときは寸口は人迎より二倍大きく脈をうつ。反対に虚しているときは寸口は人迎より小さく脈をうつ。

第六節

一　小腸手太陽之脈、起于小指之端　　小腸、手の太陽の脈は小指の端に起こり
循手外側、上腕出踝中　　手の外側に循い、腕を上り踝中に出づ
直上循臂骨下廉　　直に上って臂骨の下廉に循い
出肘内側兩筋之間　　肘の内側の両筋の間に出づ
上循臑外後廉、出肩解、　　上って臑の外後廉に循い、肩解《ケンカイ》に出で
繞肩胛、交肩　　肩甲を繞《めぐ》り、肩に交わり

上入缺盆、絡心
循咽、下膈、抵胃屬小腸
其支者、從缺盆循頸上頬
至目鋭眥、却入耳中
其支者、別頬、上䪼、抵鼻
至目内眥、斜絡于顴

上って缺盆に入り、心を絡う
咽（食道）に循って膈を下り胃に抵り小腸に属す
其の支の者は缺盆より頸に循い頬に上り
目の鋭眥に至り、却《しりぞ》いて耳の中に入る
其の支の者は頬に別れ䪼《セツ》に上り鼻に抵り
目の内眥に至り、斜めに顴に絡う

【訳】　手の小腸太陽経の脈は小指の端から始まる。手の外側を上り、腕関節部の尺骨茎状突起に至る。そのまま尺骨の小指側の稜線にそって上り、肘の小指側で上腕骨内上踝と肘頭の間に入り、上腕骨の小指側を上り、肩の付根（肩貞）に出る。肩甲骨を繞《めぐ》り、肩の大椎で左右交差し、缺盆に下り、心藏には外から絡う。そこから食道に沿って横隔膜を下り、胃を経て、小腸にはまり込む。

その支脈は缺盆から頸を通って頬に上り、目の外眥に至り、外側に曲がって耳の中に入る。今一つの支脈は頬から分かれて䪼《セツ》（目の下の頬骨）に上り、鼻に至り、目の内眥に行き着く。ここから斜めに顴骨に連絡している。

【注】　○䪼と顴　䪼は顴骨の一部と考えられる。

二　是動則病
嗌痛、頷腫、不可以顧
肩似拔、臑似折

是れ動ずるときは則ち病む
嗌痛み、頷《あご》腫れ、顧《かえり》みる可からず
肩は抜けるが似《ごと》く、臑は折れるが似し

【訳】　この経脈に変動が起こると次の様な病変が生じてくる。咽が痛む。顎が腫れる。頸を回して後ろを見ることができない。肩が抜ける様にだるい。上腕が折れる様に痛む。

三　是主液所生病者
耳聾、目黄、頬腫
頸頷肩臑肘臂外後廉痛

是れ主液生ずる所の病は
耳聾し、目黄ばみ、頬腫る
頸頷《ガン》（あご）肩臑肘臂の外後廉痛む
【訳】　胃は飲食物から営衛を抽出する。営衛は液体である。故に津液と呼ぶ。営衛を抽出した後の滓を糟粕という。小腸は津液を抽出した後の糟粕を受け、大腸へ伝えて行く器官である。
この経脈が生ずる病は次の通りである。耳がガンと鳴って聞こえなくなる。目が黄ばむ。頬が腫れる。頸、顎、肩、上腕、肘、前腕の小指側が痛む。
【注】　本経においては**是動**、**所生**、何れの病も、その症状はこの経脈上に位置している。
四　爲此諸病
盛則寫之、虚則補之
熱則疾之、寒則留之
陷下則灸之
不盛不虚以經取之
盛者人迎大再倍于寸口
虚者人迎反小于寸口也

此の諸病を為むるには
盛んなれば則ち之を瀉し、虚なれば則ち之を補う
熱すれば則ち之を疾くし、寒えれば則ち之を留む
陥下すれば則ち之に灸す
盛んならず虚ならざれば経を以て之を取る
盛んなる者は人迎大なること寸口に再倍す
虚すれば人迎反って寸口より小なり

【訳】　以上の症状を治療するには次の様にする。

邪気が盛んなときは瀉法を行なう。精気が虚しているときは補法を行なう。熱のあるときは抜鍼を早くする。寒のあるときは置鍼する。病変の局所が陥凹しているときは灸をすえる。ただ痛むだけで虚実の偏りのないときはその小腸経上のツボに処置を加える。

邪気盛んで実しているときは人迎は寸口より再倍大きく脈をうつ。

反対に虚しているときは人迎は寸口より小さく脈をうつ。

第七節

一　膀胱足太陽之脈、　膀胱、足の太陽の脈は

起于目内眥、上額、交巓　目の内眥に起こり、額に上り、巓《テン》に交わる

其支者、従巓至耳上角　其の支の者は巓より耳の上角に至る

其直者、従巓入絡脳、　其の直なる者は巓より入りて脳に絡う

還出別下項、循肩髆内　還って出でて別れて項を下り、肩髆《ハク》の内に循い

挟脊、抵腰中、入循膂　脊を挟み、腰中に抵《いた》り、入りて膂《リョ》に循い

絡腎、属膀胱、　腎に絡い、膀胱に属す

其支者、従腰中下　其の支の者は腰中より下り

挟脊、貫臀、入膕中　脊を挟み、臀を貫き、膕中《コクチュウ》（ひかがみ）に入る

其支者、従髆内左右別下　其の支の者は髆《ハク》内より左右に別れて下り

貫胛挟脊、内過髀樞　胛を貫き脊を挟み内《い》りて髀枢《ヒスウ》を過り

循髀外、従後廉下、合膕中　髀の外に循い、後廉より下って膕中に合す

以下貫踹内、出外踝之後　以て下って踹《セン》内を貫き、外踝の後に出で

循京骨、至小指外側　京骨に循って小指の外側に至る

【訳】　足の太陽膀胱経は目の内側の目頭から始まる。額を上り、頭の天辺で交差する。

一つの支脈は天辺から耳の上の角に行く。

直行するものは天辺から頭の中に入って脳に絡う。また脳の外に出て左右に分かれ項を下り、肩甲骨の内側を通り、脊椎を挟んで腰の中に至る。そこから腰の筋肉を通って（後腹膜に入り）、腎藏に連絡し、膀胱にはまり込んでいる。

一つの支脈は腰の中から出て、脊椎を挟んで下り、臀筋を貫き、股の後面を通って膝の裏側に入る。

一つの支脈は肩甲骨の内側から左右に分かれ（前の直行脈の外側を通り）、肩甲骨を貫いて、脊椎の両側を下り、股関節を通過し、大腿骨の外側の稜線に沿って下り、膝の裏に入り、（前の膝裏に入ったものに）合体する。そこから「ふくらはぎ」の中を貫いて足の外くるぶしの後に出る。京骨に沿って小指の外側に至る。

【注】　**○髆**　肩髆、肩甲骨である。**○京骨**　足の第五中足骨である。**○髀**　股関節。

二　**是動則病**
衝頭痛、目似脱、項如抜
脊痛、腰似折、髀不可以曲
膕如結、踹如裂、是爲踝厥

是れ動ずるときは則ち病む
頭を衝いて痛み、目は脱ける似《ごと》く、項は抜けるが如し
脊は痛み腰は折れるが似く、髀は以て曲げる可からず
膕は結ぶが如く、踹は裂ける如し、是れを踝厥と為す

【訳】　この経脈に変動があると、病変が起こる。

頭を突き抜ける様な痛みがある。目が抜け落ちる様な感じがする。項が抜ける様なだるさがある。背中が痛む。腰が折れる様に痛む。股関節が曲がらない。膝裏にしこりができる。ふくらはぎが裂ける様に痛む。この状態を踝厥という。足の外くるぶしの後を通過する膀胱経の経気の逆行によって起こる異常という意味である。

三　是主筋所生病者
痔、瘧、狂、癲疾、頭顖項痛
目黄、涙出、鼽衄、
項背腰尻膕踹脚皆痛小指不用

是れ主筋《シュキン》生ずる所の病は
痔、瘧、狂、癲疾、頭、顖《シン》、項、痛む
目黄ばみ、涙出で、鼽衄《キュウジク》す
項脊腰尻膕踹脚皆痛み、小指用いられず

【訳】膀胱経は頭から足の踵に至るまで背筋、腰筋、臀筋、大腿の筋肉、ふくらはぎ、とその経絡上に多大の筋肉を持っている。この筋を主宰している膀胱経に異常が生ずると次の様な病状を示す。痔、瘧、狂いまわる、癲癇など頭の病、頭の泉門や項が痛む、目が黄ばむ、涙が異常に出る、鼻が詰まったり出血したりする。項、背中、腰、尻、膝裏、ふくらはぎ、下腿、これらが皆痛む。足の小指がうまく動かなくなる。

四　爲此諸病
盛則寫之、虚則補之、
熱則疾之、寒則留之、
陷下則灸之、
不盛不虚以經取之、
盛者人迎大再倍于寸口
虚者人迎反小于寸口也

此の諸病を為むるには
盛んなれば則ち之を瀉し、虚すれば則ち之を補う
熱すれば則ち之を疾くし、寒えれば則ち之を留む
陥下すれば則ち之に灸す
盛んならず虚ならざれば経を以て之を取る
盛んなる者は人迎大なること寸口に再倍す
虚なるときは人迎反って寸口より小なり

【訳】以上の症状を治療するには次の様にする。行なう。熱のあるときは抜鍼を早くする。寒のあるときは置鍼する。邪気が盛んなときは瀉法を行なう。精気が虚しているときは補法を病変の局所が陥凹しているときは灸をすえる。ただ痛むだけで虚実

の偏りのないときはその膀胱経上のツボに処置を加える。

邪気盛んで実しているときは人迎は寸口より再倍大きく脈をうつ。反対に虚しているときは人迎は寸口より小さく脈をうつ。

第八節

一　腎足少陰之脈、起于小指之下
邪走足心、出于然谷之下
循内踝之後、別入跟中、
以上踹内、出膕内廉
上股内後廉、貫脊、屬腎絡膀胱
其直者、從腎上、貫肝膈
入肺中、循喉嚨、挾舌本
其支者、從肺出、絡心、注胸中

腎、足の少陰の脈は小指の下より起こる
邪《ななめ》に足心に走り、然谷の下に出づ
内踝の後に循い、別れて跟中《コンチュウ》に入り
以て踹内を上り、膕の内廉に出で
股の内後廉を上り、脊を貫き、腎に属し膀胱に絡う
其の直なる者は腎より上り、肝膈を貫き
肺中に入り、喉嚨《コウロウ》に循って舌本を挾む
其の支なる者は肺より出でて心に絡い、胸中に注ぐ

【訳】　足の少陰腎経の脈は足の小指の下から始まる。ここから斜めに足の中心（湧泉穴）に走り、然谷《ネンコク》穴（然骨即ち第一中足骨の凹み）の所に出て、内くるぶしの後側を通る。

ここで一つの枝が分かれて「かかと」の骨の中に入る。

いま一つの枝はそのまま「ふくらはぎ」の内を上行し膝裏の内側の角に出る（陰谷穴）。そこから股の背面の内側を上り、（肛門の背面から脊柱に入り）脊椎の中を昇り、これを貫いて（後腹膜に入り）腎藏にはまり込み、膀胱に連絡する。

直行するものは腎藏から上行し、肝と横隔膜を貫いて肺の中に入り、気管支、気管に沿って上り、両側から舌の根元を挾む。

支脈は肺から出て心藏に連絡し、胸の中に注ぎ込む（心包に繋げる）。

二　是動則病
是れ動ずるときは則ち病む

飢不欲食、面如漆柴
飢えるも食を欲せず、面は漆柴《シッサイ》の如し

欬唾則有血、喝喝而喘
欬唾《ガイダ》には則ち血有り、喝喝としとて喘す

坐而欲起、目䀮䀮如無所見
坐より起たんと欲すれば目は䀮䀮として見る所無きが如し

心如懸若飢状
心は懸けるが如く、飢えの状の若《ごと》し

氣不足則善恐
気不足なるときは則ち善く恐れ

心惕惕如人將捕之
心惕惕《テキテキ》として人の将《まさ》に之を捕らえんとするが如し

是爲骨厥
是れを骨厥と為す

【訳】　この経脈に変動が生ずると、次の様な病変が起こる。お腹が減っているのに食欲がない。顔色は漆を塗った様に黒く、枯れ柴の様に潤いがない。咳き込んで血痰を吐く。ハッハッと息忙しくする。座った状態から起立しようとすると目がボーッとして見えなくなる（起立性低血圧症か）。心藏は宙ぶらりんの感じでお腹が減った様な頼りない状態である。腎藏の機能が衰えているときは恐怖感が強く、物怖じした状態を示す。何時もビクビクしていて人が自分を捕まえにくるという妄想にとらわれている。この様な状態を骨厥という。骨と共同関係にある腎の経気が逆行して起こる病態であるという意味である。

【注】　**○䀮**　音コウ、目がボーッとしてよく見えないことである。

三　是主腎所生病者
是れ主腎生ずる所の病は

口熱、舌乾、咽腫、上氣
口熱し、舌乾き、咽《のど》腫れ、上気し

嗌乾及痛、煩心、心痛、黄疸
嗌乾き及び痛み、煩心し、心痛み、黄疸となる

腸澼、脊股内後廉痛
腸澼《チョウヘキ》（下痢）し、脊股の内後廉痛む

痿厥、嗜臥、足下熱而痛

痿厥《イケツ》し、臥を嗜み、足の下熱して痛む

【訳】　この腎藏を主宰し代表する経脈が生ずる病は次の様である。口に熱を持つ（各種の口内炎）。舌が乾く（舌炎など）。咽喉が腫れる（咽頭炎、扁桃炎など）。のぼせ。咽喉が乾き痛む。胸苦しい感じがする。心藏が痛む（狭心症、心筋梗塞など）。黄疸。下痢。背中や股の内側が痛む。足が萎え力が抜けて歩けなくなり、冷える。（だるくて）横になりたがる。足の中心部に熱を持って痛む。

【注】　**○痿厥**　痿は「なえる」、力が抜ける病。厥は冷え、あるいは冷えのぼせ。

四　爲此諸病
盛則寫之、虚則補之
熱則疾之、寒則留之
陷下則灸之
不盛不虚以經取之
灸則強食生肉、緩帶、
被髪、大杖、重履而歩、
盛者寸口大再倍于人迎、
虚者寸口反小于人迎也、

此の諸病を為むるには
盛んなれば則ち之を瀉し、虚すれば則ち之を補う
熱すれば則ち之を疾くし、寒すれば則ち之を留む
陥下すれば則ち之に灸す
盛んならず虚ならざれば経を以て之を取る
灸すれば則ち強いて生肉を食わせ、帯を緩め
髪を被り、大杖、重履《ジュウリ》にて歩む
盛んなる者は寸口大なること人迎に再倍す
虚するときは寸口反って人迎より小なり

【訳】　以上の症状を治療するには次の様にする。
邪気が盛んなときは瀉法を行なう。精気が虚しているときは補法を行なう。熱のあるときは抜鍼を早くする。寒のあるときは置鍼する。病変の局所が陥凹しているときは灸をすえる。ただ痛むだけで虚実の偏りのないときはその腎経上にツボを取って処置を加える。灸をすえる場合は、無理にでも生肉を食べさせる、帯を緩める、髪をバラバラに解く、大きな杖を持ち、重い履物をはいて歩く、というようにして栄養をつけ、くつろいで、体力を養うことが必要である。邪気盛んで実しているときは寸口は人迎より再倍大きく脈をうつ。反対に虚しているときは人迎は寸口より小さく脈をうつ。

【注】　**○灸則強食生肉**　腎のみにこのことをいうのは腎は陰精の主だからである（張介賓の説）。

第九節

一　心主手厥陰心包絡之脈※
起于胸中
出屬心包絡、下膈、歴絡三焦
其支者、循胸出脇、下腋三寸
上抵腋、下循臑内
行太陰少陰之間、入肘中
下臂行両筋之間、入掌中
循中指、出其端
其支者、別掌中
循小指次指、出其端

心主、手の厥陰心包絡の脈は
胸中より起こる
出でて心包絡に属し、膈を下り、三焦を歴絡す
其の支の者は胸に循って脇に出で、腋を下ること三寸
上って腋に抵《いた》り、下って臑《ジュ》内に循い
太陰、少陰の間を行き、肘の中に入り
臂《ヒ》を下り両筋の間を行き、掌中に入り
中指に循って其の端に出づ
其の支の者は掌中に別れ
小指の次の指に循って其の端に出づ

※心包絡　『太素』巻八には「絡」の字なし。

【訳】　手の厥陰心包経は胸中から始まる。心藏を包む膜に所属しており、ここから横隔膜を下り、胃の上焦、中焦、下腹部の下焦（大小腸、膀胱、肛門など下腹部の藏器に関係する）に次々と連絡する。

一つの支脈が胸から脇（側胸下部）に出て腋（側胸上部）の下三寸の所に至る。そこから腋に昇り、上腕の掌側を下り太陰肺経と少陰心経の間を通って肘の中に入り、前腕の尺骨と橈骨の間を下って掌の中に入り、中指の端に出る。掌の真ん中から支脈が出て小指の次の指の端に出る（三焦経の井穴、関衝穴）。

【注】　**○胸脇腋膺**　胸は「むね」の中央部。脇は「むね」の側面下部。腋は腋窩部。上腕と「むね」が交わる所である。膺は「むね」の側面上部。大胸筋の所である。

二　是動則病
手心熱、臂肘攣急、腋腫
甚則胸脇支満、心中憺憺大動
面赤目黄、喜笑不休

是れ動ずるときは則ち病む
手の（中）心熱す、臂肘攣急す、腋腫る
甚だしければ則ち胸脇支満し、心中憺憺として大いに動ず
面赤く目黄ばむ、喜《よ》く笑って休まず

【訳】　この経脈に変動が生ずると、次の様な病変が起こる。手の真ん中が熱する。腕や肘が痙攣する。腋が腫れる（リンパ腺炎など）。重症の場合は胸や脇がいっぱいに詰まって支えた感じがする（肺炎、肝藏、脾藏の腫脹など）。心藏がザワザワと胸苦しく心搏が激しくなる。顔色は赤く、目が黄ばむ。おかしくもないのにしばしば笑う（統合失調症の空笑など）。

【注】　**○憺**　音タン。心が静かに落ち着いていること。しかしこれでは本文に合わない。そこで意を推して訳文の様にした。

三　是主脈所生病者
煩心、心痛、掌中熱

是れ主脈生ずる所の病は
煩心し、心痛み、掌中熱す

【訳】　心包経は心主の脈で、心に代わって邪気を受ける（本書の邪客第七十一）。その心主の脈に生ずる病は次の様である。胸苦しい。心が痛む。掌の中が熱する。

四　爲此諸病　此の諸病を為むるには
盛則寫之、虛則補之　盛んなれば則ち之を瀉し、虚すれば則ち之を補う
熱則疾之、寒則留之　熱すれば則ち之を疾くし、寒すれば則ち之を留む
陷下則灸之　陥下すれば則ち之に灸す
不盛不虛以經取之　盛んならず虚ならざれば経を以て之を取る
盛者寸口大一倍于人迎　盛んなる者は寸口大なること人迎に一倍す
虛者寸口反小于人迎也　虚するときは寸口反って人迎より小なり

【訳】　以上の症状を治療するには次の様にする。

邪気が盛んなときは瀉法を行なう。精気が虚しているときは補法を行なう。熱のあるときは抜鍼を早くする。寒のあるときは置鍼する。病変の局所が陥凹しているときは灸をすえる。ただ痛むだけで虚実の偏りのないときはその心包経上のツボに処置を加える。

邪気盛んで実しているときは人迎は寸口より一倍大きく脈をうつ。

反対に虚しているときは人迎は寸口より小さく脈をうつ。

第十節
一　三焦手少陽之脈、　三焦、手の少陽の脈は
起于小指次指之端　小指の次の指の端に起こる

上出両指之間、循手表腕[※1]
出臂外両骨之間、上貫肘
循臑外、上肩而交出足少陽之後
入缺盆、布膻中、散落[※2]心包
下膈、循[※3]屬三焦
其支者、從膻中上、出缺盆
上項、繫耳後、直上出耳上角
以屈下頬、至䪼
其支者從耳後入耳中、出走耳前
過客主人前、交頬至目鋭眥

上って両指の間に出で、手の表腕に循い
臂の外の両骨の間に出で、上って肘を貫き
臑の外に循い肩に上って交わって足の少陽の後に出で
缺盆に入り、膻中《ダンチュウ》に布《し》き、心包に散落す
膈を下り循って三焦に属す
其の支の者は膻中より上り缺盆に出で
項を上り、耳の後に繫ぎ、直に上って耳の上角に出で
以て屈して頬に下り、䪼《セツ》に至る
其の支の者は耳の後より耳中に入り、出でて耳の前に走り
客主人の前を過り、頬に交わり目の鋭眥に至る

※1　表腕　『太素』巻八、経脈之一には「腕」の字なし。
※2　散落　『太素』巻八は「落」を「絡」に作る。「散じて心包に絡す」となる。
※3　循　『太素』巻八は「徧」に作る。徧《あまねく》の方がわかりやすい。

【訳】　手の少陽三焦経は手の第四指（薬指）の端から始まる。小指と薬指の間で手背を通り、前腕の尺骨と橈骨の間（支溝穴）に出て、上って肘に至り、これを貫通して上腕の後の稜線を通り、肩に上り、ここで交差して足の少陽胆経の後に出て、缺盆に下り、前胸部の膻中穴の所に平らに広がり、心包に連絡する。さらに横隔膜を下って三焦すべてに所属する。支脈の一つは膻中から逆に上行し、缺盆に上り、項を通って耳の後に繫がる。そこから真っすぐ上って耳の上の角に出、前に曲がって頬に下り、䪼（顴骨）に至る。支脈の一つは耳の後から耳の中に入り、耳の前に出、客主人の前を通り、頬を経由して外の目尻に至る。

【注】　**○循屬三焦**　循は徧がよい。心主の脈が三焦を歴絡する様に三焦経も三焦に遍く属するのである。

二　是動則病
耳聾渾渾焞焞、嗌腫、喉痺、

是れ動ずるときは則ち病む
耳聾すること渾渾焞焞、嗌腫れ、喉痺す

【訳】　この経脈に変動が生ずると、次の様な病変が起こる。耳がガンガンして聞こえなくなる。のどが腫れる。咽喉が腫れ痛む（咽頭膿瘍、扁桃炎など）。

【注】　**○渾渾焞焞**　渾《コン》は水の混流する音である。焞《トン》は暗いこと。ここは耳が聾してガヤガヤと混声して解りにくいことである。**○喉痺**　咽頭炎、扁桃炎、咽頭周囲膿瘍など咽頭の狭窄を生ずるような病変。

三　是主氣所生病者
汗出、目鋭眥痛、頬痛、耳後肩臑肘臂外皆痛、小指次指不用、

是れ主気生ずる所の病は
汗出で、目の鋭眥痛み、頬痛み、耳の後、肩、臑、肘、臂の外皆痛む、小指の次の指用いられず

【訳】　三焦は津液即ち精気の生成と糟粕の分別、排泄を主どる。そこで主気という。この経脈に病が生ずると次の様な症状が現れる。汗が出る。外の目尻が痛む。頬が痛む。耳の後から肩、上腕、肘と前腕の外側が皆痛む。薬指の動きがうまくいかなくなる。

四　爲此諸病
盛則寫之、虚則補之

此の諸病を為むるには
盛んなれば則ち之を瀉し、虚すれば則ち之を補う

熱則疾之、寒則留之　　熱すれば則ち之を疾くし、寒すれば則ち之を留む
陥下則灸之　　陥下すれば則ち之に灸す
不盛不虚以經取之　　盛んならず虚ならざれば経を以て之を取る
盛者人迎大一倍于寸口　　盛んなる者は人迎大なること寸口に一倍す
虚者人迎反小于寸口也　　虚するときは人迎反って寸口より小なり

【訳】　以上の症状を治療するには次の様にする。邪気が盛んなときは瀉法を行なう。精気が虚しているときは補法を行なう。熱のあるときは抜鍼を早くする。寒のあるときは置鍼する。病変の局所が陥凹しているときは灸をすえる。ただ痛むだけで虚実の偏りのないときはその三焦経上のツボに処置を加える。
邪気盛んで実しているときは人迎は寸口より一倍大きく脈をうつ。反対に虚しているときは人迎は寸口より小さく脈をうつ。

第十一節

一　膽足少陽之脈起于目鋭眥　　胆、足の少陽の脈は目の鋭眥より起こる
上抵頭角、下耳後　　上って頭の角に抵り、耳の後を下り
循頸行手少陽之前、至肩上　　頸に循って手の少陽の前を行き、肩の上に至り、
却交出手少陽之後、入缺盆　　却《しりぞ》き交わって手の少陽の後に出で、缺盆に入る

【訳】　足の少陽胆経は外側の目尻から始まる。そこから上って頭の角に至り、耳の後ろを下って、後ろ頸で手の少陽三焦経の前（顔面側）を通って肩に行き、ここで手の少陽三焦経の後ろに出て、缺盆に入る。

二　其支者、従耳後、入耳中
出走耳前、至目鋭眥後

其の支の者は耳の後より耳の中に入り
出でて耳の前に走り、目の鋭眥の後に至る

【訳】　一つの支脈は耳の後ろから出て耳の中に入り、耳の前に出て目尻の後ろに至る。

【注】　この十八字、前の三焦経の文章と重なる。恐らくは剰文ならん（『霊枢識』）。

三　其支者、別鋭眥、下大迎
合于手少陽、抵于䪼、下加頬車
下頸、合缺盆、以下胸中
貫膈、絡肝、屬膽、循脇裏
出氣街、繞毛際、横入髀厭中

其の支の者は鋭眥に別れ、大迎を下り
手の少陽に合し、䪼に抵り、下って頬車に加わり
頸を下り、缺盆に合し、以て胸中に下り
膈を貫き、肝に絡い、胆に属す、脇裏に循って
気街に出で、毛際を繞り、横に髀厭《ヒヨウ》中に入る

【訳】　一つの支脈は目尻から分岐して大迎穴を経て、手の少陽三焦経と合体して䪼骨の部に出、頬車穴の上に重なり、頸を下って缺盆で本経（本節の一）に合体し、胸中を下り、横隔膜を通って肝に連絡し胆嚢にはまり込む。脇の内側から（腹壁を経て）気街穴の所に出、陰毛を繞《まと》った後、横に行き、股関節の中に入る。

【注】　**○髀厭**　髀は大腿骨上部。厭、音エンは「あきる、いとう」、音ヨウは「上から押さえる、隠す」。ここは股関節の大転子部で臀部側面の凹んだ所を指す。一般にヒエンと読んでいるが、ヒヨウと呼ぶべきであろう。なお髀厭は髀枢ともいう。

四　其直者、従缺盆、下腋
循胸過季脇、下合髀厭中
以下循髀陽、出膝外廉
下外輔骨之前、直下抵絶骨之端
下出外踝之前、循足跗上
入小指次指之間

其の直なる者は缺盆より腋に下り
胸に循って季脇を過り、下って髀厭中に合す
以て下り髀陽に循って膝の外廉に出づ
外輔骨の前を下り、直に下って絶骨の端に抵る
下って外踝の前に出、足の跗上に循って
小指の次の指の間に入る

【訳】　直行する枝は缺盆から腋に下り、側胸部から季肋部を通って、股関節に入り、本経（本節の三）に合体する。ここから大腿骨の外側の稜線を下り、膝の外側に出、腓骨のわきを通って下降し、絶骨（外くるぶしの上三寸の所）の端に達する。下って外くるぶしの前を過ぎ、足の背を経て小指の次の指の端に入る。

【注】　○跗　音フ。足の甲、足背である。

五　其支者、別跗上、入大指之間
循大指歧骨内、出其端
還貫爪甲、出三毛

其の支の者は跗上に別れ大指の間に入る
大指の歧骨の内に循い其の端に出で
還って爪の甲を貫き三毛に出づ

【訳】　足の背から支脈が出て、足の親指と次の指の間に入り、第一中足骨に沿って親指の端に出る。そこから反転して爪を貫通して皮膚の表面の毛が三本生えている所に至る。

【注】　○歧骨　第一中足骨である。

六　是動則病
口苦、善太息
心脇痛不能轉側
甚則面微有塵體無膏澤
足外反熱、是爲陽厥

是れ動ずるときは則ち病む
口苦く、善く太息《タイソク》（溜息）す
心脇痛み、転側すること能《あた》はず
甚だしきときは則ち面に微しく塵有り、体に膏沢無し
足の外反って熱す、是れを陽厥と為す

【訳】　この経脈に変動があると、次の様な病変が起こる。口が苦く感ずる。よくため息をつく。心から脇にかけて痛み、寝返りをうつことができない。症状が激しいときは顔に少し垢がつき、からだに艶や潤いがない。足の外側が熱する。以上の状態を陽厥という。

【注】　**○善太息**　本書の口問第二十八に「人の太息する者……手の少陰心主、足の少陽を補い之を留む」とある。**○陽厥**　少陽の厥逆の意であろう。

七　是主骨所生病者
頭痛、頷痛、目鋭眥痛
缺盆中腫痛、腋下腫、馬刀俠癭
汗出、振寒瘧、胸脇肋髀膝外
至脛絶骨外踝前及諸節皆痛
小指次指不用

是れ主骨生ずる所の病は
頭痛、頷痛、目の鋭眥痛む
缺盆中腫れ痛み、腋の下腫れる、馬刀俠癭
汗出でて振寒す、瘧《ギャク》、胸、脇、肋、髀、膝の外より
脛、絶骨、外踝の前及び諸節に至るまで皆痛む
小指の次の指用いられず

【訳】　少陽胆経は骨繇《コツヨウ》を主どる。そこで主骨という。この経脈が生ずる症状は次の様である。
頭が痛む。頷が痛む。目尻が痛む。缺盆の中が腫れて痛む。腋の下が腫れる。馬刀侠癭《バトウキョウエイ》である。汗が出る。ぶるぶる寒気がして震える。瘧である。側胸、脇腹、季肋部、股関節、膝の外側から脛の絶骨の部分、外くるぶし及び肩から足に至る全ての関節が痛む。小指の次の指の動きが悪い。

【注】　○主骨　本書の根結第五に「太陽は開と為す、陽明は闔と為す、少陽は枢と為す……枢折れれば骨繇《ヨウ》して地に安んぜず、故に骨繇の者は之を少陽に取る」とある。また少陽胆経は肩、腰、膝、足と各関節を連ねて支配している。そこで主骨といい、また諸節皆痛むのである。なお繇は、ここでは揺に当てた用法で、ゆれることである。○馬刀侠癭　バトウキョウエイ。侠癭は側頸部から腋にできる結核性腫瘤。瘰癧。馬刀は「まて貝」、腫瘤の形容である。
○馬刀侠癭は腋下腫の注である。

八　爲此諸病
盛則寫之、虚則補之
熱則疾之、寒則留之
陥下則灸之
不盛不虚以經取之
盛者人迎大一倍于寸口
虚者人迎反小于寸口也

此の諸病を為めるには
盛んなれば則ち之を瀉し、虚すれば則ち之を補う
熱すれば則ち之を疾くし、寒すれば則ち之を留む
陥下すれば之に灸す
盛んならず虚ならざれば経を以て之を取る
盛んなる者は人迎大なること寸口に一倍す
虚するときは人迎反って寸口より小なり

【訳】　以上の症状を治療するには次の様にする。

邪気が盛んなときは瀉法を行なう。精気が虚しているときは補法を行なう。熱のあるときは抜鍼を早くする。寒のあるときは置鍼する。病変の局所が陥凹しているときは灸をすえる。ただ痛むだけで虚実の偏りのないときはその胆経上のツボに処置を加える。

邪気盛んで実しているときは人迎は寸口より再倍大きく脈をうつ。反対に虚しているときは人迎は寸口より小さく脈をうつ。

第十二節

一　肝足厥陰之脈起于大指叢毛之際

上循足跗上廉去内踝一寸

上踝八寸、交出太陰之後

上膕内廉、循股陰入毛中

過陰器、抵小腹、挾胃

屬肝、絡膽

上貫膈、布胸肋

循喉嚨之後、上入頏顙

連目系

上出額與督脈會于巓

其支者、從目系下頬裏、環唇内

其支復從肝別、貫膈上注肺

肝、足の厥陰の脈は大指の叢毛の際に起こる

上って足跗の上廉に循い、内踝を去ること一寸

踝を上ること八寸にて交わって太陰の後に出づ

膕《ひかがみ》の内の廉を上り、股陰に循って毛の中に入る

陰器を過り、小腹に抵り、胃を挾み

肝に属し、胆を絡う

上って膈を貫き、胸肋に布《し》く

喉嚨の後に循って上って頏顙に入り

目系《モッケイ》に連なる

上って額に出で督脈に巓に会す

其の支の者は目系より頬の裏を下って、唇の内を環る

其の支の者は復た肝より別れ膈を貫き上って肺に注ぐ

【訳】　足の厥陰肝経は足の親指の毛が叢生している所から始まる。そこから足の甲の高い所を通り、内くるぶしの前一寸の所を経て、内くるぶしの上八寸で太陰脾経の後ろに出る。膝関節の内側（曲泉穴）を上り、内股から陰毛の中に入る。生殖器を経過して下腹部の腹腔内に入り、胃を挾む様に走って肝臓に入り込み、胆嚢に連絡する。続いて横隔膜を貫いて胸や肋骨に平らに分布する。気管の後側を通り、咽頭の後ろから脳に入り、視神経に連なる。脳から出て額に上り頭の天辺で督脈と会合する。

支脈は視神経から頬の裏に出て唇を囲繞する。

また肝臓から分かれて出た支脈は横隔膜を貫いて上り肺に注ぎ入る。こうして肺から肝、肝から肺と絶えることなく経気は循環する。

【注】　**○頏顙**　頏は音カウ、説文には「人の頸なり」とある。ま

た、咽頏《のどぶえ》を意味する。顙は音サウ、額《ひたい》である。頏顙は後鼻腔から鼻咽腔に亘る部分を指している。上頭蓋骨の下になる。**〇布**　平らに伸び広がること。「敷く」と訓ずる。

二　是動則病
腰痛不可以俛仰
丈夫㿉疝、婦人少腹腫
甚則嗌乾、面塵、脱色

是れ動ずるときは則ち病む
腰痛み以て俛仰《フギョウ》す可からず
丈夫は㿉疝《カイセン》、婦人は少腹腫る
甚だしければ則ち嗌乾き、面塵つき、色を脱す

【訳】　この経脈に変動が生ずると、次の様な病変が起こる。

腰が痛んで仰向いたりうつむいたりすることができない。男子では鼠径部ヘルニア（脱腸）、女子では下腹部腫瘤（子宮筋腫、卵巣嚢腫）が生ずる。

症状が激しいときは、のどが乾き、顔は垢つき、貧血を起こす。

【注】　**〇㿉疝**　音カイセン。鼠径部あるいは陰嚢ヘルニアである。貴は丸く大きい荷物である。そこで㿉は丸くふくらんだヘルニアの意味になる。

三　是（主）肝所生病者、胸満嘔逆
飧泄、狐疝、遺溺、閉癃

是れ主肝生ずる所の病は、胸満ちて嘔逆す
飧泄《ソンセツ》、狐疝、遺溺、閉癃なり

【訳】　この肝を主宰し代表する肝経が生ずる病は次の様である。
胸がいっぱいになって嘔吐する。下痢する。陰嚢ヘルニア、尿失禁、尿閉塞による膀胱腫瘤を起こす。

【注】　○飧泄　下痢である。○狐疝　陰嚢ヘルニアあるいは鼠径部ヘルニア。○遺溺　音イニョウ、尿失禁である。○癃　音リュウ。尿閉塞により小便が貯留し膀胱が腫脹する病である。尿閉だが、尿の圧力で小便失禁が起こるので逆理性尿閉という。

四　爲此諸病
盛則寫之、虚則補之
熱則疾之、寒則留之
陷下則灸之
不盛不虚以經取之
盛者寸口大一倍于人迎
虚者寸口反小于人迎也

此の病を為めるには
盛んなれば則ち之を瀉し、虚すれば則ち之を補う
熱すれば則ち之を疾くし、寒すれば則ち之を留む
陥下すれば則ち之に灸す
盛んならず虚ならざれば経を以て之を取る
盛んなる者は寸口大なること人迎に一倍す
虚するときは寸口反って人迎より小なり

【訳】　以上の症状を治療するには次の様にする。虚実の偏りのないときはその肝経上のツボに処置を加える。邪気が盛んなときは瀉法を行なう。精気が虚しているときは補法を行なう。熱のあるときは抜鍼を早くする。寒のあるときは置鍼をする。病変の局所が陥凹しているときは灸をすえる。ただ痛むだけで邪気が盛んで実しているときは寸口は人迎より再倍大きく脈を打つ。反対に虚しているときは寸口は人迎より小さく脈を打つ。

――第三章――

一　手太陰氣絶則皮毛焦
太陰者行氣温于皮毛者也
故氣不榮則皮毛焦
皮毛焦則津液去皮節
津液去皮節者則爪枯毛折
毛折者則毛先死
丙篤丁死、火勝金也

手の太陰の気の絶するときは則ち皮毛焦《こ》ぐ
太陰は気を行《や》り皮毛を温める者なり
故に気栄《エイ》せざるときは則ち皮毛焦ぐ
皮毛焦げるときは則ち津液《シンエキ》皮節を去る
津液皮節を去るときは則ち爪枯れ毛折る
毛折れる者は毛先ず死す
丙（の日に）篤《あつ》く丁に死す、火金に勝つなり

【訳】　手の太陰肺経の機能が衰えるときは皮膚がやつれて毛が細る。

太陰肺経は胃で作られる津液即ち精気を全身に循環させる働きを持っている。肺は皮毛と合同関係にあり、皮毛を温め栄養する。そこで肺が弱ると、精気即ち栄養素を全身に供給する働きが悪くなるので、皮毛がやつれる。

皮毛がやつれると体液が皮膚や関節から消褪する。

体液が皮膚、関節から消褪すると爪はかさかさになり毛がやせる。

毛がやせるというのは全身の消耗に先立って毛から死滅していくということである。

病の予後についていうと丙の日に重篤になり、丁の日に死ぬ。五行の相克でいうと、火が金（肺）を克するので、火にあたる丙丁の日に予後不良の転帰がくるのである。

【注】　**○太陰者行気温于皮毛者也**　本書の動輸第六十二に「胃は五藏六府の海なり、其の清気上って肺に注ぐ、肺気は太陰に従って之を行《や》る、其の行くや、息を以て往来す」とある。また五癃津液第三十六には「三焦は気を出し以って肌肉を温め皮膚を充《みた》す」、本藏第四十七には「衛気は分肉を温め、皮膚を充し、腠理を肥やし、開闔を司る所以なり」とある。**○丙丁**　甲乙丙丁戊己庚辛壬癸を十干という。これを五行に割り当てると、甲乙は木、丙丁は火、戊己は土、庚辛は金、壬癸は水にあたる。これをさらに分けて兄弟とする。

丙丁では丙は火の兄《え》、丁は火の弟《と》となる。十干は日や年を数えるのに使う。ここは日であろう。

二　手少陰氣絶則脈不通
脈不通則血不流
血不流則髪色不澤
故其面黒如漆柴者血先死
壬篤癸死、水勝火也

手の少陰の気の絶えるときは則ち脈通ぜず
脈通ぜざるときは則ち血流れず
血流れざるときは則ち髪の色澤《つやや》かならず
故に其の面黒きこと漆柴の如き者は血先ず死す
壬（に病）篤く癸（の日に）死す、水、火に勝つなり

【訳】　手の少陰心経の機能が衰えると血管の通りが滑らかにいかなくなる。血管の通りがうまくいかなくなるとは血の流れが悪くなることである。血の流れが悪くなると髪の色があせ、艶がなくなる。そこで顔色は枯れ柴や漆を塗った様に黒くなる。これは心が侵され血の働きが先ず悪くなったからである。病は壬（水の兄）の日に重篤となり、癸（水の弟）の日に死ぬ。水は火（心）に勝つので、壬癸の日に予後不良となる。

【注】　**○脈**　血脈、血管である。心は脈と血を主どる。故に心経衰えるときは血行不良となる。**○髪色不澤**　髪は腎の主どる所である（第四項）。**○面黒**　黒は腎の色である。副腎の侵されるアジソン氏病の色である。腎は心とともに手足の少陰である。

三　足太陰氣絶者則脈不榮肌肉
※脣舌者肌肉之本也
脈不榮則肌肉軟
肌肉軟則舌萎、人中滿

足の太陰の気の絶える者は則ち脈、肌肉を栄せず
脣舌は肌肉の本なり
脈栄せざるときは則ち肌肉軟らかし
肌肉軟らかきときは則ち舌萎《しな》び、人中満つ

人中満則脣反
脣反者肉先死
甲篤乙死、木勝土也、

人中《ニンチュウ》満るときは則ち脣反《そりかえ》る
脣《くちびる》反る者は肉先ず死す
甲に篤く乙に死す、木、土に勝つなり

※脣舌　『甲乙経』巻二第一上は「口脣」に作る。舌は心の主どる所である。口脣は脾が主どる。従って口脣の方がよい。

【訳】　足の太陰脾経の機能が衰えると、経脈は筋肉を適切に栄養することができない。（口と）唇（と舌）は筋肉の機能状況を代表する場所である。経脈が筋肉を栄養しないと筋肉は軟らかになる。筋肉が病的に軟化すると、舌はしなび、唇の中央の人中が腫れる（口唇炎）。人中が腫れると唇は反り返る。唇が反り返るのは脾が侵され、筋肉が先ず機能を失った兆候である。この様な状況では甲（木の兄）の日に病は重篤となり、乙（木の弟）の日に死ぬ。木は土（脾）に勝つので木の日に予後不良となる。

【注】　○脣反　反は反り返ること。唇が反り返るのは口唇炎で腫れるためである。発赤、腫脹、ときに発疹（ヘルペス）を伴う。

四　足少陰氣絶則骨枯
少陰者冬脈也
伏行而濡骨髓者也
故骨不濡則肉※不能著也
骨肉不相親則肉軟却
肉軟却故歯長而垢、髪無澤
髪無澤者骨先死
戊篤己死、土勝水也

足の少陰の気の絶えるときは則ち骨枯れる
少陰は冬の脈なり
伏行して骨髄を濡《うるお》す者なり
故に骨濡はざるときは則ち肉は著くこと能わざるなり
骨肉相い親しまざるときは則ち肉軟却《キャク》す
肉軟却するが故に歯長じて垢つき髪に澤《つや》無し
髪に澤無き者は骨先ず死す
戊に篤く己に死す、土、水に勝つなり

※不能著　『甲乙経』巻二第一上は「著」の下に「骨」の字あり。

【訳】　足の少陰腎経の機能が衰えると骨は艶がなくなり、痩せ細る。少陰腎経は冬に機能が旺盛になる。その経脈は体表には現れず、四肢の深部を潜行し骨髄を灌漑し栄養している。そこで骨の栄養が悪くなり、痩せ細ると、筋肉はしっかり付着していることができない。骨と筋肉の関係が不良となり親密にいかないと筋肉は軟化し痩せてしまう。筋肉が軟化し痩せると歯は長く見える様になり、色艶がなくなって、垢がついたようになり、髪の毛も艶がなくなる。この様にして髪の毛の色艶がなくなるのは腎が侵され、骨の力がなくなってきた兆候である。戊（土の兄）に病は重篤となり、己（土の弟）に死ぬ。土は水（腎）に勝つので土の日に予後不良の転帰をとるのである。

【注】　**〇骨と髪と肉**　骨と髪は腎と合同関係にある。肉は脾土と合同関係にある。**〇軟却**　ナンキャク。却は引っ込むこと。軟却で軟化し痩せることである。

五　足厥陰氣絶則筋絶
厥陰者肝脈也、肝者筋之合也
筋者聚于陰器而脈絡于舌本也
故脈弗榮則筋急
筋急則引舌與卵
故脣青舌巻卵縮則筋先死
庚篤辛死、金勝木也

足の厥陰の気の絶えるときは則ち筋絶す
厥陰は肝の脈なり、肝は筋の合なり
筋は陰器に聚《あつ》まり、脈は舌本に絡うなり
故に脈栄せざるときは則ち筋急《ひきつ》る
筋急るときは則ち舌と卵（睾丸）とを引く
故に脣青く舌巻き卵縮むときは則ち筋先ず死す
庚に篤く辛に死す、金、木に勝つなり

【訳】　足の厥陰肝経の機能が衰えると筋（筋膜、腱）の働きが悪くなる。厥陰肝経は筋を養っている。肝と筋は機能的に合同関係にある。筋は下半身では生殖器に集まっており、上半身では舌の根元に連絡している。そこでこの経脈が筋に十分な栄養を与えないと筋の痙攣が起こる。筋の痙攣が起こると、舌が巻き上がって咽に落ち込み、陰嚢が縮み上がって睾丸が腹に入ってしまう。一般に唇が青くなり、舌が巻き睾丸が縮む様なことになるのは肝が侵され筋の働きが悪くなったからである。庚（金の兄）の日に病は重篤となり、辛（金の弟）の日に死ぬ。金は木（肝）に勝つので金の日に予後不良となるのである。

六　五陰氣倶絶則目系轉
轉則目運
目運者爲志先死
志先死則遠一日半死矣

五つの陰気が倶に絶するときは則ち目系《モクケイ》転ず、
転ずるときは則ち目運《めまわ》る
目運る者は志先ず死すと為す
志先ず死ぬときは則ち遠きも一日半にして死す

【訳】　五藏の経脈の機能が一緒に衰えてしまうと目系即ち視神経が回転する。目系が回転すると眩暈が起こる。眩暈が起こると精神が混迷する。精神が混迷すれば長くても一日半で死んでしまう。

【注】　**○目系**　視神経である。手の少陰心経の脈は目系に繋がっている。第二章第五節参照。**○目運**　眩暈である。脳神経系の病変による重症のもので予後不良の兆候である。**○志**　目標を持ったところである。ここでは広く精神をいう。

七　六陽氣絶則陰與陽相離
離則腠理發泄、絶汗乃出、
故旦占夕死、夕占旦死、

六つの陽気が絶するときは則ち陰と陽と相い離る
離れるときは則ち腠理発泄し、絶汗乃ち出づ
故に旦《あした》（朝）に占って夕《ゆうべ》に死し、夕に占って旦に死す

【訳】　六府の機能が衰えると陰陽が分離してしまう。五藏の陰だけが強くなり、陰陽の調和が破れてしまう。こうなると皮膚の発汗機構が障害されて汗がもれ、激しい脱汗症状が起こって止まらなくなる。こうなると朝に予後の判定をすれば夕方には死んでしまうし、夕方に転帰を考えれば朝には死んでしまうことになる。予後は絶対不良である。

【注】 **○占** うらなう。ここでは予後の判定をすること、転帰の予測をすることである。**○絶汗** 発汗機構の廃絶により珠のような汗が止め所なく出ることである。汗は陰実あるいは陽虚で出る。陰陽のバランスが何れかに傾いたときに出るのである。**○腠理** 音ソウリ。皮膚の紋理である。発汗の機構を司っている。

――第四章　經と絡――

一　經脈十二者
伏行分肉之間、深而不見
其常見者足太陰過于外踝之上※
無所隱故也
諸脈之浮而常見者皆絡脈也

経脈十二は
分肉の間を伏行し、深くして見えず
其の常に見える者は足の太陰の外踝の上を過ぎるものなり
隠れる所無きが故なり
諸々の脈の浮いて常に見える者は皆絡脈（静脈）なり

※足太陰過于外踝　『太素』巻九の経脈別異は「外踝」を「内踝」に作る。この方がよい。張介賓は「足の太陰は当に手の太陰に作るべし」という。実際上は何れでも動脈に触れ、見ることができる。

【訳】　十二の経脈は筋肉の間を潜行していて、身体の深部にあるので外から見ることはできない。何時でも見ることのできるのは足の太陰脾経の脈で、内くるぶしの上を通過しているものである。隠れる所がないからである。一般に体表に浮いて見える脈は皆絡脈即ち静脈である。

【注】　〇脛脈　本節の記述によれば、経脈は動脈である。

二　六經絡手陽明少陽之大絡　六経の絡、手の陽明、少陽の大絡は
起于五指間、上合肘中　五指の間に起こり、上って肘の中に合す

【訳】　手足の六つの陽経の絡即ち手足の甲にある静脈、手の陽明大腸経、少陽三焦経上の静脈はよく見える。これらは五本の指の間から始まり、上って肘の中に入り込んでいる（この文章には錯誤があるのではないかと思う。意味がよく通じない）。

三　飲酒者、衛氣先行皮膚　酒を飲むときは衛気は先ず皮膚に行き
先充絡脈、絡脈先盛　先ず絡脈を充たし、絡脈先ず盛んなり
故衛氣已平、營氣乃満　故に衛気已《すで》に平らにして営気乃ち満つ
而經脈大盛　而して経脈大いに盛んとなる

【訳】　衛気は胃の上焦で作られる（リンパ液）。（しかしながら）その気は（機能は神経系のそれで）剽悍滑疾（反応は迅速）である。酒も熟穀の液である。その気は悍以て清である。そこで酒を飲むと、衛気（神経の反応）は皮膚に（営気より早く）先行して絡脈、静脈を充実、拡張させる。酒の勢いにけしかけられて皮膚に先行した衛気もその内に沈静し平静となる。この時になって漸く営気（営血）が充満してくる。営気は胃の中焦で作られる。上って肺脈に注ぎ、化して血となり、以て身を奉生する。故に独り経隧（血管）を行くことを得るものである。ここにおいて経脈（動脈）は大いに盛り上がり勢い盛んとなる（営衛生会第十八を参照）。

四　脈之卒然動者
皆邪氣居之留于本末
不動則熱、不堅則陷且空
不與衆同、是以知其何脈之動也

脈の卒然として動ずる者は
皆邪気之に居り、本末に留まる
動ぜずんば則ち熱し、堅ならざれば則ち陥且つ空なり
衆と同じからず、是を以て其の何脈の動かを知るなり

【注】　〇本症は『素問』離合真邪論第二十七に述べる顎口虫症の症状である。同篇参照。
経脈に共通する病理を述べたものではない。

【訳】　経脈（血管）が突然むくむくと動くのは邪気（真邪例えば顎口虫の仔虫）がその経脈の上下、どこかに入り込んでいるからである。この際、邪気が動かない時は血気が欝滞して発熱する。そして硬くしこるか（邪気の実在）、逆に皮膚が陥凹して軟らかになるか（邪気の退去）する。この様に他の経脈とは違う反応を示すので、それによってどの経脈に病変、変動があるのかを判定することができる。

五　雷公曰
何以知經脈之與絡脈異也
黄帝曰
經脈者常不可見也
其虚實也以氣口知之
脈之見者皆絡脈也
雷公曰

雷公曰く
何を以て経脈と絡脈の異なるを知るか
黄帝曰く
経脈は常に見る可からざるなり
其の虚実は気口を以て之を知る
脈の見える者は皆絡脈なり
雷公曰く

細子無以明其然也
黄帝曰
諸絡脈皆不能經大節之間
必行絶道而出入
復合于皮中、其會皆見于外

細子は以て其の然るを明らかにすること無きなり
黄帝曰く
諸々の絡脈は皆大節の間を経ること能わず
必ず絶道を行きて出入し
復た皮中に合す、其の会は皆外に見《あらわ》る

【訳】　雷公がいう。経脈と絡脈の違いは何によって区別できるのか。
黄帝がいう。経脈（動脈）は何時でも見ることができない。従ってその虚実、機能状況は気口（寸口）の部位の脈動の性状によって判断する。血管で外から見えるのは皆静脈である。

雷公がいう。私にはなぜそうなのかわかりません。
黄帝がいう。静脈は大きい関節をそのまま通過することができない。そこで隔絶した通路を経て関節内に入ったり出たりし、再び皮膚の中に浮かんできて前のものと合体する。この会合する所は外から見える（どの様な解剖学的事実をいっているのかよくわからない。血絡、あるいは結絡がよく関節附近に出現する機転を述べているのかも知れない）。
六　故諸刺絡脈者、必刺其結上
甚血者雖無結急取之
以寫其邪而出其血
留之發爲痺也

故に諸々の絡脈を刺す者は必ず其の結上を刺す
甚だしく血ある者は結無しと雖《いえど》も急ぎ之を取り
以て其の邪を瀉して其の血を出だす
之を留めれば発して痺と為るなり

【訳】　一般に絡脈（静脈瘤あるいは毛細血管拡張）を刺す場合は必ず血液が凝結している所（結絡、血絡）を刺す。鬱血や凝血の著明なものは「しこり」や凝結がはっきりしなくとも早急に瀉血すべきである。放っておくとやがて痺病（血行障害による慢性の痺れ）を発症することになる。

【注】　**○刺絡脈**　本項は刺絡についての記述である。血脈については本書の九鍼十二原第一に「血脈は腧に在りて横居し、之を視れば独り澄み、之を切すれば独り堅し」とあり、また血絡論第三十九には「血脈は盛堅横以て赤し、上下常処なし、小は鍼の如く、大は筋《すじ》の如し、則（ソク、ピタリと密着）して之を瀉すれば万全なり」とある。

七

凡診絡脈
脈色青則寒且痛、赤則有熱
胃[※1]中寒手魚之絡多青矣
胃中有熱魚際絡赤
其暴黒者留久痺也
其有赤有黒有青者寒熱氣也
其青短[※2]者少氣也

凡そ絡脈を診《み》るに
脈の色、青は則ち寒にして且つ痛む、赤は則ち熱有り
胃中寒えるときは手の魚（母指球）の絡に青多し
胃中に熱有るときは魚際《ギョサイ》の絡赤し
其の黒を暴《あらわ》す者は留まること久しき痺なり
其の赤有り黒有り青有る者は寒熱の気なり
其の青にして短なる者は少気なり

※1　胃中寒　『甲乙経』巻二第一下には「胃中」の下に「有」の字あり。

※2　青短　『甲乙経』巻二第一下には「青」の下に「而小」の二字あり。

【訳】　一般に絡脈（静脈あるいは毛細血管）の診察をする要領は次の通りである。
脈の色の青いのは冷えか痛みのあるときである。赤いのは熱である。
胃の冷えているときは手の母指球の静脈は青の色気が強い。
胃の中に熱を持っているときは手の母指球の静脈の色は赤い。
黒色を示しているのは慢性の痺（ＤＩＣなど）の場合である。
赤があり黒があり青がありという様に色々混じっているのは寒熱

（悪寒発熱）の病の場合である。

静脈や毛細血管が青色で短小のものは精気が少ない時である。

【注】　**○暴黒者**　重症のときは播種性血管内凝固症候群（ＤＩＣ）なども考えられる。

八　凡刺寒熱者、皆多血絡
必間日而一取之
血盡而止、乃調其虚實、
其小而短者、少氣
甚者寫之則悶、悶甚則仆
不得言、悶則急坐之也

凡そ寒熱を刺す者、皆血絡多ければ
必ず日を間《おい》て一たび之を取る
血尽れば止め、乃ち其の虚実を調う
其の小にして短なるは少気なり
甚だしきは之を瀉すれば悶す、悶甚だしければ仆《たお》れ
（もの）言うことを得ず、悶するときは則ち急に之を坐せしむるなり

【訳】　寒熱の病の刺鍼をする場合、一般に血絡が多いので、必ず数日に一回の割合で瀉血する。血絡からの出血が止まったら瀉血を終える。それから局所の虚実を考えて補瀉を行なう。

血絡の小さくて短いものは精気の少ない場合である。

刺絡に対する反応として、重い場合には胸苦しくなる。苦悶の甚だしい時は失神して倒れ、口がきけなくなることもある。苦悶しはじめたら急いで座らせるのがよい（横臥させる）。

【注】　**○悶甚則仆**　本書の血絡論第三十九に「脈気盛んにして血虚する者は之を刺せば則ち脱気す、脱気すれば則ち仆《たお》る」とある。

第五章

第一節

一　手太陰之別名曰列缺
起于腕上分間、並太陰之經
直入掌中、散入于魚際
其病實則手鋭掌熱
虚則欠㰦、小便遺數
取之去腕半寸、別走陽明也

手の太陰の別は名づけて列缺《レッケツ》と曰う
腕の上の分間に起こり、太陰の経に並び
直に掌中に入り、散じて魚際に入る
其の病は実するときは則ち手の鋭掌熱す
虚するときは則ち欠㰦《ケッキョ》し、小便遺数なり
之を腕を去ること寸半に取る、別れて陽明に走るなり

【訳】　手の太陰肺経から分かれて陽明大腸経に連絡する絡脈の分岐点を列缺という。腕関節の上の筋肉の間から始まって太陰肺経に並び、真っすぐに手の平に入り、母指球に散らばる。

その病としては、実する場合には手の母指球側に熱を持つ。虚するときはあくびが出たり、小便が近くなったり（数、サク）漏らしたり（遺溺、イニョウ）する。

治療に際しては腕関節から一寸半上の所（列缺穴）にツボを取って処置を加える。絡脈はここから分かれて陽明大腸経に走っている。

【注】　**○鋭掌**　手の鋭骨とは丸く飛び出た骨のことである。親指側の有鈎骨と小指側の豆状骨がこれにあたる。母指球と小指球のある所である。鋭掌とはこの部分をいうのであろう。ここは肺経の別なので母指球と考える。**○欠㰦**　ケッキョ、口を張って気を調えること。欠伸、あくびである。**○遺數**　音イサク。遺尿と頻尿である。

二　手少陰之別名曰通里
※去腕一寸半、別而上行

手の少陰の別は名づけて通里《ツウリ》と曰う
腕を去ること一寸半、別れて上行し

循經入于心中、繫舌本、屬目系
其實則支膈、虛則不能言
取之掌後一寸、別走太陽也

経に循って心中に入り、舌本に繋がり、目系に属す
其れ実すれば則ち支膈し、虚すれば則ち言う能わず
之を掌後一寸に取る、別れて太陽に走るなり

※去腕一寸半　『太素』巻九、十五絡脈は「一寸」に作る。

【訳】　手の少陰心経から分かれて太陽小腸経に連絡する絡脈の分岐点を通里という。掌側の小指側で腕関節の上一寸半の所から分かれて、上腕を昇り心経に並んで心中に入り、舌の根元に繋がり、目系即ち視神経にはまり込んでいる。この連絡路に邪気が入って実するときは（心の病で）心下、横隔膜の所が支える。精気が不足して虚するときは（舌がもつれて）ものをいうことができない。治療にあたっては、掌の上方一寸の所（通里穴）にツボを取って処置を加える。絡脈はここから分かれて太陽小腸経に走っている。

三　手心主之別名曰内關
去腕二寸、出于※1兩筋之間
循經以上、繫于心包、絡心系
實則心痛、虛則爲※2頭強
取之兩筋間也

手の心主の別は名づけて内關《ナイカン》と曰う
腕を去ること二寸、両筋の間に出で
経に循って以て上り、心包に繋がり、心系に絡う
実すれば心痛み、虚すれば頭の強《こわばり》と為《な》る
之を両筋の間に取るなり

※1　両筋之間　『太素』巻九の十五絡脈では「之」の字なし。楊上善曰く、「検明堂経両筋間下有別走少陽之言此経无者当是脱也（明堂経を検するに、両筋の間の下に、分かれて少陽に走る、の言有り、此の経に無きは当に是れ脱するなるべし）」と。

※2　頭強　『太素』巻九の十五絡脈は「煩」に作る。また『甲乙経』巻三第二十五は「煩心」に作る。

【訳】 手の心包経から分かれて心経に連絡する絡脈の分岐点を内関という。腕関節の上二寸の所から分かれて二つの筋肉（橈側手根屈筋と長掌筋）の間を通り心包経に沿って上行し、心包に繋がり、心系（上行大動脈と大動脈弓）に連絡している。

この連絡路に邪気が入って実すると心藏が痛む。精気が不足して虚すると首筋が強ばる（胸苦しくなる）。治療にあたっては二つの筋肉の間の内関のツボを取って処置を加える。

第二節

一 **手太陽之別名曰支正** 　**手の太陽の別は名づけて支正《シセイ》と曰う**

上腕五寸、内注少陰 　**腕を上ること五寸、内《い》りて少陰に注ぐ**

其別者上走肘、絡肩髃 　**其の別の者は上って肘に走り肩髃《ケングウ》に絡う**

實則節弛肘廢、虚則生肬 　**実すれば則ち節弛み肘廃し、虚すれば則ち肬を生ず**

小者如指痂疥、取之所別也 　**小なる者は指の痂疥の如し、之を別るる所に取るなり**

【訳】 手の太陽小腸経から分かれて少陰心経に連絡する絡脈の分岐点を支正という。手の甲側で腕関節の上五寸の所から分かれて少陰心経に注ぎ込む。また別の支脈はそこから肘に走り、さらに肩の角の肩髃（手の陽明経のツボ）に連絡する。

この連絡路に邪気が入って実すると関節が弛んで肘の屈伸ができなくなる。精気が不足して虚するときは疣《いぼ》が生ずる。小さいものは指のかさぶたや「ひぜん」の様な発疹である。治療にあたっては絡脈が本経から分かれる辺りにツボを取って処置を加える。

【注】 **○肬** 音ユウ、疣、いぼ。**○痂疥** 音カカイ。痂はかさぶた、疥はひぜん、疥癬である。これは寄生虫による痒みの強い皮膚病である。

二 **手陽明之別名曰偏歴** 　**手の陽明の別は名づけて偏歴《ヘンレキ》と曰う**

去腕三寸、別入太陰[※1]
其別者上循臂、乗肩髃
上曲頬偏歯[※2]
其別者入耳、合于宗脈
實則齲、聾
虚則歯寒、痺隔[※3]
取之所別也

腕を去ること三寸、別れて太陰に入る
其の別の者は上って臂に循って肩髃に乗じ
曲頬《キョクキョウ》に上り、歯に偏《あまね》し
其の別の者は耳に入り、宗脈に合す
実すれば則ち齲《ウ》（虫歯）し、聾し、
虚すれば則ち歯寒《ひ》え痺隔す
之を別れる所に取るなり

※1　入太陰　『太素』巻九の十五絡脈、『甲乙経』巻三第二十七は「走」に作る。

※2　偏歯　『太素』巻二十三量繆刺の楊注に「偏歯」の二字なし。

※3　痺隔　『太素』巻九の十五絡脈は「癉鬲《タンカク》」に作る。癉は労病なり（説文）。また黄疸をいう。労病とは結核症の様な消耗性疾患である。

【訳】　手の陽明大腸経から分かれて太陰肺経に連絡する絡脈の分岐点を偏歴という。腕関節の上三寸の所で本経から分かれて太陰肺経に入る。別の支脈は上腕を上って肩髃に登り、そこから頬の湾曲部から歯に入る。また別の支脈は耳に入り宗脈に合体する。ここに邪気が入って実するときは虫歯や耳聾となる。精気が不足して虚するときは歯が冷え痺れて浮いた様になる。治療にあたっては絡脈が本経から分かれる所にツボを取って処置を加える。

【注】　**○宗脈**　『素問』平人気象論第十八には「胃の大絡は名づけて虚里と曰う、鬲を貫いて肺を絡い、左の乳の下に出づ、其の動ずるや衣に応ず、脈の宗気なり」とある。本書の邪客第七十一には「宗気は胸中に積り、喉嚨に出で、以て心脈を貫いて呼吸を行なう」とあり、邪気藏府病形第四には「宗気は上って鼻に出で臭と為る」とあり、口問第二十八には「目は宗脈の聚る所なり」とある。即ち宗気は呼吸、心尖拍動、臭覚、視覚に関係していることがわかる。また『素問』六節藏象論第九には「五気鼻に入り心肺に藏す、上って五色をして修明ならしめ、音声をして善く彰かならしむ」とあり、この五気も宗気と関係があると考えられる。

以上により宗脈は呼吸や心尖拍動とともに視聴臭覚に関する機能を総括している機構と考えられる。しかしその形態的実体は不明である。血気営衛の様に明確な解剖学的物質としての基礎を持たない。

三　手少陽之別名曰外關
去腕二寸、外繞臂
注胸中、合心主
病實則肘攣、虚則不收
取之所別也

手の少陽の別は名づけて外關《ガイカン》と曰う
腕を去ること二寸、外より臂《ヒ》を繞《めぐ》り
胸中に注ぎ心主に合す
病、実すれば則ち肘攣し、虚すれば則ち収《おさま》らず
之を別れる所に取るなり

【訳】　手の少陽三焦経から分かれて厥陰心包経に連絡する絡脈の分岐点を外関という。腕関節を上に二寸離れた所にある。そこから前腕の手背側を経巡り、胸の中に注ぎ込み、心包に合体する。この絡脈に邪気が入って実すると肘の痙攣が起こる。精気が不足して虚すると麻痺して屈伸ができなくなる。
治療にあたっては絡脈が本経から分かれる所にツボを取って処置を加える。

第三節
一　足太陽之別名曰飛陽
去踝七寸、別走少陰
實則鼽窒※、頭背痛
虚則鼽衄
取之所別也

足の太陽の別は名づけて飛陽と曰う
踝《くるぶし》を上ること七寸、別れて少陰に走る
実すれば則ち鼽窒《キュウチツ》し、頭と背痛む
虚すれば則ち鼽衄《キュウジク》す
之を別れる所に取るなり

※鼽窒　『太素』巻九の十五絡脈は「鼽」を「鼻」に作る。

【訳】　足の太陽膀胱経から分かれて少陰腎経に連絡する絡脈の分岐点を飛陽という。足の外くるぶしの上七寸の所で本経に分かれて少陰腎経に走っている。
この絡脈に邪気が入って実すると鼻がふさがり、頭や背が痛む。精気が不足して虚すると鼻がふさがったり鼻血が出る。治療にあたっては絡脈が本経から分かれる所にツボを取って処置を加える。

【注】　**○鼽窒**　音キュウチツ。**○鼽衄**　音キュウジク。鼽は鼻閉塞、衄は鼻血である。窒はふさがること。

二　足少陽之別名曰光明
去踝五寸、別走厥陰、下絡足跗
實則厥、虚則痿躄、坐不能起
取之所別也

足の少陽の別は名づけて光明《コウメイ》と曰う
踝を去ること五寸、別れて厥陰に走り、下って足跗に絡う
実すれば則ち厥し、虚すれば則ち痿躄《イヘキ》し、坐して起つこと能わず
之を別れる所に取るなり

【訳】　足の少陽胆経から分かれて厥陰肝経に連絡する絡脈の分岐点を光明という。足の外くるぶしから上に五寸の所で本経に分かれて厥陰肝経に走り、下って足の甲に連絡している。この絡脈に邪気が入って実すると足の冷えが起こる。精気が不足して虚するとあしなえになり、いざりになる。座ったら立ち上がることができない。治療にあたっては絡脈が本経から分かれる所にツボを取って処置を加える。

【注】　**○痿躄**　音イヘキ。痿はあしなえ、下肢の軽度の不全麻痺である。躄はいざりである。

三　足陽明之別名曰豊隆
去踝八寸、別走太陰

足の陽明の別は名づけて豊隆《ホウリュウ》と曰う
踝を去ること八寸、別れて太陰に走る

其別者循脛骨外廉、上絡頭項
合諸經之氣、下絡喉嗌
其病氣逆則喉痺瘁瘖
實則狂顚、虚則足不收、脛枯
取之所別也
其の別の者は脛骨の外廉に循って上って頭項に絡う諸経の気を合し、下って喉嗌《コウエキ》に絡う其の病は気逆すれば則ち喉痺し瘁瘖《スイイン》す実すれば狂顛し、虚すれば則ち足収まらず、脛枯る之を別れる所に取るなり

【訳】　足の陽明胃経から分かれて太陰脾経に連絡する絡脈の分岐点を豊隆という。足の外くるぶしから上に八寸の所で本経から分かれて太陰脾経に走っている。その支脈の一つは脛の外側を通って頭、頸に上り手足の陽経と会合し、下って咽喉に連絡する。

この絡脈の経気が逆行すると咽喉の炎症性の狭窄（咽頭炎、扁桃炎など）が起こり、疲労して構音障害が生じ、言葉が出なくなる。

ここに邪気が入って実すると狂気や癲癇など頭の病を起こす。精気が不足して虚すると足の運動障害が起こり歩けなくなり、脛が痩せ細る。

治療にあたっては絡脈が本経から分かれる所にツボを取り処置を加える。

【注】　**○瘁瘖**　瘁は音スイ、労なり、つかれること。瘖はイン、音はでるが言葉にならない状態である。**○嗌**　音エキ。のどである。

第四節

一　足太陰之別名曰公孫　足の太陰の別は名づけて公孫《コウソン》と曰う
去本節之後一寸、別走陽明　本節の後を去ること一寸、別れて陽明に走る
其別者入絡腸胃　其の別の者は入りて腸胃に絡う
厥氣上逆則霍亂　厥気上逆するときは則ち霍乱《カクラン》す
實則腸中切痛、虚則鼓脹　実すれば則ち腸中切痛し、虚すれば則ち鼓脹す

取之所別也

之を別れる所に取るなり

【訳】　足の太陰脾経から分かれて陽明胃経に連絡する絡脈の分岐点を公孫という。足の親指の後ろの中足骨との関節部から一寸後の所から分かれて陽明胃経に走っている。その一つの支脈はここから分かれて腹部に入り胃腸に連絡している。この絡脈で経気が逆行すると急性の嘔吐下痢が起こる。また邪気が入って実の状態になると腹が切られる様に痛む。精気が不足して虚になるとガスがたまって腹が膨満する（鼓腸）。治療にあたっては絡脈が本経から分かれる所にツボを取って処置を加える。

【注】　**○霍亂**　嘔吐下痢症である。**○鼓**　音コ、つづみ。鼓の俗字。鼓脹は腸管のガス貯留による腹部膨満である。

二　足少陰之別名曰大鍾
當踝後、繞跟、別走太陽
其別者并經上走于心包下※
外貫腰脊
其病氣逆則煩悶
實則閉癃、虚則腰痛
取之所別也

足の少陰の別は名づけて大鍾《タイショウ》と曰う
踝の後に当たり、跟《コン》を繞り、別れて太陽に走る
其の別の者は経に并《ならん》で上って心包の下に走り、
外は腰脊を貫く
其の病は気逆するときは則ち煩悶す
実すれば則ち閉癃《ヘイリュウ》し、虚すれば則ち腰痛む
之を別れる所に取るなり

※心包下　『太素』巻九の十五絡脈には「下」の字なし。

【訳】　足の少陰腎経から分かれて太陽膀胱経に連絡する絡脈の分岐点を大鐘という。足の内くるぶしの後ろにあたる所にあり、足のかかとを経巡った後、分かれて太陽膀胱経に走る。その一つの支脈は少陰腎経に沿って上行し、胸の中で心包の下に入っている。その一部は外をまわって腰と背を貫いている。この絡脈で経気の逆行が起こると胸苦しくなる。

また邪気の侵入によって実するときは尿閉による膀胱腫瘤が生じ、精気の不足によって虚するときは腰痛が起こる。治療にあたっては絡脈が本経から分かれる所にツボを取って処置を加える。

三　足厥陰之別名曰蠡溝
去内踝※五寸、別走少陽
其別者循脛上睾、結于莖
其病氣逆則睾腫、卒疝
實則挺長、虚則暴癢
取之所別也

足の厥陰の別は名づけて蠡溝《レイコウ》と曰う
内踝を去ること五寸、別れて少陽に走る
其の別の者は脛に循って睾に上り（陰）茎に結ぶ
其の病は気逆すれば則ち睾腫る、卒疝なり
実すれば則ち挺長し、虚すれば則ち暴《はげし》く癢《かゆ》む
之を別れる所に取るなり

※内踝　『甲乙経』巻二第一下には「内踝」の下に「上」の字あり。

【訳】　足の厥陰肝経から分かれて少陽胆経に連絡する絡脈の分岐点を蠡溝《レイコウ》という。足の内くるぶしの上五寸の所にあり、ここから分かれて少陽胆経に走っている。その一つの支脈が脛の内側を上って睾丸に行き、陰茎に結合している。経気が逆行すると睾丸が腫れる。陰嚢ヘルニアである。邪気の侵入によって実するときは陰茎が強直して伸びたままになり、精気が不足して虚するとひどいかゆみが生ずる。治療にあたっては絡脈が本経から分かれる所にツボを取って処置を加える。

【注】　**○卒疝**　急性の鼠径部あるいは陰嚢ヘルニアである。疝氣。**○挺長**　挺は真っ直ぐ前に抜きん出ること。長は長く伸びること。陰茎持続勃起症である。**○暴痒**　ここは陰股白癬であろう。「いんきんたむし」である。女性では諸種の原因による陰門瘙痒症がある。

第五節

一　任脈之別名曰尾翳　　任脈の別を名づけて尾翳《ビエイ》と曰う
下鳩尾散于腹　　鳩尾《キュウビ》に下り腹に散る
實則腹皮痛虚則癢掻　　実するときは則ち腹の皮痛み、虚すれば癢掻す
取之所別也　　之を別れる所に取るなり

【訳】　任脈から分かれて腹部に散入する絡脈の分岐点を尾翳《ビエイ》という。そこから鳩尾の所に下り、腹腔内に散らばって入る。この絡脈に邪気が侵入することによって実すると腹の皮が痛み、精気が不足して虚すると腹部あるいは陰部の皮膚が痒くなる。

治療にあたっては絡脈が本経から分かれる所にツボを取って処置を加える。

【注】　**○尾翳**　楊上善は鳩尾穴の所とする。

二　督脈之別名曰長強
挾膂、上項、散頭上
下當肩胛左右
別走太陽、入貫膂
實則脊強、虚則頭重
※高搖之挾脊之有過者
取之所別也、
督脈の別は名づけて長強《チョウキョウ》と曰う膂《リョ》（背骨）を挾み項を上り頭の上に散る下って肩甲の左右に当たり
別れて太陽に走り、入りて膂を貫く
実すれば則ち脊強ばり、虚すれば則ち頭重し高く之を揺する、脊を挾む有過の者は之を別れる所に取るなり

※高揺之挟脊之有過者　『甲乙経』巻二第一下校語に「九墟に此の九字無し」とある。意味不明で何か錯誤があると考えられる。故に訳さない。

【訳】　督脈から分かれて太陽膀胱経に連絡している絡脈の分岐点を長強という。長強から背骨を挟んで上行し、項から頭に至って散開している。そこから下って肩甲の所で左右に分かれ太陽膀胱経に走り、背骨に貫き入る。
この絡脈に邪気が侵入して実すると背中の筋肉が強ばる。精気が不足して虚すると頭が重くなる。
治療にあたっては絡脈が分かれる所にツボを取って処置を加える。

【注】　**○長強**　尾骨の先端にあるツボである。**○膂**　リョ、背骨である。

三　脾之大絡名曰大包
出淵腋下三寸、布胸脇
實則身盡痛、虚則百節盡皆縦
此脈若羅絡之血者
皆取之脾之大絡脈也

脾の大絡は名づけて大包と曰う
淵腋《エンエキ》の下三寸に出で、胸脇に布《し》く
実すれば則ち身尽く痛み、虚すれば則ち百節尽く皆縦む
此の脈に羅絡《ララク》の若《ごと》き血あるものは
皆、之を脾の大絡の脈に取るなり

【訳】　太陰脾経の絡脈には公孫の他に大包という大きい絡脈がある。少陽胆経の淵腋穴の下三寸の所から分かれ、胸や脇に平らに付着している。
この絡脈に邪気が侵入して実すると全身が痛む。精気が不足して虚すると全身の関節が弛んでしまう。この絡脈の所に鳥を取る霞み網の様な形をした血絡がある場合には、この脾の大絡である大包の所にツボを取って瀉血するのである。

【注】　**○羅絡**　羅は鳥を取る網、霞み網。羅絡とは霞み網の様な形をして絡脈である。

四

凡此十五絡者　　此の十五絡は
實則必見、虚則必下　　実すれば必ず見《あらわ》れ、虚すれば必ず下る
視之不見、求之上下　　之を視れども見えず、之を上下に求む
人經不同、絡脈異所別也　　人の経は同じからず、絡脈の別れる所を異にするなり

【訳】　以上、十五の絡脈は邪気が実しているときは必ず現れる。虚しているときは引っ込んで見えない。注意深く見てもわからないときは、本来のあり場所の付近を探してみるのである。経絡の所在は人ごとに違っているのが普通だからである。

經別　第十一

本篇は三つの部分から成る。

第一　天人相応

五藏は五音、五色、五時、五味、五位に対応する。

六府は六律に対応する。

六律は陰経六、陽経六を作り出し、十二月、十二節また十二経脈に対応する。

第二　十二経脈の意義

人体の生成、疾病の発生、医学の要件に関係する構築物である。

第三　経別

本経に出入りする別経をその経別と呼ぶ。

経別　本経から分かれた経脈である。経の分かれである。

正　本経の分かれではあるけれど、支脈ではない。

支脈は本経から分かれて他の部分に行く。

経別は本経に戻るか、表裏をなす経脈に入る点が支脈と違う。

正とは真っ直ぐ進むこと。ここでは本経から別走する今一つの正経の意である。

合　陰経、陽経は表裏をなしている。この両経が一体となって共通の作用を営むことを合といっている。

陽経の正は本経から出て本経に戻るが、陰経は本経に戻らず表裏をなす陽経に入る。このことから陰経の正経が流注しない部位の病でもこの正を使って治療できることになる。

例えば太陰肺経の列缺穴を使って太陰肺経の流注しない頭部の病症を治療するなど、この利用法である。

――第一章――

一　黄帝問于岐伯曰	黄帝、岐伯に問うて曰く
余聞	余聞く
人之合于天道也※1	人の天道に合するや
内有五藏	内に五藏有り
以應五音五色五時五味五位也	以って五音、五色、五時、五味、五位に応ずるなり

外有六府以應六律
※2 六律建陰陽諸經
而合之十二月十二辰十二節
十二經水十二時十二經脈者
此五藏六府之所以應天道

外に六府有り、以て六律に応ず
六律は陰陽の諸経を建て
而して之を十二月、十二辰《シン》、十二節
十二経水、十二時、十二経脈に合する者なり
此れ五藏六府の天道に応ずる所以《ユエン》なり

※1　道　『甲乙経』巻二第一下は「地」に作る。
※2　六律建陰陽　『甲乙経』巻二第一下は「主持陰陽」に作る。『太素』巻九経脈正別は「六律建主陽」に作る。

【訳】　黄帝が岐伯に質問していう。

私の聞く所では、人体は天地の諸々の事柄と互いに対応しているという。

内部にあって陰の要素の強い五藏は五音、五色、五時、五味、五位と対応している。

外部に開放されていて陽の要素の強い六府は六律に対応している。

六律は古代の音律で、十二の音階がある。これが陰律六、陽律六に分けられている。

人体の経脈も十二あり、これが陰陽の六経に分かれている。

そして十二の音階は、天地の十二月、十二辰、十二節、十二経水、十二時、人体の十二経脈に対応している。

以上が五藏六府が天地の物事と対応している状況である。

【注】　**○五音**　角徴宮商羽
○五色　青赤黄白黒
○五味　酸苦甘辛鹹
○五時　春、夏、長夏、秋、冬
○五位　東、西、中央、南、北
○六律　黄鐘、太簇、姑洗、蕤賓《ズイヒン》、夷則、無射《ブエキ》の陽律と大呂、夾鐘、仲呂、林鐘、南呂、應鐘の陰律
○十二辰　子丑寅卯辰巳午未申酉戌亥。辰は日或は時をいう。十二支を以てこれを紀す
○十二節　立春、啓蟄、清明、立夏、芒種、小暑、立秋、白露、寒露、立冬、大雪、小寒
○十二經水　清、渭、海、湖、汝、澠、淮、漯、江、河、済、漳の十二水
澠水《ショウスイ》山東に在り。澠河《ベンガ》河南に在り。漯河《トウガ》山東に在り

○十二時

夜半　鶏鳴　平旦　日出　食時　隅中　日中　日昳
晡時　日入　黄昏　人定
子　丑　寅　卯　辰　巳　午　未
申　酉　戌　亥

【考】　本節は以下に述べられる経脈の経路とは直接関係がない。天人対応に関する論説である。本来の導入は次の節から始まる。

二　夫十二經脈者
人之所以生、病之所以成
人之所以治、病之所以起
學之所始、工之所止也
粗之所易、上之所難也
請問其離合出入奈何

夫れ十二経脈は
人の生きる所以、病の成る所以
人の治する所以、病の起る所以
学の始まる所、（医）工《コウ》の止まる所なり
粗の易しとする所、上（工）の難しとする所なり
請う、其の離合出入奈何《いかん》を問う

【訳】　一体、十二経脈というものは、人が生命を維持、育成する上で重要な器官であり、同時に病が形成される場所でもある。医師はこの経脈の異常を手がかりとして病の治療を行なっている。この様に病は十二経脈を舞台として生起してくるので、医学はこれを基礎として築きあげられる。医師はここに意を留めて研究すべき所である。然るに粗末な医者は安易に考えてこれを気軽に扱っている。反ってすぐれた医師はこれに精通することの困難さをよく理解しており、慎重に対処しているのである。そこでこの十二経脈の流注における離合、出入の状況について教えを請いたい。

【注】　**○起**　ここは病の生起である。病が軽快して起き上がることではない。**○止**　留意である。病の進行を止めることではない。

三　岐伯稽首再拜曰
明乎哉問也
此粗之所過、上之所息也
請卒※言之

岐伯稽首《ケイシュ》再拝して曰く
明かなるかな問いや
此れ粗の過《あやま》つ所、上の息《いこ》う所なり
請う卒《ソツ》に之を言わん

【注】　**○過**　骨頭が関節窩の中で自由にスルスルと動くこと。ここは通過の意である。軽々しく看過してしまうこと。大切に扱わないことである。**○息**　鼻を通して呼吸することである。ここは休むこと。足を止めて、問題を十分に研究することである。**○稽首**　敬礼の仕方。からだを前に曲げ、頭を地に近づけ、しばらくそのまま止めておく。稽は留める意。**○卒**　十把ひとからげの小者。ここは悉く、すべての意味。卒に言うというのは詳細に述べること。

※卒　『甲乙経』巻二第一下は「悉」に作る。

【訳】　岐伯は丁寧に頭を低く下げ、二度お辞儀をして答えていう。まことに英明な質問です。これは粗末な医者は軽々しく考えてその重要性を見過ごしてしまうが、名医は大切な問題として心を留め、じっくり検討する事柄である。ひとつ詳しく説明しましょう。

第二章

一　足太陽之正、別入于膕中
其一道下尻五寸、別入于肛

足の太陽の正は別れて膕中に入る
其の一道は尻を下ること五寸、別れて肛に入り

循膂當心入散　　膂《リョ》に循って心に当って入りて散る
直者從膂上出于項　　直なる者は膂に従って上って項に出《い》で
復屬于太陽　　復た太陽（膀胱経）に属す
此爲一經也　　此れを一経と為すなり
屬于膀胱、散之腎　　膀胱に属し、散じて腎に之《ゆ》く

【訳】　足の太陽膀胱経の正経から分かれた経脈は、本経から分かれて膝裏の委中穴に入る。その一つの脈は尻の下五寸の所（承扶穴）で、この経脈から分かれて肛門に入り（そこから腹腔内に入り）、膀胱に入り込み、散らばって腎臓に連絡し、さらに背筋を通って上行し、第五胸椎の心兪穴の付近で心に向かって侵入し、そこに散開する。直行するものは、背筋をそのまま上行し、項に出て、太陽膀胱経の本経にはまり込んで一体となる。これも膀胱経の（本経とは別の）一つの経脈とする。

【注】　○正　真っすぐ行くこと。転じて真っすぐ、ほんものの意となる。ここは本物である。本来の経脈から分かれて走るが、やがて本経に合体するか、本経と表裏の関係にある経脈に連絡している。その機能も本経に匹敵しているものと考えられる。

【考】　この経別の走行は本経に逆行して、下から上に向かっている。

二　足少陰之正、至膕中　　足の少陰の正は膕中《コクチュウ》（ひかがみ）に至り
別走太陽而合、上至腎　　別れて太陽に走って合し、上って腎に至る
當十四傾（顀）、出屬于帯脈　　十四椎に当り、出でて帯脈《タイミャク》に属す
直者繫舌本　　直なる者は舌本に繫がり

復出于項合于太陽
此爲一合也
※成以諸陰之別、皆爲正也

復た項に出で太陽に合す
此れを一合と為《な》すなり
以て諸陰の別と成し、皆正（経）と為すなり

※成以……爲正也　『甲乙経』巻二第一下にはこの十字なし。その注に「『九墟』にいう。或以諸陰之別者皆爲正也」とある。『太素』巻九の経脈正別は「成」を「或」に作る。

【訳】　足の少陰腎経の正経から分かれた経脈は、（足から上って）膝裏に到着した所で、本経から分かれて太陽膀胱経に走り、それと合体して上行し、（腹腔内に入って）腎に連絡する。第十四椎の所（両傍に腎兪穴がある）で体表に出て（腹部を一周する）帯脈に入り込む。（体表に出ず、帯脈に属しないで、そのまま）腎から上に直行するものは舌の根元に繋がる。そこから項に出て再び太陽膀胱経に合体する。

これを陰陽表裏をなす二つの経脈の第一の会合とする。

諸々の陰経の別経を正経とするのである。

【注】　**〇走太陽而合**　この太陽は本経ではない。本経に逆行して上行するのだから、第一節に述べる別経である。

三　足少陽之正
繞髀入毛際、合于厥陰
別者入季脅之間、循胸裏屬膽
※散之上肝貫心
以上挾咽
出頤頷中、散于面、繫目系
合少陽于外背（眥）也

足の少陽（胆経）の正は
髀を繞《めぐ》って毛際に入り厥陰（肝経）に合す
別の者は季脅の間に入り、胸裏に循って胆に属す
散じて肝に之《ゆ》き、上って心を貫き
以て上って咽《イン》（咽頭から食道に及ぶ）を挾む
頤頷《イガン》中に出で面に散じ、目系に繫がり
少陽と外眥《ガイサイ》に合するなり

※散之上肝貫心　以下の例にならって「散之肝上貫心」と読み替える。

【訳】　足の少陽胆経の正経から分かれた経脈は、股関節（髀、ヒ）をめぐった後、陰毛に入り、そこで陰器をめぐる厥陰肝経に合体する。

これとは別の経脈は（上から下って）季肋部と脇の間に入り、胸の内部を通って（腹腔内に入り）胆にはまり込む。胆から（逆行して）肝の中に散らばって行き、肝から上って心を貫き、さらに咽（食道）を挟んで上って下顎部に出て、顔面に散らばり、（一部は顔の内部に入って）視神経に連絡し、（顔面に散らばったものは）外眥部、目尻で少陽胆経に合体する。

【注】　○頤頷　頤も頷も「あご」。頤は下顎の象形文字、頷はものを含む顎の意。○咽　食道である。その上部は喉と共に咽喉と併称される。

四　足厥陰之正、別跗上　　足の厥陰（肝経）の正は跗上《フジョウ》（足甲）に別れ
上至毛際、合于少陽　　上って（陰）毛際に至り少陽に合し
與別俱行、此為二合也　　与《とも》に別れ俱に行く、此れを二合と為すなり

【訳】　足の厥陰肝経の正経から分かれる経脈は、足背で本経から分かれて下肢を上り、陰毛の所で少陽胆経に合体する。ここから肝経はそのまま上行し、胆経は本章第三節の別経として（本経とは逆行して上に行く。

これを陰陽表裏をなす二つの経脈の第二の会合という。

五　足陽明之正、上至髀　　足の陽明（胃経）の正は上って髀《ヒ》に至り
入于腹裏屬胃、散之脾　　腹裏に入りて胃に属し、散じて脾に之《ゆ》く
上通于心、上循咽出于口　　上って心に通じ、上って咽（食道）に循って口に出で

上頞䪼、還繫目系
合于陽明也

頞䪼《アッセツ》に上り、還《かえ》って目系に繫がる
陽明に合するなり

【訳】　足の陽明胃経の正経から分かれた経脈は、上行して股関節に至り、ここから腹腔内に入り、胃にはまり込み、散らばって脾に連絡する。
ここから逆行して上に向かい、心に通ずる。さらに食道に沿って上り口に出た後、頬や鼻筋に上り、顔の内部に入り、視神経に繫がる。頬や鼻筋の所で陽明胃経の本経と合体する。

【注】　**○上至髀**　胃経は鼻から下降して足に至る。今、上って髀に至る、という。何処から上るのか。恐らく足指か足背のどこかであろうが、不明である。
○頞䪼　頞は鼻筋、または額。ここは鼻筋である。䪼は音セツ、頬骨である。

六　足太陰之正、上至髀
合于陽明、與別俱行
上結于咽、貫舌中
此爲三合也

足の太陰（脾経）の正は上って髀に至り
陽明に合し、与に別れ倶に行き
上って咽に結び、舌中を貫く
此れを三合と為すなり

【訳】　足の太陰脾経の正経から分かれた経脈は、足の親指から上行して股関節に至り、ここで陽明胃経に合体する。ここから脾経はそのまま上行し、胃経は本章第五節の別経として逆に上行し、ともに食道の上部に結合し、舌の中を貫く。
これを陰陽表裏をなす二つの経脈の第三の会合とする。

第三章

一　手太陽之正、指地、別于肩解
入腋走心、繫小腸也

手の太陽（小腸経）の正は地を指して肩解に別れ
腋に入りて、心に走り、小腸に繫がるなり

【訳】　手の太陽小腸経の正経から分かれた経脈は、肩峰突起の所で本経と分かれ、（缺盆を通らずに）下降して腋に入り心に走る。そこから小腸に連絡する。

【注】　**○繫小腸**　小腸の正経は小腸に属する。属するとは小腸の内部にまで入り込むことである。この経別は繫がるとあるが、これも外部から接触するのではなく、内部まで入り込んでいるのである。機能的に緊密な関係のあることを示している。

二　手少陰之正
別入于淵腋兩筋之間
屬于心、上走喉嚨
出于而（面）、合目内眥
此爲四合也

手の少陰（心経）の正は
別れて淵腋、両筋の間に入り
心に属し、上って喉嚨《コウロウ》に走り
面に出でて目の内眥に合す
此れを四合と為すなり

【訳】　手の少陰心経の正経は心から出て、腋を経て上腕に下るが、その腋で本経から分かれた経脈は、腋の下の淵腋《エンエキ》穴で胸と背の両方の筋肉の間に入り、そこから胸の内に入り心にはまり込む。心から出て気管に沿って上行し顔面に出て内側の目頭で手の太陽小腸経と合体する。これを陰陽表裏をなすの二つの経脈の第四の会合という。

三　手少陽之正　　手の少陽（三焦経）の正は
指天、別于巓、入缺盆　　天を指して巓に別れ、缺盆に入り
下走三焦、散于胸中也　　下って三焦に走り、胸中に散ずるなり

【訳】　手の少陽三焦経の正経から分かれた経脈は、上って頭頂に至り、下って缺盆に入り、下って胸を通過する上焦、中焦に走り、胸の中に散らばる（一部は腹腔に入り下焦にも繋がるか）。

【注】　**〇別于巓**　三焦経は項、耳、目眦の線より上には及んでいない。従って本経と分かれるのは以上の場所であって、そこから巓に上ったということである。巓上で本経から分かれたというわけではない。**〇下走三焦**　三焦には上中下の三個がある。胃の上焦から衛気、中焦から営気を出す。衛営の気は胸中を上り肺経の内外を流れる。下焦は大小腸と膀胱に関係し屎尿の生成にかかわる。ここでは胸中に散じているので、この経別が下焦にまでその流注がおよんでいるかどうかは不明である。

四　手心主之正　　手の（厥陰）心主の（経の）正は
別下淵腋三寸、入胸中　　別れて淵腋を下ること三寸にして胸中に入り
別屬三焦、出循喉嚨　　別れて三焦に属し、出でて喉嚨に循って
出耳後、合少陽完骨之下　　耳の後に出で、少陽（三焦経）と完骨の下に合す
此為五合也　　此れを五合と為すなり

【訳】　手の心主厥陰経の正経から分かれた経脈は、腋の下の淵腋穴の下三寸の所で胸中に入り、胸中を上行する上、中両焦に所属する。そこから気管に沿って上り、耳の後ろに出て、完骨穴の所で少陽三焦経と合体する。これを陰陽表裏をなす二つの経脈の第五の会合という。

五　手陽明之正
従手循膺乳
別于肩髃、入柱骨
下走大腸、屬于肺
上循喉嚨、出缺盆
合于陽明也

手の陽明（大腸経）の正は
手従《よ》り膺《ヨウ》（上胸）乳に循い
肩髃に別れて柱骨に入り
下って大腸に走り、肺に属す
上って喉嚨に循って缺盆に出でて
陽明に合するなり

【訳】　手の陽明大腸経の正経から分かれる経脈は、（正経とともに）手から上って側胸上部と乳を巡《めぐ》り、肩髃《ケングウ》穴の所で本経と分かれて柱骨に入り、ここから下って大腸に走り、上って肺に属する。肺から気管に沿って上り、缺盆に出て、そこで陽明大腸経の本経に合体する。

【考】　この経別の走行は本経とほとんど同じである。この経別にどの様な形態的、臨床的な意義があるのか、よくわからない。

六　手太陰之正
別入淵腋少陰之前
入走肺、散之太陽※1
上出缺盆、循喉嚨
復合陽明
此※2六合也

手の太陰（肺経）の正は
別れて淵腋、少陰の前に入り
入りて肺に走り、散じて太陽に之き
上って缺盆に出で、喉嚨に循って
復た陽明に合す
これ六合なり

※1　太陽　『太素』巻九の経脈正別は「大腸」に作る。
※2　此　『太素』巻九の経脈正別は「此爲」に作る。

【訳】　手の太陰肺経の正経から分かれる経脈は、分かれて淵腋穴の所で少陰心経の前に入り、肺に走り、下って大腸に散入する。そこから上って缺盆に出て、気管に沿って上り、そこで陽明大腸経の本経に合体する。
陰陽表裏をなす二つの経脈の第六の会合である。

經水 第十二

本篇は次の内容を含む。

第一、『素問』、『霊枢』の天人対応思想の一面を示す。中国の大地を流れる十二の河川と人間の体内を巡る十二の経脈を対応させて、経脈の人体における機能を意味づけている。

第二、経水、経脈、五藏、六府の機能の説明。

第三、経脈の時間の決定に経脈の血気の多少、所在の深度、反応の感度などを参考にする。
合わせてその治療上の応用法を述べる。即ち刺鍼の深さ、置鍼の時間の決定に経脈の血気の多少、所在の深度、反応の感度などを参考にする。

第三、その度量するにあたって、人体外表は直接測定することが可能であり、内藏は解剖して観察し計量することができる。その度量の値に基いて刺鍼の深さと置鍼の時間を決める。
解剖という言葉は本篇に初めて登場する。『素問』では「列別」という。『漢書』の王莽伝では「刳剥」に作る。いずれも解剖の意味である。
『素問』、『霊枢』の医学は正確な解剖の観察と精密な生理の洞察を基礎としている。本篇は文字の上でその例証を示すものである。

第四、手足の各経脈の刺鍼の深さと置鍼の時間が個別に示されている。

第一章

第一節

一　黄帝問于歧伯曰	黄帝、歧伯に問うて曰く
經脈十二者	経脈十二は
外合于十二經水而	外は十二経水に合し、而して
内屬于五藏六府	内は五藏六府に属す

【訳】　黄帝が岐伯に質問していう。人体には十二の経脈がある。これを体の外の世界で似たものを探すと、中国を流れる十二の主要な河川がこれに対応するものとして存在する。体内では五藏六府の内藏と密接に結合している。

二　夫十二經水者
其有小大深淺廣狹遠近各不同
五藏六府之高下大小
受穀之多少亦不等
相應奈何

夫れ十二経水は
其の小大深浅広狭遠近各々同じからざるもの有り
五藏六府の高下大小
穀を受けることの多少亦等しからず
相応ずること奈何《いか》ん

【訳】　中国の大地を流れる十二の主要河川については、その大きさ、深さ、広さ、長さがそれぞれに違っている。同じ様に体内の五藏六府についても、その位置の高低、大小、胃腸の場合にはその容量など、各々一様ではない。この様に形の上でいろいろ違いがあるのに、外の十二経水と体内の藏府経脈とが対応し、相似の関係にあるというのはどういう意味か。

三　夫經水者受水而行之
五藏者合神氣魂魄而藏之
六府者受穀而行之
受氣而揚之

夫れ経水は水を受けて之を行《や》る
五藏は神気魂魄を合して之を藏す
六府は穀を受けて之を行り
気を受けて之を揚ぐ

經脈者受血而營之
合而以治奈何
刺之深浅灸之壯數
可得聞乎

経脈は血を受けて之を営《めぐら》す
合して以て治するには奈何にするか
刺の深浅、灸の壮数
聞くを得可べきか

【訳】　十二の経水は天から降る雨、地から涌く泉の水を受けて、これを中国の大地の上に流している。

五蔵はそれぞれ精神魂魄思意を内部にしまい込んで、その働きを発揮している。

六府は口から飲食物を受け入れ、大小腸へと渡してやる。その間に精気を抽出して肺に押し上げ、これを全身に送り届ける。

経脈は胃（の上、中焦）で作った精気を受け入れ、これを血に変化させ、この血を全身に循環させている。

この様に機能の上でもそれぞれ様々であるのに、天地と人体をまとめて総合的に対応し、処置していくにはどのようにするのか。

刺鍼の深さ、灸の壮数という様な治療の上の具体的な問題をどうするか。

これらの点について聞きたい。

第二節

一　岐伯荅曰、善哉問也
天至高不可度
地至廣不可量
此之謂也

岐伯答えて曰く、善きかな問いや
天は至高にして（長さを）度《はか》る可からず
地は至広にして（広さを）量《はか》る可からず
此れの謂いなり

【訳】　岐伯が答ていう。善い質問である。天は非常に高いので、その高さを測ることができない。地も大変に広いので、その広さを測ることはできない。天地を測量するなどということは答の出ない問題なのである。

二　且夫人生于天地之間六合之内
此天之高、地之廣也
非人力之所能度量而至也

且つ夫《そ》れ人は天地の間、六合の内に生く
此の天の高く、地の広きや
人の力の能く度量して至る所に非ざるなり

【訳】　人間はこの四方八方に広がる広大な天地の間に生存している。（目の前に広がっているのだからできそうなものだが）しかしながら実際には、天の高さや地の広さを計測することは、人の能力のよく及ぶ所ではない。

三　若夫八尺之士皮肉在此
外可度量切循而得之
其死可解剖而視之
其藏之堅脆、府之大小
穀之多少、脈之長短
血之清濁、氣之多少
十二經之多血少氣
　與其少血多氣
　與其皆多血氣

夫《か》の八尺の士の若《ごと》きは皮肉此に在り
外は度量 切循《セッジュン》して之を得可し
其の死するや解剖して之を視る可し
其の藏の堅脆、府の大小、
穀の多少、脈の長短、
血の清濁、気の多少、
十二経の多血少気と
其の少血多気と
其の皆血気多きと

與其皆少血氣
皆有大數※
其治以鍼艾各調其經氣
固其常有合乎

其の皆血気少きと
皆大数有り
其の治は鍼艾《シンガイ》を以て各々其の経気を調う
固《もと》より其の常に合するもの有るか。

※大　『甲乙経』巻一第七は「定」に作る。

【訳】（しかし人体の測定となると話は別である）八尺の男についていえば、皮肉筋骨という肉体は手で触れ目で視ることのできる存在である。

その外形は物差しで測り、手で触れて、その数値を確認することができる。

死んだ場合には、解剖してその内蔵を詳細正確に観察することができる。

五藏六府の形態、大小、硬軟、胃腸管の内容積、経脈（血管）の長さ（と走行経路）、経脈内の血の清濁と気の多少、十二経脈それぞれの血気の多少、これらに関する数値には一定の標準がある。

（日常の臨床においては、この形態学、生理学の認識に基づき）鍼灸を用いて治療を行ない、藏府経脈の機能を調整するのである。その際、以上に述べた地上の経水と人体の形と働き、それに基づく臨床との間には当然適切な対応関係が存在するのである。

【注】　**○切循**　切は刀でものを切る様に、ものにぴたりと当てること。ここは手をぴたりと皮膚に当てること。循はルートに従って進むことである。**○解剖**　解はばらばらに分けること。剖は刀で二つに分けること。**○合**　適合である。

第三節
一　黄帝曰
余聞之快于耳、不解于心

黄帝曰く
余之を聞くに、耳に快《こころよ》きも、心に解せず

願卒聞之

願わくは卒に之を聞かん

【訳】　黄帝がいう。

先生の話は聞いているときはわかった様な気がするが、心から納得したという所まではゆかない。ひとつ詳しく話してもらいたい。

【注】　**○快于耳**　少しはわかる。**○解于心**　心から納得する。よくわかる。以上の解釈は『太素』巻五の十二水における楊上善の注による。

二　岐伯荅曰

此人之所以參天地而應陰陽也

不可不察

岐伯答て曰く

此れ人の天地に参じて陰陽に応ずる所以なり

察せざる可からず

【訳】　岐伯が答えていう。人は天地の気を受けて生長し、その陰陽四時（四季の気象）の影響のもとに生存している。十二経水と藏府経脈の対応も、この天人相関の一環をなすものである。十分にその本質を検討し、理解しておかなければいけない。

【注】　**○参**　入り交じること。人は天地自然の中に参入して存在することをいう。

第四節

足太陽外合于清水

内屬膀胱而通水道焉

足少陽外合于渭水内屬于膽

足の太陽は外は清水《セイスイ》に合す

内は膀胱に属して水道を通ず

足の少陽は外は渭水《イスイ》に合し、内は胆に属す

足陽明外合于海水内屬于胃
足太陰外合于湖水内屬于脾
足少陰外合于汝水内屬于腎
足厥陰外合于澠水内屬于肝
手太陽外合于淮水内屬小腸
而水道出焉
手少陽外合于漯水内屬于三焦
手陽明外合于江水内屬于大腸
手太陰外合于河水内屬于肺
手少陰外合于濟水内屬于心
手心主外合于漳水内屬于心包

足の陽明は外は海に合し、内は胃に属す
足の太陰は外は湖水に合し、内は脾に属す
足の少陰は外は汝水《ジョスイ》合し、内は腎に属す
足の厥陰は外は澠《ジョウ》水に合し、内は肝に属す
手の太陽は外は淮水《ワイスイ》に合し、内は小腸に属し、
水道は焉《これ》より出づ
手の少陽は外は漯《トウ》水に合し、内は三焦に属す
手の陽明は外は江《コウ》水に合し、内は大腸に属す
手の太陰は外は河水に合し、内は肺に属す
手の少陰は外は濟《サイ》水に合し、内は心に属す
手の心主は外は漳《ショウ》水に合し、内は心包に属す

【訳】　大地の経水と人体の藏府経脈との対応関係は以下の様である。

足の太陽経は体外では清水に配合され、体内では膀胱に所属し尿の通路となっている。

足の少陽経は体外では渭水に配合され、体内では胆に所属している。

足の陽明経は体外では海水に配合され、体内では胃に所属している。

足の太陰経は体外では湖水に配合され、体内では脾に所属している。

足の少陰経は体外では汝水に配合され、体内では腎に所属している。

足の厥陰経は体外では澠水《ジョウスイ》に配合され、体内では肝に所属している。

手の太陽経は体外では淮水に配合され、体内では小腸に所属している。尿はここで生成されて膀胱に滲入する。

手の少陽経は体外では漯水《トウスイ》に配合され、体内では三焦に所属している。

手の陽明経は体外では江水に配合され、体内では大腸に所属している。

手の太陰経は体外では河水に配合され、体内では肺に所属している。

手の少陰経は体外では濟水に配合され、体内では心に所属している。

手の厥陰経は体外では漳水に配合され、体内では心包に所属してい

る。

【注】　〇澠水　ジョウスイは山東省に在る。ベンスイは河南省に在る。

〇水道出焉　『素問』霊蘭秘典論第八に「三焦は決瀆《ケットク》の官、水道焉《これ》より出づ」とある。本書の営衛生会第十八によれば、水穀は胃の上、中焦で営衛を抽出された後、糟粕となって大腸に下る。ここで糟粕から別汁を済泌する。別汁は下焦に循って膀胱に滲入する。これが尿である。この過程を、水道これより出づ、と表現している。営衛生会篇では大腸がこの機能を担当しているが、本篇では小腸がその任に当たっている。

第五節

一　凡此五藏六府十二經水者
外有源泉而内有所稟
此皆内外相貫如環無端
人經亦然

凡そ此の五藏六府十二経水は
外に源泉有りて内に稟《う》くる所有り
此れ皆内外相い貫くこと環《たまき》の端無きが如し
人の経も亦然り

【訳】　以上、内の五藏六府、外の十二経水は相互に関連し、内外貫通して環の端がない様な有様である。

十二経水についていえば源流となる泉があり、五藏六府についていえば、栄養の元になる水穀の精気がある。泉水は地表を流れて海に至り、雲となり雨となって、循環を繰り返す。精気は五藏より発して経脈となり、体表を流れ、内外を循環して休まない。

人体の十二経脈についても同じことがいえるのである。

二　故天爲陽地爲陰
腰以上爲天、腰以下爲地
故海以北者爲陰
湖以北者爲陰中之陰
漳以南者爲陽
河以北至漳者爲陽中之陰
漯以南至江者爲[※1]陽中之太陽
此一[※2]隅之陰陽也
[※3]所以人與天地相參也

故に天は陽と為《な》し、地は陰と為す
腰より以上は天と為し、腰より以下は地と為す
故に海以北は陰と為す
湖より以北は陰中の陰と為す
漳より以南は陽と為す
河より以北、漳に至るは陽中の陰と為す
漯より以南、江に至るは陽中の太陽と為す
此れ一隅の陰陽なり
人と天地と相い参ずる所以なり

※1　陽中之太陽　『太素』巻五の十二水、『甲乙経』巻一第七には「太」の字なし。

※2　隅　『太素』巻五の十二水、『甲乙経』巻一第七は「州」に作る。

※3　所以人　『甲乙経』巻一第七は「此人所以」に作る。

【訳】　一般に、天地についていえば、天は陽となし、地は陰とする。人体についていえば腰から上は天即ち陽となし、腰から下は地即ち陰とする。

これを経水と藏府経脈に当てはめると、

海水より北は陰であり、湖水より北は陰の中の陰である。(胃経から下に在る胆、膀胱経までは下肢に在り、陰である。脾経より下に在る肝、腎経は陰の中の陰となる)。

漳水から南は陽であり、河水から北、漳水までの間は陽の中の陰である。(心包経より上に在る肺経までは上肢に在り、陽である。肺経より下に在る心包経までは陽の中の陰である)。

漯水から南、江水までの間は陽の中の太陽である。(三焦経より上に在る大腸経までは上肢に在り、陽の中の太陽である)。

以上が十二経水の陰陽である。これは人体の十二経脈の陰陽に関係づけることができる。この様に人と天地とは互いに対応関係にある。

第二章

第一節

一　黄帝曰
夫經水之應經脈也
其遠近淺深
水血之多少各不同
合而刺之奈何

黄帝曰く
夫れ経水の経脈に応ずるや
其の遠近浅深
水血の多少各々同じからず
合して之を刺すには奈何《いか》にするか

【訳】　黄帝がいう。
経水と経脈の対応関係について考えるのに、その長さや深さ、流れている水量や血量はそれぞれに違っている。これらのことを考え合わせて刺鍼の仕方を決めるにはどうしたらよいか。

二　歧伯荅曰
足陽明五藏六府之海也
其脈大血多氣盛熱壯
刺此者不深弗散
不留不寫也

歧伯答て曰く
足の陽明は五藏六府の海なり
其の脈は大にして血多く気盛んにして熱壯《さか》ん
此れを刺す者は深からざれば散ぜず
留《とど》めざれば瀉せず

【訳】　岐伯が答えていう。

足の陽明胃経は五藏六府に栄養素を配給する源流である。従ってその経管は太く、血量も多く、反応性も鋭敏であり、熱気を帯びている。この経脈に刺鍼する場合は、深く刺さなければ効果は上がらず、長時間作用させなければ邪気は取り除かれない（強力多量な刺激量が必要である）。

そこで各経脈における刺鍼の容量はその経脈の持つ気血の量に従って決まる。以下の記載はその一例である。

三　足陽明刺深六分留十呼
足太陽深五分、留七呼
足少陽深四分、留五呼
足太陰深三分、留四呼
足少陰深二分、留三呼
足厥陰深一分、留二呼

足の陽明は刺すこと、深さ六分、留めること十呼
足の太陽は深さ五分、留めること七呼
足の少陽は深さ四分、留めること五呼
足の太陰は深さ三分、留めること四呼
足の少陰は深さ二分、留めること三呼
足の厥陰は深さ一分、留めること二呼

【訳】　足の陽明胃経の鍼の刺入の深さは六分、十呼吸の間置鍼する。

足の太陽膀胱経は刺入の深さは五分、七回呼吸する間置鍼する。

足の少陽胆経では刺入の深さは四分、五回呼吸する間置鍼する。

足の太陰脾経では刺入の深さは三分、四回呼吸する間置鍼する。

足の少陰腎経では刺入の深さは二分、三回呼吸する間置鍼する。

足の厥陰肝経では刺入の深さは一分、二回呼吸する間置鍼する。

【注】　**○分**　一寸の十分の一の長。

【考】　この記載では陽明胃経より厥陰肝経へと気血の量が減衰して行くと考えている様に見える。これは『素問』血気形志篇第二十四に記された各経脈の血気の多少とは余り関係なさそうである。

四　手之陰陽
其受氣之道近
其氣之來疾
其刺深者皆無過二分
其留皆無過一呼

手の陰陽は
其の気を受ける道近く
其の気の来ること疾《はや》し
其の刺す深さは皆二分を過ぎず
其の留めること皆一呼を過ぎず

【注】　**○手足の**、刺激に対する反応性に強弱の違いがあることについて述べている。

【訳】　精気は胃で作られた後、肺に送られ、ここから経脈を通して全身に配給される。従って手の経脈では陰経も陽経も、足に比べると、精気を受け取るまでの距離が近いし、精気が到着するまでの時間も短い。故に精気の勢いも剽悍滑疾であり、反応性が強い。そこで鍼灸治療も浅く軽く行なうべきである。刺入の深さはいずれの経脈でも二分を過ぎない様にし、留鍼の時間も一呼吸の間に止めるのである。

五　其少長大小肥瘦以心撩之
命曰法天之常
灸之亦然
灸而過之者得悪火
則骨枯脈濇
刺而過之者則脱氣

其の少長大小肥瘦は心を以て之を撩《おさ》む
命《なず》けて天の常に法《のっと》ると曰《い》う
之に灸するも亦然り
灸して之を過ぎるときは悪火を得て
則ち骨は枯れ脈は濇《しぶ》る
刺して之を過ぎるときは則ち気を脱す

【訳】　故に刺鍼に際しては、病人の年齢の少長、体格の大小、肥満か痩せかという様な諸々の要素を考えて適切に対処する。これを自然の理法にかなったやり方というのである。灸の場合も同様である。灸を行なって刺激が過剰になれば、その灸は人体に悪い影響を及ぼす火となって、骨は消耗して痩せ衰え、血管を流れる血液は凝滞することになる。刺鍼をして刺激の程度が強すぎれば神経機能が障害（知覚鈍麻、運動麻痺など）される。

【注】　○撩　理《おさ》める。適切に処置して結末をつけること。○濇　渋る。血液循環が凝滞すること。脈状にも不整脈その他の異常として現れる。

第二節

一　黄帝曰　　黄帝曰く
夫脈之小大血之多少　　夫れ脈の小大、血の多少
膚之厚薄肉之堅脆　　膚の厚薄、肉の堅脆
及膕※之大小可爲量度乎　　及び膕の大小は量度を為す可きか

※膕　『太素』巻五の十二水、『甲乙経』巻一第七は「䐃」に作る。訳は此れに従う。

【訳】　黄帝がいう。それでは、何時でも、病人の経脈の大小、血の多少、皮膚の厚さ、筋肉の硬さ、また上腕筋やふくらはぎの筋肉量などを測定し、それを基準にして鍼灸の刺激量を決めるべきであらうか。

【注】　○䐃　音キン、ふくらはぎなど手足の筋肉の膨らんだ所。

二　岐伯荅曰　　岐伯答えて曰く

其可爲度量者取其中度也
不甚脱肉而血氣不衰也
若夫[※1]度之人痟[※2]瘦而形肉脱者
悪可以度量刺乎
審切循捫按
視其寒温盛衰而調之
是謂因適而爲之眞也

其の度量を為す可き者は其の中度を取るなり
甚だしくは脱肉せずして血気も衰えざるなり
若し度を失する人、痟瘦《ショウソウ》して肉脱するときは
悪《いずく》んぞ度量を以て刺す可けんや
審《つまび》らかに切循捫按《セツジュンモンアン》し
其の寒温盛衰を視て之を調う
是を適に因って之が真を為すと謂う

※1　夫　『太素』巻五の十二水は「失」に作る。是に従う。
※2　痟　『太素』巻五の十二水は「瘠」に作る。訳はこれに従う。

【訳】　岐伯が答えていう。

刺鍼に際しては、病人の体格や反応性を考えて刺激量を決めるのであるが、その場合、平均的な体力の人を標準として選ぶのである。それはひどい栄養失調で筋肉が抜け落ちてしまったり、神経や循環の機能が衰えていない人である。

もし標準に足りず、痩せ衰えて肉の抜け落ちてしまった人の場合、（中程度の人によって作った）基準に照らして刺鍼する様なことがどうしてできようか。できはしない。

この時は、押したり、さすったり、もんだりして、懇切丁寧にからだの状態を診察し、その現状を正確に把握した上で適切に調整するのである。これを適時適切な正しい処置というのである。

【注】　**○因適**　適は適当、匹敵である。状況にぴたりと適合することである。因はその様な状況を踏まえての意味である。**○痟**　頭痛。痟渇は消渇と同じ。糖尿病など咽喉の渇く病。瘠は音セキ。痩せること。

經筋　第十三

本篇は経筋の流注の経路、その病症と治療法が述べられている。流注は筋肉群の解剖学的記述である。古代の医師たちが一つ一つの筋肉について、其の起始と付着（停止）を確認していったものであろう。

病症は主として、転筋《こむらがえり》、疼痛と運動障害である。治療法は燔鍼刧刺による。筋肉疾患とその治療について参考になる論篇である。

——第一章——

第一節

足太陽之筋、起于足小指
上結于踝、邪上結于膝
其下※循足外側、結于踵
上循跟、結于膕

足の太陽の筋は足の小指より起こる
上って踝に結び、邪《ななめ》に上って膝に結ぶ
其の下のものは外側に循《したが》い踵《かかと》に結び、
跟《かかと》に循って上り、膕《ひかがみ》に結ぶ

※其下　『太素』巻十三の経筋、『甲乙経』巻二第六は「其下」の下に「者」の字あり

【訳】　足の太陽膀胱経に所属する筋肉群は足の小指に始まる。
①上って外くるぶしに結び付く。そこから斜めに上り膝に連結する。
②その下を行くものは足の外側に沿って踵《ショウ》に結び付く。跟《コン》から上って膝の裏に連結する。

【注】　○筋　『説文』には、肉の力なり、とある。『素問』、『霊枢』のいう筋は、解剖学的には筋肉を覆う筋膜とその末端をなす腱である。しかしここでは現代医学のいう筋肉を指す。太陽の筋とは、太陽膀胱経の経脈の支配領域に分布する筋肉群、その連なりである。

○結　入れ物の口をしっかりしばること。一般には、気結の様に、中身が充実することを意味するが、ここは結合の意味である。**○踵と跟**　共にかかとのこと、現在の踵骨であるが、名付けの所以が違う。踵は足の重みのかかる「かかと」の意。跟はじっと止まっている「かかと」のこと。**○膕**　音コクあるいはカク、ひかがみ、膝裏である。

第二節

其別者、結于腨※外　其の別れる者は腨《セン》の外に結ぶ
上膕中内廉　膕の中の内の廉《かど》を上る
與膕中并上結于臀　膕中（からのもの）と與に并《なら》んで上り臀に結ぶ
上挾脊上項　上って脊を挾み項に上る

※腨　『太素』巻十三経筋、『甲乙経』巻二第六は「踹」を「腨」に作る。ふくらはぎである。ここは腨がよい。

【訳】　（②の跟から上って膕に結ぶ途中から）分かれたものは「ふくらはぎ」の外側に結びつく。そこから膝裏の内側に上り、②の膕からのものと一緒に並んで（大腿の背面を）上って臀部に結びつく。さらに脊椎を挾んで項に上る（③）。

【注】　**○踹**　音タンは足跟《キビス》、かかとである。音センは腨と同意。**○腨**　音セン、腓腸《ハイチョウ》、ふくらはぎである。『素問』、『霊枢』では踹の字を使うことが多いが、その意味するところは腨である。

第三節

其支者、別入結于舌本　其の支なる者は別れて入りて舌の本に結ぶ
其直者、結于枕骨　其の直なる者は枕骨《チンコツ》に結び

上頭下顔、結于鼻　　頭に上り顔を下り鼻に結ぶ
其支者、爲目上網　　其の支なる者は目の上網と為り
下結于頄　　下って頄《キュウ》に結ぶ

【訳】　その支脈は（③から）分かれて舌の根元に結びつく。③から直接上行するものは枕骨（外後頭隆起）に結びつく。そこから頭に上り顔（額）に下り、鼻に結びつく。鼻から分かれて、一つは目に行って上目蓋になり、一つは下って顴骨に結びつく。

【注】　〇頄　音キュウ、顴骨の部分、頬である。〇上網　上眼瞼である。

第四節

其支者、従腋後外廉　　其の支なる者は腋の後の外の廉に従い
結于肩髃　　肩髃《ケングウ》に結ぶ
其支者、入腋下、上出缺盆　　其の支なる者は腋の下に入り、上って缺盆に出で
上結于完骨、　　上って完骨に結ぶ
其支者、出缺盆　　其の支なる者は缺盆を出で
邪上出于頄　　邪《ななめ》に上って頄に出づ

【訳】　③の項に上る途中で、背中から分かれた支脈は腋の後で外側を通り、肩髃（肩端で肩峰突起と上腕骨頭の間の凹み）に上り結びつく（④）。④の途中から分かれた支脈は腋の下に入り、上って缺盆（鎖骨上窩）

に出、そこから上って耳の後ろの完骨（乳様突起の下）に結びつく⑤。

⑤の缺盆の所から出た支脈は斜めに（前に）上って顴骨に結びつく。

第五節

其病小指支
跟※腫痛、膕攣
脊反折、項筋急、肩不舉、
腋支、缺盆中紐痛
不可左右揺

其の病は小指支《つか》え
跟腫れ痛み、膕攣《ひきつ》れ
脊反折し、項の筋急《ひきつ》れ、肩挙らず
腋支え、缺盆の中、紐痛《チュウツウ》し
左右に揺する可からず

※跟腫痛　『太素』巻十三経筋、『甲乙経』巻二第六は「腫」を「踵」に作る。

【訳】　足の太陽膀胱経所属の筋が病むと、小指が支えてうまく動かない。「かかと」が腫れ痛む。膝の裏がひきつれる。背中の筋肉が痙攣して反り返る（角弓反折）。項の筋肉がひきつれる。肩が上に上がらない。腋が支えて上肢がよく動かない。鎖骨上窩の中がすじばって痛む。からだを左右に揺することができない。このような症状を起こす。

【注】　**〇紐痛**　缺盆即ち鎖骨上窩には、狭い空間内に血管、神経、筋肉が輻輳《ふくそう》している。それで紐が引っ張られる様な痛みを感じるのである。

第六節
治在燔鍼劫刺
以知爲數、以痛爲輸
名曰仲春痺

治は燔鍼《ハンシン》劫刺《ゴウシ》に在り
知るを以て数と為し、痛みを以て輸《シュ》と為す
名づけて仲春痺《ヒ》と曰う

【訳】　治療法としては燔鍼、劫刺という手技を使う。効果が上がるのを限度とし、痛みのある所を治療点（輸）とする。この病を仲春痹と名づける。

【注】　**○燔鍼劫刺**　燔とは火の粉を撒き散らすこと。劫とは力を以て去らしむることで、おびやかす意である。そこで燔鍼劫刺とは、鍼を熱して皮膚上に火の粉を散らす様に刺し、病気を強引に去らしむる方法であろう。張志聡は劫刺を即刺即抜の意味に解しているが、根拠薄弱である。張介賓が火気に因って寒邪を劫散せしむる意だとしている方がよい。

○仲春痺　痺は痹と書くのが正しい。痹には皮肉筋骨の痹と五藏の痹がある。ここは経筋の病であるから、筋痹である。痹は一般に風寒湿の三気が交じり合して至ることにより生ずる疾患群である。現代のアレルギー疾患がこれに当たる。筋痹はアレルギー性の筋炎、筋膜炎である。痹については『素問』痺論第四十三を参照。春は一月、二月、三月の三月をいう。仲春はその真ん中で二月である。本書の陰陽繫日月第四十一には「足の十二経脈は以て十二月に応ず……二月は左足の太陽を主どる」とある。即ち足の太陽膀胱経は二月、仲春の季節に機能が旺する。機能が盛んになるときはまた病も生じ易い。そこで仲春痹となる。**○數**　法則、定石の意味。

第二章

第一節

足少陽之筋
起于小指次指、上結外踝
上循脛外廉、結于膝外廉
其支者、別起外輔骨、上走髀
前者結于伏兎之上後者結于尻

足の少陽の筋は
小指の次の指より起こり、上って外踝に結び
上って脛の外の廉に循《したが》い、膝の外廉に結ぶ
その支の者は別れて外輔骨に起こり、上って髀に走る
前の者は伏兎の上に結び、後の者は尻に結ぶ

【訳】　足の少陽胆経に所属する筋肉群は足の小指の次の指から始まる。
①小指の次の指から足の甲を上って外くるぶしに結びつく。そこから脛の外側に沿って上り、膝の外側（陽陵泉穴の所）に結びつく。
②その支脈は外輔骨即ち腓骨頭から別に発起し上って髀即ち股関節に向かって走る。この間に二つに分かれる。その前のものは大腿で陽明胃経の伏兎上に結びつく。後のものは督脈の尻、尾骨に結びつく。

【注】　**○髀**　音ヒ、股関節の周囲をいう。**○伏兎**　ここは大腿四頭筋をいう。ツボとしては大腿前外で膝の上六寸に在る。**○外輔骨**　腓骨頭である。

第二節

其直者、上乘※眇季脇
上走腋前廉
繫于膺乳、結于缺盆

其の直なる者は上って眇《ビョウ》、季脇に乗る
上つて腋の前の廉を走り
膺乳《ヨウニュウ》に系《かか》り、缺盆に結ぶ

直者、上出腋、貫缺盆
出太陽之前、循耳後、上額角
交巓上、下走頷、上結于頄
支者、結于目眥爲外維

直なる者は上って腋に出で、缺盆を貫き
太陽の前に出で、耳の後に循い、額の角に上り
巓上で交わり、下って頷に走り、上って頄に結ぶ
支なる者は目眥に結び、外維と為る

※上乗眇季脇　『太素』巻十三経筋は「上眇乗季脇」に作る。訓読は「眇に上り季脇に乗ず」となる。この方がよい。

【訳】　①の膝の外側から大腿外側を直上するものは脇腹の上（③）を通って腋の前の縁を走り、上って缺盆に結びつく。途中で乳から前上胸部にかけての大胸筋に連絡枝を送る。③の脇腹の所から直行するものは腋の下に出た後、缺盆を貫いて（後項に行き）太陽の経筋の前に出で、耳の後ろに沿って額の角に上り（④）、頭の頂点で交差し（⑤）、反対側の顎に下り、また上って顴骨に結びつく。そこから枝を出して目尻に結びつき、外維（⑥）となる。

【注】　**○眇**　脇腹の骨のない所。季脇の下になる。**○外維**　維はものを繋ぐ糸である。ここは目尻を動かす筋肉群であろう。太陽は目の上網、陽明は目の下網、少陽は外維で、三陽で目の周囲の筋肉を支配している。**○膺乳**　膺は上側胸部で大胸筋付着部辺りをいう。

第三節

其病、小指次指支轉筋
引膝外轉筋、膝不可屈伸
膕筋急、前引髀、後引尻
※即上乗眇季脇痛
上引缺盆膺乳、頸維筋急

その病は、小指の次の指支え、転筋し
膝の外を引き、転筋し、膝は屈伸す可からず
膕の筋急《ひきつ》れ、前は髀に引き、後は尻に引く
即ち上って眇、季脇に乗り痛む
上は缺盆膺乳を引き、頸の維の筋急る

從左之右、右目不開　左より右に之《ゆ》けば、右目開かず
上過右角、並蹻脈而行　上って右の角を過《よぎ》り、蹻脈に並んで行き
左絡于右　左は右に絡す
故傷左角、右足不用　故に左の角を傷るときは、右足用いられず
命曰維筋相交　命づけて維筋相い交わると曰う

※即上　『太素』巻十三経筋、『甲乙経』巻二第六は「即」の字なし。

【訳】　この少陽の筋肉群が病むと、小指の次の指が支えてうまく動かなくなる。痙攣である。膝の外側の筋肉がひきつれる（転筋である）。（このために）膝の屈伸ができない。膝裏の筋肉がひきつれる。腓骨頭から股関節に向かって上って行った筋肉の内、前は伏兎から股関節にわたってひきつれ、後は尾骨にひきつれる。さらに上に行くと脇腹に乗った筋肉が痛み、上方の缺盆や乳から上外にひきつれる。頸の、頭と鎖骨を結ぶ筋肉（胸鎖乳突筋）がひきつれる。経筋はその後、頭の天辺（巓）で左右交差し⑤、下って顎、頬、目尻に行っている⑥ので、左の経筋が病むと右の目蓋が麻痺して開かなくなる。側頭部から額の角に上る経筋は陰陽の蹻脈と平行して走っているが、これも左右陰陽ともに交差して下っている。即ち左の筋肉は右に連絡しているので、左の額の角が傷つけば経脈全体に影響して右の足が運動麻痺を起こすことになる。この様な関係を維筋相交と呼んでいる。経脈、経筋の走行が頭部で左右交差しているために起こる現象である。

【注】　**○維筋相交**　皮質脊髄路は大脳皮質の中心前回から降下し延髄下部の椎体交叉で左右交差し、反対側を下降し、脊髄前角の運動ニューロンに達する。中脳、橋、延髄の半側病変では同側の脳神経麻痺と反対側の脊髄麻痺を起こす。この脳神経と脊髄神経の関係を維筋相交と呼んだのである。**○轉筋**　痙攣である。

第四節

治在燔鍼劫刺、以知爲數
以痛爲輸、名曰孟春痺也

治は燔鍼劫刺に在り、知るを以て数と為し
痛みを以て輸と為す、名づけて孟春痺と曰う

【訳】 治療法としては燔鍼、劫刺という手技を使う。効果が上がるのを限度とし、痛みのある所を治療点とする。この病を仲春痹と名づける。

【注】 **○孟春痺** 孟春は正月、正月は左足の少陽を主どる（陰陽繫日月第四十一）。

第三章

第一節

足陽明之筋
起于中三指、結于跗上、
邪外上加于輔骨、上結于膝外廉
直上結于髀樞、上循脇屬脊

足の陽明の筋は
中の三指に起こり、跗上《フジョウ》（足背）に結ぶ
邪め外に上って輔骨に加わり、上って膝の外廉に結ぶ
直に上って髀樞に結び、上って脇に循い脊に属す

【訳】 足の陽明の筋肉群は足の大指、小指を除いた中の三本の指から始まり、足の甲（衝陽穴の所）に結びつく。そこから斜め外側に向かって上行し、腓骨頭（外輔骨）に乗り掛かり、上って膝の外側（胆経の陽陵泉穴の所）に結びつく。真っすぐ上って股関節に結びつき、さらに肋骨に沿って上り、脊椎にはまり込む。

第二節

其直者、上循骭、結于膝
其の直なる者は上って骭《カン》（脛）に循い膝に結ぶ

其支者、結于外輔骨、合少陽
其の支なる者は外輔骨に結び、少陽に合す

其直者、上循伏兎
其の直なる者は上って伏兎に循い

上結于髀、聚于陰器
上って髀に結び、陰器に聚まる

上腹而布、至缺盆而結
腹を上って布《し》き、缺盆に至って結ぶ

上頸上挟口、合于頄、下結于鼻
頸を上り、上って口を挟み、頄に合し、下って鼻に結び、

上合于太陽
上って太陽に合す

太陽爲目上網、陽明爲目下網
太陽は目の上網と為り、陽明は目の下網と為る

其支者、従頬結于耳前
其の支なる者は頬より耳の前に結ぶ

【訳】　足の甲から直接上行するものは、脛に沿って上り、膝に結びつく（①）。そこからの分枝は腓骨頭に結びつき、少陽胆経に合体する。①から直接上行するものは伏兎に沿って上り、股関節に結びつく。その筋肉群はそこから外生殖器に集まってくる。陰部から腹に上って平らに広がり、缺盆に至ってそこに結びつく。缺盆から頸を上って口を挟み、顴骨に結びつき、下って鼻に結びつき、上って鼻の根元で太陽の経筋と合体する。太陽の経筋は目の上眼瞼になり、陽明の経筋は目の下眼瞼になる。その分枝は頬から耳の前に行きそこに結びつく。

【注】　**○布**　平らに伸びる、敷く、拡がること。

第三節

其病足中指支、脛轉筋、脚跳堅
伏兎轉筋、髀前腫㿉疝、腹筋急
引※缺盆及頰、卒口僻
急者目不合
熱則筋縦、目不開
頰筋有寒則急引頰移口
有熱則筋弛縦
緩不勝收故僻

其の病は足の中指支え、脛転筋し、脚跳ねて堅し
伏兎転筋し、髀の前腫れ、㿉疝、腹の筋急つる
缺盆及び頰に引き、卒《にわか》に口僻《ヘキ》す
急《ひき》つる者は目合はず
熱すれば即ち筋縦《ゆる》み、目開かず
頰の筋に寒有れば即ち頰を急引して口を移す
熱有れば即ち筋弛《ゆる》み縦《ゆる》む
緩、収に勝たず、故に僻す

※引缺盆及頰卒口僻　『太素』巻十三経筋は「引缺盆、頰口卒噼（缺盆に引き、頰口卒に噼す）」に作る。噼は音ヘキ、口や目がゆがむこと。

【訳】　足の陽明胃経に属する筋肉群が病むと、脛の筋肉が痙攣し、脚即ち下腿がピョンピョンと飛び跳ね、筋肉は硬くなる。

大腿四頭筋が痙攣する。股関節の前、鼠径部外側辺りが腫れる、ヘルニアである。腹筋が痙攣する。

缺盆から頰にかけての筋肉がひきつれ、そのため、突発性に口が歪む（顔面神経麻痺）。（目蓋の筋肉に寒があって）ひきつれるときは目を閉じることができない（眼瞼の閉鎖不全、兎眼、眼輪筋麻痺などに因る）。

その筋肉に熱があるときは弛緩性麻痺を起こし、目蓋はふさがったままで、開けることができない（眼筋下垂、動眼筋異常などに因る）。

頰の筋肉に寒があるときは頰がひきつれて口をゆがませる。

熱があるときは筋肉がゆるみ、収斂するだけの力がなく、口がゆるんで垂れ下る。

【注】　**○脚跳堅**　錐体外路症候群のバリスムスでは足の不随意運動が生ずる。また下肢静止不能症候群、所謂むずむず病でも不随意に下肢の運動を起こす。**○髀前腫㿉疝**　㿉疝は脱腸、ヘルニアである。『太素』巻十三の経筋では「頽疝」に作る。なお、これは髀前

腫の注の文が本文に紛れたものであらう。**〇僻**　中心から脇にそれていること。かたよる。僻地はその例。噼は口がゆがむこと。音はヘキ。『康熙字典』には記載がない。『漢語大詞典』によればピという擬声音である。「ゆがむ」意味につかっているのは『太素』だけの様である。**〇弛縦緩**　弛は音シ、張っていた力が抜けること。緩は時間的空間的にゆとりのあること。縦は音ショウ、のびてゆるむこと。ここでは何れも筋肉の緊張が減少してたるむこと。

第四節

治之
以馬膏、膏其急者
以白酒和桂、以塗其緩者
以桑鉤鉤之
即以生桑灰※1置之坎中
高下以※2坐等以膏熨急頬
且飲美酒噉美炙肉
不飲酒者、自強也
爲之三拊而已

之を治するには
馬膏を以て其の急つれる者に膏《コウ》す
白酒を以て桂に和し以て其の緩なる者に塗《ぬ》り
桑の鉤《かぎ》を以て之を鉤《コウ》す
即ち生の桑の炭を以て之を坎中《カンチュウ》に置き
高下して坐と等しくし、膏を以て急つれる頬を熨し
且つ美酒を飲ましめ、美なる炙り肉を噉《くら》わしむ
酒を飲まざる者も自ら強いるなり
之を為すこと三拊《サンプ》にして已《や》む

※1　灰　『太素』巻十三経筋は「炭」に作る。これに従う。
※2　以　『太素』巻十三経筋、『甲乙経』巻二第六は「與」に作る。これに従う。

【訳】　これを治療するには次の様にする。

①ひきつれには馬膏を塗る。
⑤麻痺してたるんだ方には白酒に肉桂（の末）を混ぜたものを塗る。さらに桑で作った鉤形のもので下垂した目蓋に引っ掛けて開かせる。
②新しい桑で作った炭火を壺の中に入れる。その壺を使って、病変

部に当たる様に高さを加減し、馬膏を塗ったひきつれた頬に火伸しを掛ける（温熱療法）。
③その上で、おいしい酒を飲ませ、おいしい炙り肉を食べさせる。酒の飲めない人でも我慢して飲むようにする。
④この罨法を三回して終了とする。

【注】　**○馬膏**　馬の脂肪である。**○坎**　地面の凹み、穴である。しかしここは穴では通じない。『爾雅』釈言に「小罍之を坎と謂う」とある。小さい酒壺である。これであろう。**○拊**　音フ。手の平で打つ、なでること。**○噉**　音タン、食らうこと。**○鉤**　かぎ型のもので引っ掛けること。桑の枝は柔かく弾力があるので、これで目蓋を開くのである。

【考】　麻痺の場合の治療法は文章⑤のみである。①—④はひきつれの治療に関するものである。文章の順序を番号のようにして読むとわかりやすい。

第五節

治在燔鍼劫刺、以知爲數
以痛爲輸、名曰季春痹也

治は燔鍼劫刺に在り、知るを以て数と為し
痛みを以て輸と為す、名づけて季春痹と曰う

【訳】　治療法としては燔鍼、劫刺という手技を使う。効果が上がるのを限度とし、痛みのある所を治療点とする。この病を季春痹と名づける。

【注】　**○季春痺**　季春は三月、三月は左足の陽明を主どる（陰陽繫日月第四十一）。

第四章

第一節

足太陰之筋	足の太陰の筋は
起于大指之端内側、上結于内踝	大指の端の内側に起こり、上って内踝に結ぶ
其直者、絡※1于膝内輔骨	其の直なる者は膝の内輔骨に絡《まと》う
上循陰股、結于髀、聚于陰器	陰股に循って上り、髀に結び、陰器に聚る
上腹結于臍、循腹裏	腹を上って臍に結び、腹裏に循って
結于肋※2、散于胸中	肋に結び、胸中に散ず
其内者、著于脊	其の内なる者は脊に著く

※1　絡　『太素』巻十三経筋は「結」に作る。

※2　肋　『太素』巻十三経筋、『甲乙経』巻二第六は「脇」に作る。

【訳】　足の太陰脾経に所属する筋肉群は、足の親指の端の内側から始まり、上って内くるぶしに結びつく。そこから真っすぐ上って膝の内輔骨（脛骨内側果）に結びつく。大腿の内側を上って股関節に結びつき、外生殖器に集合する。腹を上って臍に結びつき、腹の裏を通って脇腹、肋骨の遊離端に結びつく。そこから胸の中に散開する。脇腹から内部に入り込むものは脊椎に付着する。

第二節

其病足大指支、内踝痛	其の病は足の大指支え、内踝痛み
轉※1筋痛	転筋して痛む

膝内輔骨痛、陰股引髀而痛
陰器紐痛、下[※2]引臍両脇痛
引膺中脊内痛

膝の内輔骨痛み、陰股より髀に引いて痛む
陰器紐痛し、臍と両脇を下に引き、痛む
膺《むね》の中に引き、脊の内痛む

※1　轉筋痛　『甲乙経』巻二第六には「痛」の字なし。

※2　下引臍両脇痛　『太素』巻十三経筋は「下」を「上」に作り、「臍」の下に「與」の字あり。訓読は「上に臍と両脇を引いて痛む」となる。

【訳】　この筋肉群が病むと、足の大指が支えてうまく動かない。内くるぶしが痛む。そこの筋が痙攣して痛むのである。膝の脛骨内側果が痛む。内股から股関節にかけてひきつれて痛む。外生殖器が引っ張られる様に痛む。臍と両脇が下に引っ張られて痛む。胸の上側部がひきつれ、脊椎の内部が痛む。

【注】　○膺　音ヨウ、乳の上外の部分。鷹師が鷹を抱え込む「むね」の部分。

第三節

治在燔鍼劫刺、以知爲數
以痛爲輸、命曰[※]孟秋痺也

治は燔鍼、劫刺に在り、知を以て数と為し
痛を以て輸と為す、命じて孟秋痺と曰う

※孟秋　『太素』巻十三経筋は「仲秋」に作る。

【訳】　治療法としては燔鍼、劫刺という手技を使う。効果が上がるのを限度とし、痛みのある所を治療点とする。この病を孟秋痹と名づける。

【注】　○孟秋痺　『太素』は仲秋に作る。仲秋は八月で右足の太陰を主どる。孟秋は七月で、七月は右足の少陰を主どる（陰陽繫日月第四十一）。ここは第五章の少陰と差し替えるとよく合う。

第五章

第一節

足少陰之筋、起于小指之下[※1]	足の少陰の筋は小指の下より起こる
並足太陰之筋、邪走内踝之下	足の太陰の筋に並び、邪に内踝の下に走る
結于踵[※2]、與太陽之筋合	踵《かかと》に結び、太陽の筋と合す
而上結于内輔之下	而して上って内輔の下に結ぶ
並太陰之筋而上循陰股	太陰の筋に並んで而して陰股に循って上り
結于陰器	陰器に結ぶ
循脊内挾膂、上至項、結于枕骨	脊の内に循い膂を挟んで上って項に至り枕骨に結び
與足太陽之筋合	足の太陽の筋と合す

※1　小指之下　『甲乙経』巻二第六は、この下に「入足心」の三字あり。

※2　結于踵與太陽之筋合　『太素』巻十三経筋は「踵」を「踝」に作る。また「太陽」を「足太陰」に作る。

【訳】　足の少陰腎経に所属する筋肉群は、足の小指の下から始まり（足の裏の真ん中に入り）足の太陰の経筋と並び、斜めに内くるぶしの下に走り、かかとに結びつき、太陽（太陰）経筋と合体する。そこから上って脛骨内側果の下に結びつく。また太陰の経筋と並んで内股に沿って上り外生殖器に結びつく。脊椎の内側を背骨に沿って上り、項に至り、枕骨（外後頭隆起）に結びつく。ここで足の太陽の経筋と合体する。

【注】　**〇脊**　棘突起、横突起などがぎざぎざと左右、後方に飛び出した脊椎。**〇膂**　音リョ、呂状に重なった背骨である。

第二節

其病足下轉筋
及所過而結者皆痛及轉筋
病在此者、主癇瘛及痙
在外者不能俛
在内者不能仰
故陽病者腰反折不能俛
陰病者不能仰

其の病は、足の下、転筋す
及び過ぎる所に結ぶ者は皆痛み及び転筋す
病の此に在る者は癇瘛《カンセイ》及び痙を主どる
外に在る者は俛《フ》（うつむ）くこと能わず
内に在る者は仰ぐこと能わず
故に陽病む者は腰反折して俛くこと能わず
陰病む者は仰ぐこと能わず

【訳】　この筋肉群が病むときは足の裏の筋肉が痙攣する。この経筋の通過する所と筋肉が結びつく所は皆痛み、痙攣する。

この筋肉群の病の主たるものは癲癇様の間代性痙攣と単一の筋肉の痙攣である。

この痙攣、ひきつれが背側にあるときはうつむくことができない。それが腹側に在るときは仰向くことができない。言い換えると、病が背即ち陽側にあれば反り返ってうつむくことができないし、腹即ち陰側にあれば仰向くことができないのである。

【注】　**〇在内者**　在外者を背筋とするのはよろしいが、在内者を腹筋とすることには疑問がある。少陰の経筋は腹側にはないからである。他の三つの陽経の経筋、二つ陰経の記述例から見ても、この少陰の経筋の所だけに、この様な文章があるのは異例である。従って「病在此者……陰病者不能仰」の三十七字は、この少陰の経筋について述べたものではなく、経筋の病一般についての原則を記したものと考えるべきである。
〇癇瘛　癇は癲癇に見る様な間代性痙攣である。強直と弛緩が交代に現れる。瘛は『説文』には「小児の瘛瘲《セイショウ》（ひきつけ）の病なり」とある。瘛と痙は強直性の痙攣である。瘲は弛緩性痙攣である。瘛瘲で間代性痙攣となる。**〇俛**　音フ、うつむくこと。

第三節

治在燔鍼刧刺
以知爲數、以痛爲輸
在内者熨引飲薬
此筋折紐、紐發數甚者死不治
名曰仲秋※痺也

治は燔鍼刧刺に在り
知を以て数と為し、痛みを以て輸と為す
内に在る者は熨引《イイン》し薬を飲ましむ
この筋の折紐し、紐の発すること数々にして甚だしき
者は死して治せず、名づけて仲秋痺と曰う
※仲秋　『太素』巻十三経筋は「孟秋」に作る。

【訳】　治療法としては燔鍼、刧刺という手技を使う。効果が上がるのを限度とし、痛みのある所を治療点とする。病が内部に在るときは温罨法をしたり、体操法を行なったり、薬を飲ませたりする。
この筋肉が、折れ曲がる様に、紐をねじる様に、痙攣し、その発作が回数も多く、程度も強い場合は重傷である。予後不良で死をまぬかれない。
この病を仲秋痺と名づける。
【注】　**○在内者**　内とは何処をいうのか、よくわからない。腹側の筋肉なら胃経や胆経の経筋は皆この治療法を行なうことになるが、そうなっていない。そこで内藏の病と考えるべきであらうが、経筋という体表の病に内藏の病の治療法が入っているのはおかしい。この文章は錯簡ではないか。**○紐**　丑声の言葉は、やわらかく、ねばる意味を持っている。紐は、糸をひねって作られた「ひも」である。ここの紐も、痙攣で筋肉がねじれた様になることを意味する字と考えられる。**○仲秋痺**　『太素』は孟秋に作る。仲秋は八月で右足の太陰を主どる。孟秋は七月で、七月は右足の少陰を主どる（陰陽繫日月第四十一）。ここは第四章の太陰と差し替えるとよく合う。またこの文章は、以痛為輸の後に続いてあるべきものである。在内者以下の文章とは繫がらない。

第六章

第一節

足厥陰之筋
起于大指之上、上結于内踝之前
上循脛、上※結内輔之下
上循陰股、結于陰器、絡諸筋

足の厥陰の筋は
大指の上に起こり、上って内踝の前に結び
脛に循って上り、上って内輔の下に結び
陰股に循って上り、陰器に結び、諸筋に絡す

※上結　『甲乙経』巻二第六には「上」の字なし。

【訳】　足の厥陰肝経に所属する筋肉群は足の大指の上から始まる。そこから足の甲を上って内くるぶしの前（中封穴の所）に結びつく。さらに脛に沿って上り、脛骨内果の下（曲泉穴の所）に結びつく。また大腿内側に沿って上り外生殖器に結びつき、ここに集まる諸筋に連絡する。

【注】　**○絡諸筋**　「前陰者宗筋之所聚、太陰陽明之所合也（前陰は宗筋の聚まる所、太陰陽明の合する所なり、『素問』厥論第四十五）」、また「入房太甚、宗筋弛縦、發為筋痿……筋痿者生于肝（房に入ること太甚、宗筋弛縦し、發して筋痿と為る……筋痿は肝より生ず『素問』痿論第四十四）」また「陽明者……主潤宗筋（陽明は……宗筋を潤すことを主る『素問』痿論第四十四）」とある。即ち生殖器において、本経筋は陽明、太陰の経筋や宗筋に連絡している。故にその病において陰器不用、（陰萎）不起となるのである。

第二節

其病足大指支
内踝前痛、内輔痛

其の病は足の大指支《つか》え
内踝の前痛み、内輔痛む

陰股痛轉筋、陰器不用
傷於内則不起
傷於寒則陰縮入
傷於熱則縦挺不収
治在行水清陰氣

陰股痛み転筋す、陰器不用
内の傷《やぶ》れるときは則ち起たず
寒に傷られるときは則ち陰縮み入る
熱に傷られるときは則ち縦《ゆる》み挺して収まらず
治は水を行《めぐ》らして陰気を清むるに在り

【訳】　この筋肉群が病むときは足の親指が支えて自由に動かない。内くるぶしの前が傷む。脛骨内側果の所が痛む。大腿内側の筋肉が痛み、痙攣する。

性器は役に立たなくなる。

房事過多によって性機能が侵されると勃起不能となる。

陰器が冷やされると、陰嚢が縮み、睾丸が腹腔内に入り込んでしまう。

熱に侵されると陰茎は伸びっぱなしになって元に戻らなくなる。

陰器の障害は厥陰肝経の異常による。そこでこの病の治療法は、五行で肝の母に当たる水藏である腎の機能を強化して、厥陰肝経の経気を補い、正常に戻し、陰気を活性化することである。

【注】　**〇内**　房事である。傷于内は房事過多による障害である。**〇寒**　冬、雪中行軍などの時、陰嚢が収縮し、睾丸が腹腔に入ることがある。**〇縦挺**　陰茎持続勃起症である。脊髄損傷あるいは腫瘍細胞などによって陰茎海綿体の静脈系が閉塞され、血流の排出が障害されて生ずることが多い。しばしば疼痛を伴う。縦は緩んで縦に伸びる。挺は真っ直ぐ伸びる。

第三節

其病轉筋者
治在燔鍼刧刺
以知為數、以痛為輸
命曰季秋痺也

其の病転筋する者は
治は燔鍼刧刺に在り
知るを以って数と為し、痛みを以って輸と為す
命《な》づけて季秋痺と曰う

【訳】　転筋を起こしている場合の治療法としては、燔鍼劫刺という手技を使う。効果が上がるのを限度とし、痛みのある所を治療点とする。

この病を季秋痹と名づける。

【注】　**〇季秋痺**　季秋は九月である。四肢では右足の厥陰に当たる。

第七章

第一節

手太陽之筋、起于小指之端
結于腕、上循臂内廉[※1]
結于肘内鋭骨之後
彈之應小指之上[※2]
入結于腋下[※3]

手の太陽の筋は小指の端に起こり
腕に結び、上って臂の内廉に循《したが》い
肘の内廉の鋭骨の後に結ぶ
之を弾《はじ》けば小指の上に應ず
（上って）入りて腋の下に結ぶ

※1　結于腕　『太素』巻十三、経筋には「結」の上に「上」の字あり。

※2　彈之應　『太素』巻十三、経筋には「應」の下に「于」の字あり。

※3　入結　『太素』巻十三、経筋には「入」の上に「上」の字あり。

【訳】　手の太陽小腸経の領域に所属する筋肉群は小指の端から始まる。①小指から上って腕関節に結び付く。②前腕の小指側の稜線に沿って上り、上腕骨の内側上果（鋭骨）の後ろに当たって、肘の尺骨の骨頭に結び付く。肘頭と上腕骨の内側上果の間を尺骨神経が走っているので、この部分を指で弾くと、神経が刺激されて、痛み痺れの感じが小指の末端まで響く。③そこから上腕の小指側を上って腋の下に結び付く。

第二節

其支者
其の支の者は

後走腋後廉、上繞肩胛
後に腋の後の廉に走り、上って肩甲を繞り

循頸出走※太陽之前
頸に循って出て太陽の前に走り

結于耳後完骨
耳の後の完骨に結ぶ

※出走太陽之前　『太素』巻十三、経筋、『甲乙経』巻二第六では「走」を「足」に作る。「之」の下に「筋」の字あり。「出足太陽之筋前」となる。

【訳】　④そこから分枝して腋の後ろの廉に回り、肩甲骨に分散して付着する。さらに頸の背面を上り、太陽の経筋の前に出て、耳の後ろの完骨（乳様突起）に結び付く。

第三節

其支者、入耳中
其の支の者は耳の中に入る

直者出耳上、下結于頷
直なる者は耳の上に出、下って頷《あご》に結び

上屬目外眥
上って目の外眥に属す

【訳】　⑤そこからの分枝は耳の中に入る。④から直進するもの⑥は耳の上に出、耳の前を下って顎の廉に結び付く。さらに頬を上って目の外側の目尻に所属する。

第四節

其病小指支　　其の病は小指支え

肘内鋭骨後廉痛　　肘の内の鋭骨の後の廉痛む

循臂陰入腋下、腋下痛　　臂陰に循って腋の下に入り、腋の下痛む

腋後廉痛、繞肩胛引頸而痛　　腋の後の廉痛む、肩甲を繞り頸に引いて痛む

應耳中鳴痛引頷　　耳中の鳴るに応じて痛み頷に引く

目瞑良久乃得※視　　目瞑《くら》み良《やや》久しくして乃ち視ることを得

※得『太素』巻十三、経筋、『甲乙経』巻二第六は「得」を「能」に作る。

【訳】　太陽小腸経の筋群が病むと次の様な症状が出る。小指が支えてうまく動かなくなる。肘頭の部分が傷む（尺骨神経痛）。上腕の小指側から腋の下にかけて痛む。腋の後ろの付け根が痛む。肩甲骨から頸にかけて引っ張られる様に痛む。耳の中で耳鳴がするのに應じて耳が痛み、痛みは顎に響く。目の前が真っ暗になるが、暫くすると視える様になる。

【注】　**〇目瞑良久乃得視**　眩暈の暈は目がまわること、眩は目がくらむこと。瞑も目がくらむことである。本症に相当する病変として一過性黒内障がある。内頸動脈の硬化巣からはがれた血栓が眼動脈、中心網膜動脈を塞ぐなどして起こる。血栓が溶けると回復する。二十四時間以内に回復する一過性脳虚血発作の一型である。なお起立性低血圧でも起こる。

第五節

頸筋急則爲筋瘻頸腫　　頸筋急つるときは則ち筋瘻、頸腫と為《な》る

寒熱在頸者　　寒熱の頸に在る者なり

治在燔鍼劫[※1]刺之
以知爲數、以痛爲輸
其爲腫者、復[※2]而鋭之
「本[※3]支者、上曲牙、循耳前
屬目外眥、上頷結于角
其痛[※4]當所過者支轉筋
治在燔鍼劫刺、以知爲數
以痛爲輸」
名曰仲夏痺也

治は之を燔鍼、劫刺するに在り
知るを以って數と為し、痛むを以って輸と為す
其の腫を為す者は復《ふたたび》して之を鋭くす
其の支なる者は曲牙に上り、耳の前に循い
目の外眥に属し、頷に上り角に結ぶ
其の病は過ぎる所に当る者支え転筋す
治は燔鍼、劫刺に在り、知るを以って數と為し
痛みを以って輸と為す
名づけて仲夏痺と曰うなり

※1　劫刺之　『太素』巻十三経筋、『甲乙経』巻二第六には「之」の字なし。削るべし。

※2　復　『太素』巻十三、経筋は「傷」に作る。

※3　本支　『太素』巻十三、経筋は「本」を「其」に作る。『甲乙経』巻二第六には「本支者より以痛以輸」に至る四十一字なし。文は次の第八章の第二第三節と重なる。訳は省略する。

※4　痛　『太素』巻十三、経筋は「病」に作る。是に従う。

【訳】　頸の筋肉がひきつれるとき、筋肉に数珠状のぐりぐり（リンパ腺炎）や筋肉の腫脹が発生していることがある。これは頸部の病で悪寒発熱を生ずる。手の太陽小腸経の領域の筋群の病においては、治療法として燔鍼、劫刺の手技を使い、効果が上がるのを限度とし、痛む所を治療点とする。筋肉の腫脹を起こしている場合は、（病が慢性なことが多いので）反復して治療し腫脹が減弱する様にする。この病を仲夏（五月、足の太陽に当る）の痹と名づける。

【注】　**○頸筋急則筋瘻頸腫**　頸筋急の結果として筋瘻頸腫が起こる様に読めるが、実際は筋瘻頸腫があると頸筋急が起こるのである。**○寒熱在頸者**　筋瘻頸腫の時は寒熱を生ずるのであって、筋瘻頸腫と別に寒熱があるのではない。楊上善は「筋痿頸腫は皆是れ寒熱の気なり、故に寒熱筋痿頸腫を治する者は……」としている。ここに筋痿といっているのは『太素』は「筋瘻」を「筋痿」に作っているからである。筋瘻、筋痿、いずれにしても楊上善も筋痿（瘻）頸腫寒熱を一体のものと考えている。この見方は正しいと思う。**○筋瘻**

頸腫　張介賓は鼠瘻の一種とする。結核性頸部リンパ腺炎である。その他、胸鎖乳突筋や頸部諸筋の筋炎による腫脹も考えられる。○**瘻**　『説文』には「頸腫れるなり」とある。リンパ腺が数珠状に連なり腫れたものである。経過中に、リンパ腺あるいは筋炎が膿潰して瘻孔を形成することがある。○**復而鋭之**　張介賓は鋭について「刺して腫れの退かざる者は復《ま》た之を刺す、当に鋭鍼を用うべし、即ち鑱鍼なり」という。鑱鍼は頭大にして末鋭し、陽気を去り瀉すものである（本書、九鍼十二原第一）。筋瘻頸腫の治療は陽気を去り瀉するのとは違う。むしろ鋒鍼の末剣峰の如く以って大膿を取る、という方が近い。リンパ腺炎にせよ筋炎にせよ、刺鍼して腫れの内容を排除するのが適切な治療法である。ここは柴崎保三に従って「鋭は脱の誤り」とする方が正しい様に思う。脱とは腫れの内容を抜き取る、減弱させることである。訳はこの説に従った。
○この第四、第五節の文章には錯簡があると考える。次の様に並べ変えるとわかりやすい。

其病小指支……遶肩胛引頸而痛
　其の病小指支え……肩胛を遶り頸に引いて痛む
頸筋急則應耳中鳴痛引頷
　頸の筋急つるときは則ち耳中の鳴るのに應じて痛み頷に引く
目瞑良久乃得視
　目瞑くも良久くして乃ち視ることを得
寒熱在頸者為筋瘻頸腫
　寒熱の頸に在る者は筋瘻頸腫と為す
其為腫者復而鋭之
　其の腫れを為す者は復た之を鋭（脱）す
治在燔鍼刧刺
　治は燔鍼刧刺に在り
以知為數以痛為輸
　知るを以って数と為し、痛みを以って輸と為す
名曰仲夏痺也
　名づけて仲夏の痺と曰うなり

第八章

第一節

手少陽之筋
起于小指次指之端
結于腕、上循臂結于肘
上繞臑外廉
上肩走頸合手太陽

手の少陽の筋は
小指の次の指の端に起こる
腕に結び、臂《ヒ》（前腕）に循って上り、肘に結ぶ
上って臑（ダウ、ドウ、上腕）の外の廉を繞《めぐ》り
肩に上り頸に走り手の太陽に合す

【訳】　手の少陽三焦経の領域の筋群は手の小指の次の指（薬指）の端から始まる。①そこから上って腕関節に結び付く。②そこから前腕に沿って上り肘に結び付く。③さらに上って上腕の外側にまとわり付きながら、肩に上り頸の後ろを走り手の太陽の筋に合流する。

【注】　**○臑**　音ジュは柔かい肉、音ダウ、ドウは上腕の肉。ここはドウである。

第二節
其支者、當曲頰入繫舌本
其支者、上曲牙[※1]、循耳前
屬目外眥、上乘頷[※2]結于角

其の支の者は曲頰に当たり、入りて舌本に繫がる
其の支の者は曲牙に上り、耳の前に循い
目の外眥に屬し、上って頷に乗じ、角に結ぶ

※1　曲牙　『太素』巻十三、経筋は「牙」を「耳」作る。
※2　頷　張介賓は「額」に作るべしという。妥当な見解である。

【訳】　③からの分枝④は頸の前に出て下顎角の所で顎の内部に入り、舌の根元に繫がる。③からの別の分枝⑤は下顎角を上り、耳の前を通り、外の目尻に所属する。そこから額に登り頭角に結び付いている。

【注】　**○曲頰**　下顎角である。**○曲牙**　下顎骨である。⑤の分枝は、顎関節に連なる下顎枝を上り耳前に行く。

第三節

其病當所過者即支轉筋、舌巻　其の病は過ぎる所に当る者即ち支え転筋す、舌巻く
治在燔鍼劫刺、以知爲數　治は燔鍼、劫刺に在り、知るを以って數と為し
以痛爲輸、名曰季夏痺也　痛みを以って輸と為す、名づけて季夏痺と曰うなり

【訳】　この経筋が障害を起こすと、その経過する場所が支えてよく動かなくなり、局所的な痙攣を起こす。舌が巻き上がって言葉が出にくくなる。治療には燔鍼、劫刺という手技を使い、効果が上がるのを限度とし、痛みある所を治療点とする。この病を季夏（六月、右足の少陽に当たる）の痺と名づける。

第九章

第一節

手陽明之筋　手の陽明の筋は
起于大指次指之端　大指の次の指の端に起る
結于腕、上循臂　腕に結び、上って臂に循い
上結于肘外、上臑結于髃　上って肘の外に結び、臑を上って髃《グ》に結ぶ

【訳】　手の陽明大腸経の領域の筋群は手の親指の次の指（示指）の端から始まる。①そこから上って腕関節に結び付く。②さらに前

腕の橈骨側を上って肘の親指側の橈骨上果（曲池穴）に結び付く。そこから③上腕を上って肩髃に結び付く。

【注】　○髃　『説文』には「肩前（かたさき）なり」とある。

第二節

其支者、繞肩胛、挾脊
直者、從肩髃上頸
其支者、上頰、結于頄
直者、上出手太陽之前
上左角、絡頭、下右頷

其の支の者は肩甲を繞り、脊を挾む
直なる者は肩髃より頸に上る
其の支の者は頰に上り頄《キュウ》（顴骨）に結ぶ
直なる者は上って手の太陽の前に出て
左の角に上り、頭に絡し、右の頷に下る

【訳】　④肩髃からの分枝は肩甲骨にまといついた後、脊椎を両側から挟む。③から直行する⑤は肩を通って頬に上り、顴骨の突起部に結び付く。ここから直行する⑥は手の太陽小腸の経筋の前に出、耳の前を通り、上って左の頭角に行き、頭に連絡する。そこから反対側の右の頭角を通り、右の顎に下る（右の頭角に上ったものは左の頭角を通って左の顎に下る。左右の経筋が頭で交差するのである）。

第三節

其病當所過者支痛及轉筋
肩不舉、頸不可左右視
治在燔鍼劫刺、以知以數
以痛以輸　名曰孟夏痺也

其の病は過ぎる所に当る者支え、痛み、及び転筋す
肩挙らず、頸は左右を視る可からず
治は燔鍼、劫刺に在り、知るを以って數と為し
痛みを以って輸と為す、名づけて孟夏痺と曰うなり

【訳】　この経筋が障害を起こすと、その経過する場所がつかえて動きが悪くなり、痛んで、筋肉の痙攣を起こす。肩が上がらず、頸はひきつれるので、左右に回転して物を見ることができなくなる。

この病の治療法としては燔鍼、劫刺という手技を使う。効果が上がるのを限度とする。痛みのある所を治療点とする。この病を孟夏（四月）痺と名づける。

第十章

第一節

手太陰之筋、起于大指之上
循指上行、結于魚後
行寸口外側、上循臂、結肘中
上臑内廉、入腋下、出缺盆
結肩前髃、上結缺盆下結胸裏
散貫賁、合賁下※、抵季脇

手の太陰の筋は、大指の上に起こる
指に循って上り、魚《ギョ》の後に結ぶ
寸口の外側を行き、臂に循って上り、肘の中に結ぶ
臑の内の廉に上り、腋の下に入り、缺盆に出で
肩の前髃に結び、上って缺盆に結び、下って胸裏に結ぶ
散って賁を貫き、賁下に合し、季脇に抵《いた》る

※賁下　『甲乙経』巻二第六は「賁」を「脇」に作る。

【訳】　手の太陰肺経の領域の筋群は、親指の上から始まる。①親指から指に沿って上り、魚際、母指球に結び付く。②寸口の親指側を行き、前腕の掌側を上って肘の尺沢穴の所に結び付く。③上腕の小指側を上り腋の下に入り、鎖骨の下を潜って缺盆、鎖骨上窩に出て肩の前の廉、上腕骨頭に結び付く。④そこからまた上って缺盆に結び付く。⑤ここから下がって前胸の内部に入って結び付く。⑤から前胸に散らばった⑥は下って胃の噴門部を貫き、噴門（脇）の下で（手の厥陰、心主の経筋に）合流し、脇腹に至る。

【注】　**〇合賁下**　賁は胃の噴門であるが、ここは広く横隔膜を指している様に思う。従って脇の方が妥当と考える。また賁を噴門とすると賁下は胃の体部になり、不都合である。

第二節

其病當所過者支轉筋痛
甚成息賁、脇急吐血
治在燔鍼劫刺、以知以數
以痛以輸、名曰仲冬痺也

其の病は過ぎる所に当たる者支え、転筋し、痛む
甚だしきは息賁《ソクフン》を成す、脇急つれ吐血す
治は燔鍼、劫刺に在り、知るを以って數と為し
痛みを以って輸と為す、名づけて仲冬痺と曰うなり

【訳】　この経筋が障害されると、その経絡に沿って筋肉がつかえてうまく動かなくなる。筋肉の痙攣を起こして痛む。重症の場合は喘息を起こし、脇がひきつれ、吐血を生ずる。治療法としては燔鍼、劫刺という手技を使う。効果が上がるのを限度とする。痛みのある所を治療点とする。この病を仲冬痹（十一月、足の太陰脾経に当たる）と名づける。

【注】　**〇息賁**　音ソクフン。喘息発作である。本書の邪気藏府病形第四には「肺脈……滑甚だしきは息賁上気と為す」とある。『素問』陰陽別論篇第七には「二陽（陽明大腸経、胃経）の病……其の（肺に）伝えて風消と為り、其の（肺に）伝えて息賁と為る者は死して治せず」とある。**〇吐血**　同篇に「微滑は上下出血と為す、濇甚だしきは嘔血と為す」とある。

【考】　**〇息賁**　『難経』五十八難には「肺の積は名づけて息賁と曰う、右の脇の下に在り、大きさ杯の如きを覆う、久しく已《や》まざれば人をして洒淅として寒熱し、喘咳し、肺壅《ハイヨウ》を発せしむ」とある。肺化膿症を思わせる症状である。この場合も喘息様の発作を起こすことがある。

第十一章

第一節

手心主之筋、起于中指　手の心主の筋は中指に起こる
與太陰之筋並行　太陰の筋と並んで行く
結于肘内廉、上臂陰　肘の内の廉に結ぶ、臂陰を上り
結腋下、下散前後挾脇　腋の下に結ぶ、下って散って前後より脇を挟む
其支者、入腋　其の支の者は腋に入り
散胸中、結于臂※　胸中に散り、臂に結ぶ

※臂　『太素』巻十三、経筋は「臂」を「賁」に作る。

【訳】　手の厥陰、心主（心包）経の領域の筋群は手の中指から始まる。①中指の端から太陰肺経の筋群と平行して上り、肘の小指側の廉、尺骨の肘頭に結び付く。②上腕の小指側に沿って上り、腋の下に結び付く。③腋から肋間に散開して（肋間筋として）脇を前後から挟む。腋の下に結んだ②からの分枝は上って腋に入り、胸に散らばり、横隔膜に結び付く。

第二節

其病當所過者支轉筋　其の病は過ぎる所に当たる者は支え、転筋す
前※及胸痛息賁　前及び胸痛み、息賁す
治在燔鍼劫刺、以知爲數　治は燔鍼、劫刺に在り、知るを以って數と為し
以痛爲輸、名曰孟冬痺也　痛みを以って輸と為す、名づけて孟冬痺と曰うなり

※前及　『太素』巻十三、経筋、『甲乙経』巻二第六は「前」の字なし。

【訳】　この経筋が障害されて病むと、その経絡上の筋肉はつかえてうまく動かなくなる。筋肉の痙攣を起こす。胸が痛む。喘息を生ずる。治療法としては燔鍼、劫刺という手技を使う。効果が上がるのを限度とする。痛みのある所を治療点とする。名づけて孟冬痺（十月）という。

―第十二章―

第一節

手少陰之筋	手の少陰の筋は
起于小指之内側	小指の内側より起こる
結于鋭骨、上結肘内廉	鋭骨に結ぶ、上って肘の内の廉に結ぶ
上入腋、交太陰	上って腋に入り、太陰に交わり
挾※1乳裏、結于胸中	乳の裏を挟み、胸中に結ぶ
循臂※2、下繋于臍	臂に循い、下って臍に繋がる

※1　挾　『太素』巻十三、経筋は「伏」に作る。

※2　臂　『太素』巻十三、経筋、『甲乙経』巻二第六は「賁」に作る。これが良い。

【訳】　手の少陰心経の領域の筋群は手の小指の内（薬指）側の端から始まる。①小指の端から上って手根の豆状骨に結び付く。②前腕の小指側を上って肘頭に結び付く。③そこから上って腋に入り、太陰肺経の経筋と交差し、乳の底を挟む様に経過して胸の中央に結び付く。④胸から下行して噴門部を経て臍に繋がる。

【注】 **○鋭骨** 手根骨の豆状骨である。鋭は金属の先端が削り取られて細くなること。

第二節

其病内急
心承伏梁、下爲肘綱[※1]
其病當所過者[※2]支轉筋筋痛
治在燔鍼刼刺
以知爲數、以痛爲輸
其成伏梁唾[※3]血膿者死不治

其の病は内急つる
心は伏梁を承《う》ける、下は肘綱と為る
其の病は過ぎる所に当たる者、支え、転筋し、筋痛む
治は燔鍼、刼刺に在り
知るを以って数と為し、痛みを以って輸と為す
その伏梁を成し、血膿を唾する者は死して治せず

※1　綱　『太素』巻十三、経筋、『甲乙経』巻二第六は「綱」に作る。
※2　支轉筋筋痛　『甲乙経』巻二第六は「支轉筋痛」に作る。
※3　唾　『甲乙経』巻二第六は「吐」に作る。

【訳】 この経筋が病むと、腹の内部がひきつれる様に傷む。手の少陰は心経である。手の少陰の経筋の病で、腹部血管の血栓症を起こすと、その腫瘤が心下に迫る。下腹部では血栓が臂即ち前腕に似た形を取ることがある。綱《つな》状病変である。この経筋が病むと、その経絡に当たる筋肉はつかえてうまく動かない。痙攣を起こして、筋肉痛を生ずる。治療法としては燔鍼、刼刺という手技を使う。効果が上がるのを限度とする。痛む所を治療点とする。伏梁を形成して、膿血を吐出するものは予後不良である。死亡して治療不能である。

【注】 **○内** 腹部である。諸注、心がひきつるとしているのは従い難い。**○伏梁** 「人、身体髀股胻皆腫れ、臍を遶って痛むもの有り……病名づけて伏梁と曰う、此れ風根なり、其の気、大腸より溢れて肓に著く（『素問』腹中論第四十、奇病論第四十七）」。「心脈……微緩は伏梁と為す（本書、邪気藏府病形第四）」。楊上善は「心之積、名曰伏梁、起臍上至心下、如臂（心の積は名づけて伏梁と曰う、臍の上に起り、心下に至る、臂の如し）」という。これは『難経』

五十六難の文章である。以上の記載より伏梁は腹部血管の血栓症と考えられる。血管（血脈）は心の合同器官である。腹部では腸間膜の血管（小腸は心と表裏をなす）や腹部大動静脈の硬化や血栓などを起こす。そこで心承伏梁というのである。**〇唾血膿**　伏梁により腹部の循環が障害されると胃に鬱血が生ずる。その結果吐血が起こる。ここは唾でも意味は通じるが吐の方がわかりやすい。

――第十三章――

第一節

經筋之病
経筋の病は

寒則反折※1筋急
寒《ひえ》るときは則ち反折し筋急つる

熱則筋弛縱不收、陰痿不用
熱するときは則ち筋弛縦して収まらず、陰痿不用なり

陽急則反折、陰急則俛不伸
陽急つるときは則ち反折し、陰急つるとき則ち俛して伸びず

焠刺者、刺寒急也
焠刺《サイシ》する者は寒急を刺すなり

熱則筋弛縱不收
熱すれば則ち筋弛縦《チシヨウ》して収《おさ》まらず

無用燔鍼
燔鍼を用いること無《なか》れ

名曰※2季冬痺也
名づけて季冬痺と曰うなり

※1　反折　『太素』巻十三、経筋には「反折」の二字なし。

※2　名曰季冬痺也　張介賓は第十二章第二節末尾の其成伏梁唾血膿者死不治の後に移置すべしという。その通りである。

【訳】　経筋の病における症状と治療法に関する一般原則は以下の通りである。寒冷刺激あるいは循環障害による局所的冷却があるときは筋肉のひきつれが生ずる。背部では背が反り返る症状を示す。

温熱刺激によって筋肉の緊張が減弱して弛緩し、正常に収縮できなくなる。陰器においては勃起不能となる。陽即ち背部がひきつれたときは背が反り返る。角弓反張である。陰即ち腹部がひきつれると仰向けや背伸びができない。治療法としては焠刺を行うが、これは冷えによるひきつれの場合が適応である。熱による筋肉が弛緩して正常に収縮しないものには燔鍼は禁忌である。使用してはいけない。この病を季冬痹という。季冬は十二月で、足の少陰に当たる。

【注】　**〇焠刺**　焠は焼きを入れて刀刃を硬くする技術である。熱した金属を冷水に入れて急速に冷やすことである。燔刺の技術は燔鍼と同じである。

第二節

足之陽明、手之太陽
筋急則口目爲噼※
背急不能卒視
治皆如右方也

足の陽明、手の太陽は
筋急つるときは則ち口目は噼《ヘキ》を為す
背が急つれるときは卒視すること能わず
治は皆右の方の如くするなり

※噼　『太素』巻十三は「辟」に作る。『甲乙経』巻二第六は「僻」に作る。

【訳】　足の陽明胃経、手の太陽小腸経の経筋では、筋肉のひきつれが起こると口が左右の一方に引かれてゆがみ、眼瞼が麻痺して垂れ下がる。目尻がひきつれたときは咄嗟《トッサ》にものを視ることができない（何れも顔面神経麻痺の症状である）。治療法としては上に述べた手技を用いる（口眼噼斜は麻痺である。麻痺の弛緩には燔鍼は使えない。ひきつれの方は健常部分である。治療の対象にはならない。右方の如くするとは如何にすることか、不明）。

【注】　**〇卒**　雑兵、にわか、おわる、すべての意味がある。ここは俄か、急卒にの意。**〇噼辟**　噼は口目がゆがむこと。辟は、横に開く、横に避ける意味。僻はかたよる、僻地は都会から遠く隔たった辺鄙な土地をいう。何れも横にずれる、片寄る意味を持つ。

骨度　第十四

本篇は体表解剖学に関する記述である。

人の大きさには大小の違いがあるが、ここでは身長七尺五寸の人を基準として、身体各部の長さ、各部分間の距離を記している。これは経脈の長さを計測したり、内藏の大きさを推測する上の基礎となる。

本書にはこれより営衛生會第十八までの五篇にわたり解剖学的記事が続く。『霊枢』は鍼灸に関する臨床的記載が多いといわれているが、実際には解剖や生理に関する記載は『素問』より多い。決気第三十から海論第三十三に至る四篇、また脹論三十五、五癃津液第三十六などもそれである。逆順肥痩第三十八には血管系の主幹が記されている。

『素問』、『霊枢』が解剖学と生理学を基礎にしてその医学を構築したことはこれらの諸篇を検討することにより明らかになる。大切な記述である。

第一章

黄帝問于伯高曰
脈度言經脈之長短、何以立之
伯高曰
先度其骨節之大小廣狹長短
而脈度定矣
黄帝曰
願聞衆人之度
人長七尺五寸者
其骨節之大小長短各幾何

黄帝、伯高に問うて曰く
脈度は経脈の長短を言う、何を以て之を立つるか
伯高曰く
先ず其の骨節の大小広狭長短を度《はか》る
而して脈度定まる
帝曰く
願わくは衆人の度を聞かん
人の長さ七尺五寸の者
其の骨節の大小長短は各々幾何《いくばく》か

【訳】　黄帝が伯高に質問していう。

脈度は経脈の長さについて述べている。何を基準としこれを決めているのか。

伯高が答えていう。

はじめに骨節の大小、広さ、長さを計り、これを基準にして経脈の長さを決める。

黄帝がいう。

一般大衆の場合について聞きたい。身長七尺五寸の人では、その骨節の大小長短はどれくらいであるか。

【注】　**○経脈**　『素問』、『霊枢』に記された経脈の本体は、七、八割は血管である（経脈は血を受けて之を営ず―経水第十二）。二、三割が気穴（ツボ）の連結線としての経脈である（此れ気の大経隧なり―脈度第十七）。ここにいう脈度は気穴の連結線としての経脈である。なお脈という字も経脈を意味することが多い。

――第二章――

伯高曰
頭之大骨圍二尺六寸
胸圍四尺五寸
腰圍四尺二寸
髪所覆者顱至項尺二寸
髪以下至頤長一尺
君子終※折

伯高曰く
頭の大骨の囲《まわり》二尺六寸
胸の囲、四尺五寸
腰の囲、四尺二寸
髪の覆う所、顱《ロ》より項に至る尺二寸
髪以下頤《おとがい》に至る長さ一尺
君子は終（参）折す

※終折　『太素』巻十三骨度、『甲乙経』巻二第七は「終」を「参」に作る。

【訳】　伯高がいう。

頭蓋骨の周囲は二尺六寸。胸囲は四尺五寸。腰回りは四尺二寸。有髪頭部で頭頂から項までは一尺二寸。前額髪際から顎先までは一尺であるが、紳士の場合には、眉、鼻先、顎までの間は三当分されている。

【注】　**○尺寸**　尺は手の指を広げた場合の親指から小指に至る距離。また一尺は十寸、一寸は指一本の幅。**○顱**　頭蓋骨である。ここは頭頂である。顱より項に至るを前髪際からの距離とすると一尺二寸では短か過ぎる。**○項**　後頭の髪際である。

第三章

第一節

結喉以下至缺盆中長四寸

缺盆以下至𩩲骬長九寸

過則肺大、不滿則肺小

結喉以下缺盆の中に至る長さ四寸

缺盆以下𩩲骬《カツウ》に至る長さ九寸

過ぎるときは則ち肺大、満たざるときは則ち肺小

【訳】　胸部の中央線上で、喉頭結節から缺盆（鎖骨上窩）の高さまでの長さは四寸。缺盆の高さから胸骨剣状突起（𩩲骬）までの長さは九寸。この標準を超過する時は肺が大きい。未満の時は肺は小さい。

第二節

髃骬以下至天樞長八寸
過則胃大、不及則小
天樞以下至横骨長六寸半
過則廻腸廣長、不滿則狹短

髃骬（胸骨剣状突起）以下天枢に至る長さ八寸
過ぎるときは則ち胃大、及ばざるときは則ち小
天枢以下横骨に至る長さ六寸半、過ぎるときは則ち廻腸広く長し、満たざるときは則ち狭く短し

【訳】　剣状突起の高さから、臍わきの天枢穴までの長さは八寸。これを超過する時は胃が大きい。未満の時は小さい。天枢穴の高さから横骨即ち恥骨までの長さは六寸半。超過する時は回腸の幅が広く長い。未満の時は狭く短い。

第三節

横骨長六寸半
横骨上廉以下
内輔之上廉長一尺八寸
内輔之上廉以下至下廉長三寸半
内輔下廉下至内踝長一尺三寸※
内踝以下至地長三寸

横骨は長さ六寸半
横骨の上の廉《かど》以下
内輔の上の廉までの長さ一尺八寸
内輔の上の廉以下、下の廉に至る長さ三寸半
内輔の下の廉より下、内踝に至る長さ一尺三寸
内踝以下地に至る長さ三寸

※内輔下廉下　『太素』巻十三骨度は「内輔」の下に「之」の字あり、「下廉」の下に「以」の字あり。これに従うときは本文は「内

輔之下廉以下」となり、上文の例に倣うことになる。

【訳】 恥骨の横径は長さ六寸半。

恥骨結節から大腿骨内側上顆までの長さは一尺八寸。

大腿骨内側上顆から脛骨内側顆までの長さは三寸半。

脛骨内側顆から脛骨の内くるぶしまでの長さは一尺三寸。

内くるぶしから地面までの長さは三寸。

第四節

膝膕以下至跗屬長一尺六寸　　膝膕以下跗属（フゾクの高さ）に至る長さ一尺六寸

跗屬以下至地長三寸　　跗属（足背部）以下地に至る長さ三寸

故骨圍大則太過、小則不及　　故に骨囲大なれば則ち太過、小なれば則ち不及なり

【訳】 膝膕窩から足背の高さまでは長さ一尺六寸。

足背から地面までの長さは三寸。

一般に骨の周囲の大きいものは、この標準より超過し、小さい場合は未満になる。

第五節

角以下至柱骨長一尺　　（額の）角以下柱骨（の高さ）に至る長さ一尺

行腋中不見者長四寸　　腋の中の見えざる者（腋窩）に行くこと長さ四寸

腋以下至季脇長一尺二寸　　腋以下季脇に至る一尺二寸

季脇以下至髀樞長六寸
髀樞以下至膝中長一尺九寸
膝以下至外踝長一尺六寸
外踝以下至京骨長三寸
京骨以下至地長一寸

季脇以下髀枢《ヒスウ》に至る長さ六寸
髀枢以下膝の中に至る長さ一尺九寸
膝以下外踝に至る長さ一尺六寸
外踝以下京骨《ケイコツ》に至る長さ三寸
京骨以下地に至る長さ一寸

【訳】　額の角（耳の上の骨の隆起部）から大椎穴の高さ（鎖骨に当たる）まで一尺。
鎖骨から腋窩前縁まで四寸。
腋窩から肋骨弓縁まで一尺二寸。
肋骨弓縁から股関節（大転子）まで六寸。
大転子（髀枢）から膝蓋骨中央までの長さ一尺九寸。
膝から外くるぶしまでの長さは一尺六寸。
外くるぶしから京骨穴までの長さは三寸。
京骨穴から地面までの長さは一寸。

【注】　**〇京骨**　第五中足骨の後端の隆起部にある。膀胱経の原穴。

第六節

耳後當完骨者廣九寸
耳前當耳門者廣一尺三寸
兩顴之間相去七寸
兩乳之間廣九寸半
兩髀之間廣六寸半、

耳の後の完骨に当たる者広さ九寸
耳の前の耳門に当たる者広さ一尺三寸
両顴の間相去ること七寸
両乳の間広さ九寸半
両髀の間広さ六寸半

【訳】　後頭部で両方の耳の後ろの完骨の間は広さ九寸。
顔面で耳の前の耳門穴の間の広さは一尺三寸。
両顴骨の間は相い去ること七寸。
両乳の間は広さ九寸。
前面内側において、両方の大腿（鼠径部内端）の間は広さ六寸半。

【注】　○髀　大腿である。髀骨は股関節。両髀の間六寸半は横骨と同じ長さである。鼠径の内端の間の長さになる。

第七節

足長一尺二寸、廣四寸半　　足の長さ一尺二寸、広さ四寸半
肩至肘長一尺七寸　　肩より肘に至る一尺七寸
肘至腕長一尺二寸半　　肘より腕に至る一尺二寸半
腕至中指本節長四寸　　腕より中指の本節に至る長さ四寸
本節至其末四寸半　　本節より其の末に至る四寸半

【訳】　足の長さは一尺二寸、広さは四寸半。
肩峰から肘に至る長さは一尺七寸。
肘から腕関節に至る長さは一尺二寸半。
腕関節から中指の掌指関節までの長さは四寸。
掌指関節から指先までの長さは四寸半。

第八節

項髪以下至背骨長二寸半※
膂骨以下至尾骶二十一節長三尺
上節長一寸四分分之一
奇分在下
故上七節至于膂骨九寸八分
分之七

項の髪（際）以下背骨に至る長さ二寸半
膂骨以下尾骶《ビテイ》に至る二十一節の長さ三尺
上の節の長さは一寸四分、分の一
奇分（端数）は下に在り
故に上の七節より膂骨《リョコツ》に至る九寸八分
分の七

※二寸　『太素』巻十三骨度、『甲乙経』巻二第七は「三寸」に作る。

【訳】　項の髪の生え際から大椎（第一胸椎棘突起）までの長さは二寸半。

大椎から尾骨の先端に至るまでには二十一節あり、その長さは三尺。この二十一節のうち、上の七つの（頸椎の）骨節の一個の長さは一寸四分と一厘。そこでこれを七倍すると、上の七節の長さは九寸八分と七厘になる。

胸椎以下では三尺割る二十一で割り切れず、端数が出る。

第九節

此衆人骨※之度也
所以立經脈之長短也

此れ衆人の骨度なり
経脈の長短を立つる所以なり

※骨之　『太素』巻十三骨度、『甲乙経』巻二第七は「之骨」に作る。

【訳】　以上が一般大衆の骨の長さの標準である。これによって経脈の長さを決める。

第十節

是故視其經脈之在于身也
其見浮而堅
其見明而大者多血
細而沈者※多氣也

是の故に其の経脈の身に在るを視るや
其の見《あらわ》るること浮にして堅
その見るること明にして大なる者は血多し
細にして沈なる者は気多きなり

【注】　○本節について、丹波元簡は「按ずるに是故其経脈の一節、骨度と相い渉らず、疑うらくは是れ它篇の錯簡ならん」といっている。その通りである。

※多氣　『太素』巻十三骨度は「少気」に作る。

【訳】　そこで経脈の人体における状況を見て、次の様に判断する。
表面に浮いて硬く触れる場合、明瞭に見えて大きい時は多血と判断する。
細くて沈んでいる場合は多気と判断する。

五十營　第十五

本篇には経気の運行の時間と距離の関係が記されている。その関係は以下の通りである。

一日の経気　その他の運行状況

呼吸	経気の運行距離	日行	水刻
一息	六寸	二分（〇・七四余分）	
十息	六尺		
二百七十息	百六十二尺	一周　二五分（約二十分）	二刻
五百四十息	三百二十四尺	二周　四十分	四刻
二千七百息		十周　二百分	二十刻
一万三千五百息		五十周　一千分（一千八分）	百刻（一日）

十息に日行二分は誤りである。一日の日行一千八分を一万三千五百で割ると〇・〇七四余分となる。これが一息の間の日行である。十息で〇・七四余分となる。二百七十息では十九・九八分で約二十分となる。即ち二十五分も誤りである。五百四十息以下の数字は合っている。

一　黄帝曰
余願聞五十營奈何

黄帝曰く
願わくは五十営を聞かん、奈何

岐伯荅曰
天周二十八宿
宿三十六分
人氣行一※周、千八分
日行二十八宿
人經脈上下左右前後二十八脈
周身十六丈二尺、以應二十八宿
漏水下百刻以分晝夜

岐伯答えて曰く
天の周《めぐり》は二十八宿
宿（ごとの距離は）三十六分
人の（経）気の一周（天）を行くは千八分
日は二十八宿を行く
人の経脈は上下左右前後に二十八脈
周身で十六丈二尺、以て二十八宿に応ず
漏水下ること百刻、以て昼夜を分つ

※一周　『素問』八正神明論第二十六の王注は「周」の下に「天」の字あり。

【訳】　黄帝がいう。

経気は一昼夜に人体を五十周するという、その状況を聞きたい。

岐伯が答えていう。

天には二十八の星座（星宿）がある。星宿の間は三十六分である。

太陽は一日に天の二十八宿、千八分を周回する。

人の経気が一昼夜に人体を五十回運行するのは、天周の千八分に相当する。

人の経脈は上下、左右、前後に流通しており、その数は二十八脈ある。全身で十六丈二尺の長さがある。これが天の二十八宿に対応している。

水時計の漏水百刻が一日である。これを昼夜に分ける。

二　故人一呼、脈再動、氣行三寸
一吸脈亦再動、氣行三寸
呼吸定息、氣行六寸
十息氣行六尺、日行二分

故に人一呼に脈再動、気行くこと三寸
一吸に脈亦再動、気行くこと三寸
呼吸定息に気の行くこと六寸
十息に気の行くこと六尺、日の行くこと二分

【訳】　一般に、人は一呼する間に二回脈拍を打ち、経気は三寸進む。一吸にまた二回脈拍を打ち、経気は三寸進む。一呼吸一息は時間的に安定していて、この間に経気は六寸進行する。十息で経気は六尺行き、太陽は二分を行く。

【注】　**〇日行二分**　太陽の日周一千八分を一年の呼吸数一万三千五百で割ると一息の日行は〇・〇七四余分となる。十息で〇・七四余分である。二分は間違いである。

三　二百七十息、氣行十六丈二尺
　　氣行交通于中、一周于身
　　下水二刻、日行二※十五分

二百七十息に気の行くこと十六丈と二尺
気は行きて中に交通し身を一周す
水を下すこと二刻に日の行くこと二十（五）分

※二十五分　『甲乙経』巻一第九は「二十分有奇」に作る。これが正しい。

【訳】　二百七十息では経気は十六丈二尺の距離を運行する。経気は身体の内外に交流し、全身を一周する。水時計は二刻、太陽の行程は二十分である。

【注】　**〇日行二十五分**　一昼夜千八分を五十周で割ると二十・一六となる。即ち『甲乙経』の記載が正しいことになる。一息〇・〇七四余分で計算しても同じ。

四　五百四十息、氣行再周于身
　　下水四刻、日行四十分
　　二千七百息、氣行十周于身
　　下水二十刻、日行五宿二十分

五百四十息に気の行くこと身を再周す
水下ること四刻に日の行くこと四十分
二千七百息に気の行くこと身を十周す
水下ること二十刻に日の行くこと五宿と二十分

下水二十刻、日行五宿二十分
一万三千五百息
水下百刻、日行二十八宿
漏水皆盡、脈終矣

水下ること二十刻に日の行くこと五宿と二十分
一万三千五百息に
水の下ること百刻、日の行くこと二十八宿なり
漏水皆尽き脈終わる

【訳】　五百四十息の間に経気は全身を二回巡行する。水時計は四刻を経過し、太陽は四十分の距離を行く。二千七百息の間に経気は全身を十回巡行する。水時計は十刻、太陽は五宿と二十分（合計で約二百分）の距離を進む。一万三千五百息で水時計は百刻、太陽は二十八宿を周行し、一昼夜を経過して、水時計の水は皆尽き、経脈の巡りも終了する。

五　所謂交通者、并行一數也
故五十營備、得盡天地之壽矣
※凡行八百一十丈也

所謂交通とは、并《あわ》せ行くこと一たびの数なり、
故に五十営備わり、天地の寿を尽くすことを得、
凡そ八百一十丈を行くなり

【訳】　ここに交通とは、内外二十八脈をあわせて運行するという意味である。そこで五十周が完全に遂行されれば、健康に天寿を全うすることができる。この間に合計八百一十丈を巡行する。

※凡　『太素』巻十二営五十周、『甲乙経』巻一第九は「凡」の上に「気」の字あり。『素問』八正神明論第二十六の王注には「合漏水百刻、都行八百一十丈、以分昼夜也（漏水百刻を合わせ、都べて八百一十丈を行く、以て昼夜を分かつり）」とある。新校正はもと『霊枢』の文としている。これによれば、この句は第一節の漏水百刻の下にあるべき文章である。

營氣　第十六

本篇は営気の巡行の経路を記す。

営気《エイキ》は衛気《エキ》と共に胃の上焦と中焦において飲食物から生成された栄養素である。

衛気は上焦で作られたリンパ液である。

営気は中焦で作られた乳糜である。乳糜は乳糜槽に集り、胸管を通って頸部の左静脈角で鎖骨下静脈に入り、血液に合流する。これを本書の営衛生会第十八は「化して血と為る」と表現している。即ち営気は営血になる。

故に営気の巡行は血液の循環である。営気は経脈の中を循環する。


経脈は血管神経複合体である。肺経、心経、胃経、衝脈（腎経）が血管であることはその経路の記載から明瞭である。

その他の経脈は内藏皮膚反射の反応点の連結線と考えられるが、この反応点の形成には神経端末と共に毛細血管が関与しているはずである。

営気はこの血管神経複合体としての経脈の中を循環する。故に営血とも営気ともいうのである。

本篇は古代における血液循環の先駆的な記載である。ウイリアム・ハーベイに先立つこと千六百年である。

一　營氣之道、内穀爲寶　　営気の道は穀を内《い》るるを宝と為す
穀入于胃、乃傳之肺　　穀は胃に入り、乃ち伝えて肺に之《ゆ》く
流溢于中、布散于外　　中に流溢し、外に布散す
精專者行于經隧　　精専の者は経隧を行き
常營無已、終而復始　　常に営じて已《や》むこと無し、終って復た始まる
是謂天地之紀　　是れを天地の紀と謂う

【訳】　営気は胃において飲食物から抽出される。従って営気の運行が正常に行なわれるためには飲食物が充分摂取されることが重要である。
飲食物は胃に入ると上焦、中焦によって衛気、営気となり、肺に伝

送される。営衛はエネルギーの元なので精気という。この精気は経脈の内外を通って内臓を灌漑し、体表に散布して、栄養を与え、その機能を保守している。その中でも純粋な成分（営気）は血管の中を流行し、全身を循環して終わることがない。終点にきてもまたそこから出発して循環を繰り返すのである。
これは天地自然の法則である。

二　故氣從太陰出、注手陽明
上行※1注足陽明
下行至跗上
注大指間、與太陰合
上行抵髀※2

故に気は太陰（肺経）より出でて手の陽明に注ぐ
上行して（面に至り）足の陽明に注ぎ
下行して跗上に至る
大指の間に注ぎ、太陰（脾経）と合し
上行して脾に抵《いた》る

※1　上行　『太素』巻十二、営衛気、『甲乙経』巻一第十補には「上行」の下に「至面」の二字あり。当に補うべきである。
※2　抵髀　『太素』巻十二、『甲乙経』巻一第十は「髀」を「脾」に作る。髀は誤り。

【訳】　そこで精気は肺から出発し、太陰肺経を通って、手の陽明大腸経に注入する。そこから上肢を上行して顔面に至り、足の陽明胃経に注ぐ。顔面より下行して足の背に至り、親指の間に入る。ここで足の太陰脾経に会合する。ここから上行して脾に達する。

【注】　〇**氣**　精気である。営気という。経脈即ち血管に入って営血となる。即ち営気の巡行は血液循環である。

三　從脾注心中

脾より心中に注ぎ

循手少陰出腋　手の少陰（心経）に循って腋に出で
下臂注小指、合手太陽　臂を下り小指に注ぎ、手の太陽（小腸経）に合す
上行乗腋出䪼、内注目内眥　上行して腋に乗じ䪼に出で、内りて目の内眥に注ぐ
上巓下項、合足太陽　巓に上り項を下り、足の太陽（膀胱経）に合す
循脊下尻　脊に循って尻に下り
下行注小指之端　下行して小指の端に注ぐ
循足心注足少陰　足心に循って足の少陰（腎経）に注ぎ
上行注腎　上行して腎に注ぐ

【訳】脾から心の中に注ぎ、手の少陰心経にそって腋の下に出る。そこから上肢を下行して手の小指に注ぎ、手の太陽小腸経に会合する。そこから上行して腋の後縁を乗り越えて䪼《セツ》即ち顴骨に出て、内の目尻に注ぐ。目尻から頭頂に上り項を下って太陽膀胱経に会合する。脊椎にならんで背を下り尻に至り、さらに下って足の小指の端に注ぐ。小指から足裏の真ん中に行き足の少陰腎経に注ぐ。少陰経に従って上行して腎に注ぐ。

四
従腎注心外散于胸中　腎より心の外に注ぎ、胸中に散ず
循心主脈出腋下臂　心主の脈に循って腋に出て臂《ヒ》を下り
※出兩筋之間入掌中　両筋の間に出て、掌中に入り
出中指之端　中指の端に出づ
還注小指次指之端、合手少陽　還って小指の次の指の端に注ぎ、手の少陽に合す

上行注膻中、散于三焦
從三焦注膽、出脇注足少陽
下行至跗上
復從跗注大指間
合足厥陰、上行至肝

上行して膻中《ダンチュウ》に注ぎ、三焦に散ず
三焦より胆に注ぎ、脇に出て足の少陽（胆経）に注ぐ
下行して跗上に至り
復た跗より大指の間に注ぎ
足の厥陰（肝経）に合し、上行して肝に至る

※出両筋　『太素』巻十二、『甲乙経』巻一第十は「出」を「入」に作る。

【訳】　腎から上行して心の外面に注ぎ、そこから胸中に散布する。精気は手の厥陰心主の脈にしたがって腋に出、上肢を下り、前腕の二つの骨にそった筋肉の間を通って掌中に入り、中指の端に出る。そこから引き返して薬指の端に注ぎ、手の少陽三焦経に会合する。そこから上肢を上行して膻中穴の所に注ぎ、下って三焦に散布する。三焦から胆に注ぎ、脇に出て足の少陽胆経に注ぐ。胆経は下肢を下行して足背に至り、そこから足の親指の間に注ぎ、足の厥陰肝経に会合する。そこから足を上って肝に達する。

【注】　○心外　心外膜即ち心主、心包である。

五　從肝上注肺、上循喉嚨
入頏顙之竅、究于畜門

肝より上って肺に注ぐ、上って喉嚨に循って
頏顙《コウソウ》の竅に入り、畜門に究まる

【訳】　肝から上って肺に注ぐ。肺から喉嚨《コウロウ》即ち気管支、気管にそって上って頏顙即ち鼻咽腔上部に達する。ここより上顎腔など副鼻腔に入る。

【注】　○頏顙　頏はのど、くびである。亢は真っ直ぐ伸びている頸の象形である。顙はひたい。頏顙は鼻咽腔上部で、ここより副鼻腔に通ずる。○畜門　『素問』、『霊枢』を通じてここだけに見える言葉である。副鼻腔と考えられる。

六　其支別者
上額循巓下項中
循脊入骶
是督脈也
絡陰器上過毛中入臍中
上循腹裏、入缺盆
下注肺中、復出太陰
此營氣之所行也
逆順之常也

其の支別の者は
額を上り巓に循って項の中を下り
脊に循って骶《テイ》に入る
是れ督脈なり
陰器に絡い上って毛中を過《よぎ》り、臍の中に入る
上って腹の裏に循って缺盆に入り
下って肺の中に注ぎ、復た太陰に出づ
此れ営気の行く所なり
逆順の常なり

【訳】　その分脈は額を上って、頭頂から項に下り、脊椎に従って尾骨（骶）に入る。

これが督脈である。

尾骨から生殖器にまとい、陰毛を経て臍の中に入り、さらに上り、腹の裏を通って缺盆に入り、下って肺の中に注ぎ、また太陰肺経に出る。

以上が営気の運行する経路であり、上行、下行して何時までも変わらないのである。

脉度　第十七

本篇には六つの事項が記されている。
第一　手足六経脈の夫々の長さ、及び督脈、任脈各々の長さ
　その合計十六丈二尺とする。
第二　五藏と顔面の五官の間には正の機能相関がある。
　肺と鼻と臭香
　心と舌と五味
　肝と目と五色
　脾と口と五穀
　腎と耳と五音
第三　關格の脈
　陰気大盛、陽気不利は關　寸口盛んで人迎虚弱。
　關は関所、陰気が盛んで、陽気がせきとめられて裏陰に入れない状況を示す。
　陽気大盛、陰気不利は格　寸口虚弱で人迎盛ん。
　格は支える意、陽気が盛んで、陰気が表陽に出られない状況を示す。
　陰陽共に盛んは関格　寸口、人迎共に盛ん。
　頸動脈と橈骨動脈の動脈硬化などで生ずる脈状の異常である。
　脈なし病や左右不同脈などがある。
第四　陰蹻脈の経路
　蹻脈は腎経の別である。然骨の後に起こり、上って目の内眥に至って太陽膀胱経と陽蹻に合するまでの経路が記されている。ただし陽蹻の経路についての記載はない。
　その病変として気の栄するときは目が潤い、栄せざるときは目が合わないという。ただしこれについては本書の寒熱病第二十一の記載と合わない所がある。
第五　経脈は五藏六府を万遍なく循環することを述べる。
　陰経は五藏を灌漑し、陽経は六府を栄養するのである。
第六　蹻脈は長さ七尺五寸、左右で一丈五尺であるが、これは陰陽蹻脈の一方だけの長さである。これについて男女で数え方に違いのあることを述べる。
　男子は陽蹻を数え、女子は陰蹻を数えるというのである。その理由についての説明はない。

第一章

一　黄帝曰
願聞脈度
歧伯荅曰
手之六陽從手至頭
長五尺、五六三丈

黄帝曰く
願わくは脈度を聞かん
歧伯答えて曰く
手の六陽は手より頭に至る
長さ五尺、五六三丈

【注】　〇**脈度**　度とは手尺で長さを計ることである。ここの脈度は経脈の長さをいう。
長さの計算の仕方は以下同じなので訳は省略する。

【訳】　黄帝がいう。
経脈の長さについて聞きたい。
岐伯が答えていう。
手の太陽、少陽、陽明という陽に属する三つの経脈は手の先端から頭に走っている。
その長さは各々五尺である。両手で六経あるので、五掛ける六で三丈になる。

二　手之六陰從手至胸中、三尺五寸
三六一丈八尺、五六三尺、合二丈一尺

手の六陰は手より胸中に至る、三尺五寸
三六一丈八尺、五六三尺、合わせて二丈一尺

三　足之六陽、從足上至頭
八尺、六八四丈八尺

足の六陽は足より上って頭に至る
八尺、六八四丈八尺

四　足之六陰、從足至胸中、六尺五寸
六六三丈六尺、五六三尺、合三丈九尺

足の六陰は足より胸中に至る、六尺五寸
六六三丈六尺、五六三尺、合わせて三丈九尺

五　蹻脈從足至目七尺五寸
二七一丈四尺、二五一尺、合一丈五尺

蹻脈は足より目に至る、七尺五寸
二七一丈四尺、二五一尺、合わせて一丈五尺

【注】　以上の経脈は左右の手足の合計である。以下の督脈と任脈はからだの前後に一本づつある経脈の合計である。

六　督脈、任脈各四尺五寸
二四八尺、二五一尺、合九尺
凡都合一十六丈二尺
此氣之大經隧也

督脈、任脈は各々四尺五寸、
二四八尺、二五一尺、合わせて九尺
凡そ都合一十六丈二尺
此れ気の大経隧《ケイスイ》なり

【注】　**○氣之大經隧**　経とは縦糸である。隧は音スイ、トンネルである。皮膚の下を貫通するトンネルとは血管であろう。そこで経隧とは身体を縦貫する血管ということになる。

気には二つの意味がある。一つは経脈（血管）の中を流れる精気である。精気は飲食物から胃の上焦、中焦で作られた栄養物である。

今一つは神経機能である。内藏皮膚反射として、内藏に異常があるとき、皮膚上に点状に現れる反応である。この反応点の連結線も経脈と呼ぶ。即ち気にも経脈にも二つの意味がある。血管と神経である。まとめていえば経脈とは血管神経複合体である。

七　經脈爲裏、支而横者爲絡
絡之別者爲孫※1
盛※2而血者疾誅之
盛者寫之
虚者飲藥以補之

経脈を裏と為す、支して横する者を絡と為す
絡の別の者を孫《ソン》と為す
盛んにして血ある者は疾《すみや》かに之を誅《チュウ》す
盛んなる者は之を瀉し
虚する者は飲薬を以って之を補う

※1　孫　『太素』巻十三脈度、『甲乙経』巻二第三は「孫」の下に「絡」の字あり。
※2　盛而血者　『太素』巻十三脈度、『甲乙経』巻二第三は「孫絡之盛而有血者（孫絡の盛んにして血有る者）」に作る。

【訳】　経脈は体表の下、内部にある。

この経脈から横に分岐する脈を絡《ラク》という。

絡から分かれて行く脈を孫絡という。孫絡とは毛細血管である。

毛細血管が盛り上がって血液が蒼黒色に欝滞しているとき（血絡、結絡）は早急に瀉血して排除する。

一般的には邪気の実しているときは瀉法を行ない、精気の虚しているときは薬物を飲ませて補法を行なう。

【注】　**○經脈**　第六節の注に述べたように血管と神経であるが、ここは血管を意味する。経脈は動脈、絡は静脈、孫は毛細血管である。孫絡の血ある者とは、蜘蛛状毛細血管拡張あるいは蜘蛛状血管腫（Vascular Spider）である。刺絡による瀉血の対象となる。

第二章　五閲

五藏常内閲于上七竅也
故肺氣通于鼻
肺和則鼻能知臭香矣
心氣通于舌
心和則舌能知五味矣
肝氣通于目
肝和則目能辨五色矣
脾氣通于口
脾和則口能知五穀矣
腎氣通于耳
腎和則耳能聞五音矣
五藏不和則七竅不通
六府不和則留爲癰

五藏は常に内より上の七竅《キョウ》を閲《けみ》するなり
故に（一般に）肺気は鼻に通ず
肺和するときは則ち鼻は能く臭香を知る
心気は舌に通ず
心和するときは則ち舌は能く五味を知る
肝気は目に通ず
肝和するときは則ち目は能く五色を辨《ベン》ず
脾気は口に通ず
脾和するときは則ち口能く五穀を知る
腎気は耳に通ず
腎和するときは則ち耳は能く五音を聞く
五藏不和なるときは則ち七竅通ぜず
六府不和なるときは則ち留まって癰と為る

【訳】　からだの内部にある五藏は顔面にある七つの竅（目耳鼻口）の機能状況を観察し、判定している。そこで一般に以下のようなことがいえる。

肺の機能状況は鼻に現れる。肺が正常に機能しているときは鼻は香や臭いを嗅ぎ分けることができる。

心の機能状況は舌に現れる。心が正常に機能しているときは舌は五つの味を味わい分けることができる。

肝の機能状況は目に現れる。肝が正常に機能しているときは目は五つの色彩を弁別することができる。

脾の機能状況は口に現れる。脾が正常に機能しているときは口は五穀を識別することができる。

腎の機能状況は耳に現れる。腎が正常に機能しているときは耳は五つの音を聞き分けることができる。

五藏が正常に機能していないときは七つの竅の機能も異常となる（七竅の状況から五藏の状況を逆算することができる）。六府の機能が正常でないときは血気は滞留して化膿巣を作る。

【注】　**〇六府不和**　癰は化膿巣である。癰の生成については『霊枢』癰疽第八十一参照。**〇氣**　ここの気は藏器組織の機能を意味する。

第三章　關格

故邪在府則陽脈不和	故に邪が府に在るときは則ち陽脈和せず
陽脈不和則氣留之	陽脈和せざるときは則ち気之に留まる
氣留之則陽氣盛矣	気之に留まるときは則ち陽気盛んなり
陽氣大盛則陰不利	陽気大《はなは》だ盛んなれば則ち陰利せず
陰脈不利則血留之	陰脈利せざるときは則ち血之に留まる
血留之則陰氣盛矣	血之に留まるときは則ち陰気盛んなり
陰氣太盛則陽氣不能榮也	陰気太だ盛んなるときは則ち陽気栄する能わず
故曰關	故に関と曰う
陽氣大盛則陰氣弗能榮也	陽気大だ盛んなるときは則ち陰気栄する能わず
故曰格	故に格と曰う

陰陽倶盛、不得相榮
故曰關格
關格者不得盡期而死也

陰陽倶に盛んなれば相い栄することを得ず
故に関格と曰う
関格の者は期を尽くすことを得ずして死するなり

【訳】　一般に、邪気が府にあるときはそれに対応する陽経の機能が障害される。

陽経の機能が障害されると衛気の流れが滞る。

衛気が滞ると陽経の機能は異常に亢進する。

陽経の機能が異常に亢進するとき（衛気の巡りが減るので）相対的に陰経の機能が低下する（例えば邪気が胃にあるとき、人迎穴の拍動亢進が起こる。頸動脈から鎖骨下動脈にかけて動脈硬化や血栓症などがあると、陽の人迎は盛んであるが、陰を代表する寸口の脈がほとんど触れなくなることがある。いわゆる脈無し病である。これは陽気独盛、陰気孤絶で、これを格と呼ぶ）。

陰経の機能が低下すると血液の循環が滞る。血液の循環が滞るとその局所の陰気は盛んになる。陰経の脈拍が異常に盛んになると陽経の循環が十分でなくなる（頸動脈の拍動がほとんど触れないで、寸口のみ盛んに脈動している状態は同じく動脈硬化によって起こる）。

陰の独盛、陽の孤絶を関と呼ぶ。

人迎も寸口も一緒に激しく脈動するのを関格という。高度の動脈硬化によって起こる。このような病人は予後不良で（脳の血行障害や心障害などによって）天命を全うすることはできない。

【注】　本文では格と関が連続して起こる様に述べているが、両者は別々に起こるものであって、この様に因果関係が連続して起こることは考え難い。陰陽ともに盛んになる関格の場合は同時に起こる。

第四章　蹻脈《キョウミャク》

黄帝曰
蹻脈安起安止
何氣滎水[※1]
岐伯荅曰
蹻脈者少陰之別
起于然骨之後
上内踝之上
直上循陰股入陰
上循胸裏入缺盆
上出人迎之前、入頄、
屬目内眥、合于太陽
陽蹻而上行
氣并相還則爲濡目
氣不滎則目不合

黄帝曰く
蹻脈は安《いずこ》に起こり、安に止まるや
何の気（此れを）栄するか
岐伯答えて曰く
蹻脈は少陰の別なり
然骨《ネンコツ》の後に起こり
内踝の上に上り
直に上って陰股に循って陰に入り
上って胸裏に循って缺盆に入り
上って人迎の前に出でて頄《キュウ》に入り
目の内眥に属し、太陽に合す
陽蹻にして上行す
気并して相い還えるときは則ち目を濡すことを為す
気栄せざるときは則ち目合はず

【訳】　黄帝がいう。
蹻脈はどこから始まってどこで終わるのか。
どの経脈の気が循環しているのか。
岐伯が答えていう。

※1　滎水　『太素』巻十陰陽蹻脈は「滎水」を「営此」に作る。『甲乙経』巻二第二は「水」を「也」に作る。丹波元簡は『霊枢識』において「案ずるに栄水は義を成さず、甲乙に従う」という。

（陰の）蹻脈は足の少陰腎経の分かれである。

足の内果の前にある然骨穴の後ろの所（照海穴）から始まり、内果の上に昇り、真っすぐ内股を通って生殖器に入る。

そこから胸の裏側を通って缺盆に入る。そこから昇って頸動脈上の人迎穴の前に出た後、頬（頄）に入り、目の内側の目頭に入り込み、足の太陽膀胱経と合体する。

ここからは陽の蹻脈として上行する（蹻の経路については記載がない）。

陰陽の蹻脈の気と太陽膀胱経の気が一緒に並んで目に循環するときは目が潤い目はぱっちりと開いた状態になる。

両方の経脈の気が一緒に循環しないときは目蓋を閉じることができない。


【注】　**○濡目**、目不合　濡《ジュ》は水にぬれて軟らかくなること、ここでは潤す意である。なお本書の寒熱病第二十一に次の文章がある。

「足の太陽には項を通り脳に入る者有り。正に目の本に属す。名づけて目系と曰う。……脳に入るときは乃ち陰蹻と陽蹻に分かれる。陰陽相い交わり、陽は陰に入り、陰は陽に出で、目の鋭眥に交わる。陽気盛んなるときは則ち瞋目（目を見張る）し、陰盛んなるときは則ち瞑目（目をつむる）す」と。

これによるときは不合目は陰気が衰え、陽気だけが盛んなために起こるということになる。

――第五章　気は営周して止まず――

黄帝曰　　黄帝曰く
氣獨行五藏、不榮六府、何也　　気独り五藏を行く、六府栄せざるは何ぞや
岐伯荅曰　　岐伯答えて曰く
氣之不得無行也　　気は行くこと無きを得ざるなり

原文	読み下し
如水之流、如日月之行不休	水の流れの如く、日月の行きて休まざるが如し
故陰脈榮其藏、陽脈榮其府	故に陰脈は其の藏を栄じ、陽脈は其の府を栄じ
如環之無端、莫知其紀	環の端無きが如く其の紀を知ること莫《な》し
終而復始、其流溢之氣	終わって復た始まる、其の流れ溢れる気は
内漑藏府、外濡腠理	内は藏府を漑し、外は腠理を濡《うるお》す

【訳】　黄帝がいう。

経脈の内外を流れている精気は五藏だけを巡って、六府には循環しないのはどういうわけか。

岐伯が答えていう。

精気はその本来の性質として人体を巡行しないでいることはできないのである。

それは水が低きに流れ、太陽や月が地球を巡ることを止めないのと同じである。

そこで陰経は対応する五藏を潅流し、陽経はその対応する六府を循環している。

その様子は環に端がない様なものである。

循環の糸口を知ることはできない。終わったと思えばまた始まるといった具合である。

その全身を流れて組織に溢れ出る精気は体内では五藏六府を潅漑し、体表では皮膚を潤し養っている。

【注】　**〇腠理**　皮膚の紋理あるいは皮膚の発汗機構をいう。

第六章

原文	読み下し
黄帝曰	黄帝曰く

蹻脈有陰陽
何脈當其數
歧伯荅曰
男子數其陽
女子數其陰
當數者爲經
其不當數者爲絡也

蹻脈に陰陽有り
何の脈か其の数に当たるや
歧伯答えて曰く
男子は其の陽を数う
女子は其の陰を数う
数に当たる者を経と為す
その数に当たらざる者を絡と為す

【訳】　黄帝がいう。
蹻脈には陰と陽との二つの経脈がある。どちらの長さを測るのか。
岐伯が答えていう。
男子では陽蹻の長さを測る。女子では陰蹻の長さを測る。
長さを測った方を経脈とする。測らなかった方を絡脈とする。

營衛生會　第十八

人体　形態的には皮肉筋骨、藏府経絡から成る。生理的には血気営衛から成る。

血気　人は外界から飲食物を摂取し、これを分解、吸収し、人体の生命維持に必要な物質に代謝、変換して生存している。この生命維持に必要な物質を血気営衛という。本篇はその生成過程を記している。

栄養　材料は飲食物である。これを水穀という。ここに穀物は食物を代表するものである。水穀の持つ物質とエネルギーを穀気という。栄養とは穀気を人の精気に変換する過程である。精気を生成する場所は胃の上焦と中焦である。精気を抽出、吸収された後のカスは大腸の下焦で処理されて屎尿となって排泄される。

営衛　上焦においては衛気を生成する。中焦においては営気を生成する。下焦では屎尿が形成される。

営気は肺脈に入り、化して血と為る。営血として経脈（血管）の中に入り全身を循環する。皮肉筋骨から五藏六府を栄養し、その機能を維持する。

衛気は営気と共に経脈の外を循環する。その機能は、分肉を温め、皮膚を充たし、腠理を肥やし、（汗腺の）開闔を司どることである。即ち体表の温熱、栄養、発汗の制御を行っている。これは自律神経の機能である。

衛気は昼は陽、頭と手足を循環して、覚醒とその日中活動を維持している。これは交感神経の機能である。夜は内藏を循環して、睡眠と安静を保守している。これは副交感神経の機能である。

その反応性が剽悍滑利といわれる所以である。

しかしながらその本体はリンパ液である。

三焦　精気の循環速度が極めて遅いことは本書の五十営第十五に見た如くである。一呼吸に六寸である。これはおそらくリンパの流速である。古代の医師たちは皮下でのリンパの動きを見て、この速度を計上したのだと思われる。

飲食物は胃で分解、消化され、腸で吸収される。吸収された栄養物は門脈を経て肝に入り、ここで代謝変換されて人の構成物質になり、心から全身に配給される。しかし営衛生会では、この門脈が出てこない。本書の論勇第五十に見える「肝系緩（肝系緩む）」の肝系が門脈である。『素問』の経脈別論篇第二十一に「食気入胃、散精於肝（食気胃に入り、精を肝に散らす）」とあるが、この精を肝に散ずるのが門脈経由である可能性はある。

本篇においては栄養物は上中焦を通って循環して行く。門脈以外で栄養素を運搬しているのはリンパである。即ち上中焦はリンパ管を意味している。古代の医師たちは上腹部のリンパ管を見て、これを上焦と名づけたのである。上って胸郭に入り、頸部を通って手に行くと考えたのであろう。

中焦もリンパ管であるが、太陰肺経に注入して、そこで血となっている。これは左鎖骨上の静脈角に流入する胸管である。

そこで中焦は乳糜槽から始まることになり、営気は乳糜ということになる。営が清、衛が濁と、その外観が違っているのはそのためである。

従って屎尿の生成にかかわる下焦も下腹部のリンパ管となる。尿は大腸に纏《まと》うリンパ管から膀胱に纏うリンパ管を経由して膀胱に滲入すると考えたのである。

第一章

一　黄帝問于岐伯曰
人焉受氣、陰陽焉會
何氣爲營、何氣爲衛
營安從生、衛于焉會
老壯不同氣、陰陽異位
願聞其會

黄帝、岐伯に問うて曰く
人は焉《いずく》より気を受け、陰陽は焉に会するか
何の気が営と為《な》り、何の気が衛と為るか
営は安《いずく》より生じ、衛は焉に会するか
老壮は気を同じくせず、陰陽は位を異にす
願わくは其の会を聞かん

【訳】　黄帝が岐伯に質問していう。
人は精気をどこから受け取るのか。
陰（内藏）を運《めぐ》る気と陽（頭、四肢、体表）を運る気はどこで会合するのか。
営となるのはどの様な精気か、衛となるのはどの様な精気か。
営はどこで生ずるのか。衛はどこで会合するのか。
老人と壮年では気の働き、盛衰は同じではない。
陰に属する夜と陽に属する昼では気のあり方、運り方が違っている。
以上の様な営衛、陰陽の相互の関係、会合の様子について聞かせてもらいたい。

【注】　**○氣**　ここにいう氣は精気である。営気（乳糜）と衛気（リンパ液）より成る。飲食物より生成した栄養素である。**○陰陽**　陰は内藏である。陽は頭、四肢、体表をいう。

二　岐伯荅曰
人受氣于穀
穀入于胃以傳與肺

岐伯答えて曰く
人は気を穀より受く
穀は胃に入り、以て肺に伝与《デンヨ》す

五藏六府皆以受氣　　五藏六府は皆（これを）以て気を受く
其清者爲營、濁者爲衛　　其の清なる者は営と為り、濁なる者は衛と為る
營在脈中、衛在※脈外　　営は脈中に在り、衛は脈外に在り
營周不休、五十而復大會　　営周して休《や》まず、五十（周）にして復た大会す
陰陽相貫、如環無端　　陰陽を相い貫き、環《たまき》の端無きが如し

※在　『甲乙経』巻一第十一は「在」を「行」に作る。

【訳】　岐伯は答えていう。

人は精気（エネルギーを持つた栄養素）を穀物を主とした飲食物から受け取っている。飲食物が胃に入ってくると、胃は食物の持っている精気を抽出して人の精気に代え、これを肺に伝送する。人体の五藏六府は肺からその精気を受け取っているのである。

胃で飲食物から抽出された精気のうち、清澄のものは営となる。混濁しているものは衛となる。営は経脈（血管）の中にあり、衛は経脈の外にある。

営衛は経脈の内外にあって、昼夜を問わず、全身をぐるぐる廻って休むことがない。一昼夜に五十回廻った所で出発点にもどる（衛気は昼は陽を廻り、夜は陰を廻る）。この間、陰陽、表裏、内外にわたり、皮肉筋骨から五藏六府をくまなく循環し、初めも終わりもない次第である。

【注】　**○清濁**　ここでは営が清で衛が濁となっている。本書の陰陽清濁第四十にはもっと複雑な陰陽、清濁の分類が記されている。本篇と相互に参照する必要がある。一義的には決まらないようである。**○營周不休**　衛気は昼と夜とでは運る場所が違う。これに対して營気は、昼夜の区別なく、経脈内を太陰肺経から厥陰肝経へと、経脈の順序に従って全身を循環している。

三　衛氣行于陰二十五度　　衛気は陰（内藏）を行くこと二十五度
行于陽二十五度　　陽（外表）を行くこと二十五度
分爲晝夜　　分かって昼夜と為す

故氣至陽而起、至陰而止
故曰、日中而陽隴爲重陽
夜半而陰隴爲重陰
故太陰主内、太陽主外

故に気陽に至って起き、陰に至って止む
故に曰く、日中にして陽隴《さか》ん、重陽と為す
夜半にして陰隴ん、重陰と為す
故に太陰は内を主どり、太陽は外を主どる

【訳】 衛気は陰即ち内藏を二十五回巡行し、陽即ち外表を二十五回運行する。夜は陰を運《めぐ》り、昼は陽を運る。昼夜で運る場所が違うのである。

そこで衛気が陽を運る様になると起床する。陰を運る様になると休息する。そこでこの様にいう。

日中（陽の時刻）は陽の部位（四肢、体表）で衛気が盛んである。陽の時刻に陽の部位で衛気が盛んなので重陽という。夜半（陰の時刻）には陰の部位（内藏）で衛気が盛んである。陰の時刻に陰の部位で衛気が盛んなので重陰という。

一般的にいって、太陰肺経、脾経は内藏を主宰する、太陽膀胱経、小腸経は外表を支配する。

【注】 **○陰陽** ここの陰陽は内外と同意である。陰は内藏である。また内という。陽は頭と手足と体表である。また外という。即ち人体から内藏を除いたものが外である。体表には皮肉筋骨が含まれる。

○表裏 表裏も陰陽という。体表は表であり、陽である。口から肛門に至る消化管は裏であり、陰である。

四 各行二十五度、分爲晝夜
夜半爲陰隴、夜半後而爲陰衰
平旦陰盡而陽受氣矣
日中而陽隴、日西而陽衰
日入陽盡而陰受氣矣

各々（陰陽を）行くこと二十五度、分かって昼夜と為す
夜半にして陰隴《さか》んと為し、夜半の後にして陰衰うと為す
平旦に陰尽きて陽が気を受く
日中にして陽（気）隴ん、日西して陽（気）衰う
日入りて陽（気）尽き、而して陰（内藏）が気を受く

夜半而大會
萬民皆臥、命曰合陰
平旦陰盡而陽受氣
如是無已與天地同紀

夜半にして大会す
万民皆臥す、命《な》づけて合陰と曰う
平旦に陰（気）尽きて陽（体表）気を受く
是の如くして已《や》むこと無く、天地と紀を同じくす

【訳】　衛気は陰、内藏を運ること二十五回で、これが夜である。

衛気が陽、外表を運ること二十五回で、これが昼である。

そこで陰陽における衛気の盛衰は次の様になる。

夜半には陰における衛気が盛んである。夜半を過ぎると陰における衛気は衰える。

夜明けには陰における衛気の巡回が終わり、陽即ち体表の部位で衛気の巡回が始まる。太陽が南中する時刻には陽における衛気が盛んである。日が西に傾く様になると陽の衛気は衰える。日が地平線に沈むとき陽の部位における衛気は尽き、陰の部位が衛気を受け取ることになる。

夜半には陰の衛気は真っ盛りであり、営も陰の部位も循環しており、両者は会合する。この時、万民みな陰気が盛んの為に眠っている。

そこでこの状況を陰の会合と呼ぶ。

夜明けには陰の衛気は尽き、陽の部位が衛気を受け取る。

この様に昼夜に陰陽を循環して終わる時がない。天地の陰陽、明暗と同調しているのである。

【注】　**○各**　ここの各々とは陰陽のことである。衛気は陰を行くのも二十五度、陽を行くのも二十五度という意味である。衛気、営気のことではない。なお営気（営血）は昼夜を問わず陰陽を万遍なく循環している。故に昼には営衛は陽にある。陰には営だけが回る。夜には営衛は陰にある。陽には営だけが回る。**○平旦**　夜明け。旦は日の出。太陽が地上に現れた姿である。

第二章

一　黄帝曰
老人之不夜瞑者何氣使然
少壯之人不晝瞑者何氣使然

黄帝曰く
老人の夜に瞑《ねむ》らざるは何の気が然らしむるや
少壮の人の昼に瞑らざるは何の気が然らしむるや

【訳】　黄帝がいう。老人が夜眠らないのは、営気、衛気がどうなっているからなのでしょうか。若い人が昼間眠らないのは営気、衛気がどうなっているからなのでしょうか。

二　岐伯荅曰
壯者之氣血盛
其肌肉滑、氣道通
營衛之行不失其常
故晝精而夜瞑
老者之氣血衰、其肌肉枯
氣道澁、五藏之氣相搏
其營氣衰少而衛氣内伐
故晝不精夜不眠

岐伯答えて曰く
壮者の気血盛ん
其の肌肉《キニク》（筋肉）滑らかにして、気道通ず
営衛の（運）行、其の常を失はず
故に昼は精《あきらか》にして夜は瞑る
老者の気血は衰え、其の肌肉枯る
気道澁り、五藏の気相い拍《う》つ
其の営気は衰え少《へ》って衛気は内に伐《う》たる
故に昼は精ならずして夜は眠らず

【訳】　岐伯が答えていう。

若者は神経機能も血液循環も旺盛である。筋肉の活動は活発である。精気の流通も潤滑である。営気、衛気の循環は正常であり、昼間には衛気は陽にあり、夜には陰にある。

故に昼は陽気が強いので意識は清明であり、夜は陰気が強いのでよく眠るのである。

老人は気血は衰え、筋肉は痩せて動きは鈍く、精気の流通は渋りがちである。五藏の機能は（五行の相克関係により）互いに干渉しあって機能障害を起こす。営気は衰え、衛気は傷つく。そこで昼は（陽気が弱く）清明さに欠け、夜は（陰気が弱く）眠れないのである。

【注】　**○内伐**　伐は刃物で二つに切る、武器で打つこと。内伐は内部が切られ、打たれることである。衛気が内を伐つのではない。衛気は内に切られ、内に伐たれて、機能が低下するのである。**○氣道通**　気道とは精気の通路、即ち経脈で、その流通が良好ということ。

第三章

一　黄帝曰
願聞營衛之所行
皆何道従來
岐伯荅曰
營出于中焦、衞出于下※焦

黄帝曰く
願わくは営衛の行く所を聞かん
皆何《いずれ》の道より来るか
岐伯答えて曰く
営は中焦より出で、衛は下（上）焦より出づ

※下焦　『太素』巻十二は「下焦」を「上焦」に作る。この方が正しい。

【訳】　黄帝がいう。
営衛の運行する所を聞きたい。これらは何処からやって来るのか。
岐伯が答えていう。
営は中焦から出る、衛は下（上）焦から出る。

【注】　**○下焦**　『太素』に従って「上焦」とすべきである。本章第二節で上焦が営とともに循環する様は衛気のそれである。第三節も上焦関係の文章であり、そこに述べられる所は衛気の剽悍滑疾の性質である。即ち衛気が上焦に関係することは明らかである。さらに第六節、第七節の下焦で生成されるものは小便である。衛気ではない。衛気が下焦より出るということを裏付ける記載は『素問』、『霊枢』の何処を探してもここ以外にはないのである。即ち誤記と考えるべきである。

二　黄帝曰
願聞三焦※之所出
岐伯荅曰
上焦出于胃上口、並咽以上
貫膈而布胸中、走腋
循太陰之分而行
還至陽明、上至舌、下足陽明
常與營俱行于陽二十五度
行于陰亦二十五度、一周也
故五十度而復大會于手太陰矣

黄帝曰く
願わくは三焦の出づる所を聞かん
岐伯答えて曰く
上焦は胃の上口より出で、咽（食道）に並んで以て上り
膈（横隔膜）を貫いて胸中に布《し》き、腋に走り
太陰（肺経）の分に循《したが》って行く
還って陽明に至り、上って舌に至り、足の陽明を下る
常に営と倶に陽を行くこと二十五度
陰を行くこと亦た二十五度、一周なり
故に五十度にして復た手の太陰に大会す

※三焦　郭靄春は『黄帝内経霊枢校注語釈』において「三」は「上」の誤りならんという。以下の中焦、下焦でそれぞれ「黄帝曰、願聞中焦之所出、願聞下焦之所出」とあることから見て、郭氏の説は当たっていると考えられる。

【訳】　黄帝がいう。三（上）焦の経路を聞きたい。

岐伯が答えていう。

上焦は胃の上口部から出る。食道に並んで上り、横隔膜を貫いて胸部に入り、そこに分布する。そこから腋に走り、太陰肺経の走行に沿って指先に行き、陽明大腸経に至って元に戻って上行し、舌に上った所で足の陽明胃経に従って下行する。

その後は営と共に体表を二十五回、内藏も二十五回廻って全身を一周することになる。一昼夜に五十回廻って出発点の手の太陰肺経の寸口穴の所にもどる。

【注】　**○布胸中走腋**　上焦は胃周囲のリンパ管である。リンパ管は胃から食道に従って縦隔に入り、一つは肺に散布し、今一つは上行して頸部から鎖骨下を経て腋に至る。胸中から直接腋に走るのではない。
なお本篇の描くリンパ管の走行は、現代解剖学の記載とは違っている。肺に散布するのではなく、肺から右気管支縦隔リンパ本幹及び胸管に流入するのである。鎖骨下から手の先に行くのではなく、手から鎖骨下に流れて来るのである。下焦についてもこの様に流れの方向について違いがある。

三　黄帝曰、人有熱
飲食下胃其氣未定汗則出
或出于面或出于背或出于身半
其不循衛氣之道而出何也
岐伯曰
此外傷于風
内開腠理、毛蒸、理泄
衛氣走之、固不得循其道

黄帝曰く、人に熱有り
飲食胃に下り、其の気未だ定まらざるに汗則ち出づ
或は面より出で、或は背より出で、或は身半より出づ
其の衛気の道に循《したが》はずして出づるは何ぞや
岐伯曰く
此れ外は風に傷《やぶ》られ
内は腠理開き、毛蒸し、（肌）理泄《も》る
衛気之に走るに固《もと》より其の道に循うことを得ず

此氣慓悍滑疾見開而出この気は慓悍《ヒョウカン》滑疾にして開かれて出づ

故不得従其道故命曰漏泄其の道に従うことを得ざるが故に命づけて漏泄と曰う

【訳】　黄帝がいう。

熱のある人が飲食して、それが胃に入った場合、未だ営気、衛気として抽出される程、時間がたっていないのに、汗がすぐ出ることがある。

汗は顔に出たり、背中に出たり、半身に出たりと色々な出方をする。汗は水穀から生ずるものであるが（『素問』評熱論第三十三）、その出たり止めたりの調節は衛気によって行なわれている（本書、本蔵第四十七）。その衛気が本来の経脈に沿った道を通らないで（通っていたらこんなに早く反応することはできない）、飲食の後すぐに皮膚に出でくるのは何故か。

岐伯がいう。

外部から風の邪気が人体に侵入すると、衛気が反応して熱を生ずる（風は熱を生ずる）。同時に、風邪によって衛気が虚すると発汗機構である腠理が開いて汗が出る（陽虚は発汗す）。そこで毛は蒸され、皮膚の肌理から汗が漏れることになる。

この様に衛気は邪気の侵襲に反応し、病変の局所に走って防衛機能を発揮するが、その際、経脈に随って運行している時とは違った反応経路をとる。

即ち衛気は、すばしっこく、荒々しい性質を持ち、反応は軽快で迅速である。故に体表が障害を起こした時にその機能を発現する。その時、規定の通路を通っていては間に合わないのである。この現象を漏泄と呼んでいる。

【注】　**〇汗**　『素問』評熱論第三十三に「人の汗出づる所以の者は皆穀より生ず」、また「汗は精気なり」とある。**〇衛気**　本書、本蔵第四十七に「上焦は分肉を温め、皮膚を充し、腠理を肥やし、開闔を司どる者なり」とある。ここに上焦とは衛気のことである。

【考】**〇衛氣**　経脈の外を巡行する衛気はリンパ液である。その巡行速度は遅い。慓悍滑疾な衛気は神経系の反応である。故に迅速である。古代の医師たちはこの両者をともに衛気と考えたので、本節の様な疑問が出てくるのである。なお本書には営衛について以下の諸篇に記載がある。一六、三六、四七、五二、五六、六十、七一、七六。この内、衛気行第七六では衛気の経路を神経系のそれと考えた可能性がある。

四　黄帝曰
願聞中焦之所出
岐伯答曰
中焦亦並胃中
出上焦之後
此所受氣者
泌糟粕、蒸津液、化其精微
上注于肺脈、乃化而爲血
以奉生身、莫貴于此
故獨得行于經隧
命曰營氣

黄帝曰く
願わくは中焦の出づる所を聞かん
岐伯答えて曰く
中焦も亦た胃中に並び
上焦の後《うしろ》より出づ
此れ受ける所の気は
糟粕を泌《しぼ》り、津液を蒸し、其の精微を化し
上って肺脈に注ぎ、乃ち化して血と為り
以て身を奉生す、此れより貴きは莫し
故に独り経隧《ケイスイ》を行くことを得
命（名）づけて営気と曰《い》う

【訳】　黄帝が質問していう。

どうか中焦の経路について聞かせてもらいたい。

岐伯が答えていう。

中焦は胃の中に上焦と並んで存在しているが、上焦の後（背）方から出発する。この中焦が受け入れる精気は次の様な特質を持っている。

胃の中には色々な穀物が寄せ集まっており、有用なものも無用なカスも含まれている。その混合物（糟粕）をしぼり、一滴一滴としたたり落ちる液体を蒸溜し、カスを取り除いた微細なエキスに化成する。この微細なエキスが中焦（胸管）を通って太陰肺経の経脈内（左鎖骨下静脈角）に注入され、ここで変化して血液となる。この血に変化した精微のものによってからだは大切に育成されるのであり、からだにとってこれ以上に貴重な物はない。そこでこれだけが、血管の中を流れて行くことができるのである。この精微のものを営気と名づける。

【注】　**〇上焦之後**　後は時間的な「あと」なのか、空間的な後方なのか、問題であるが、ここは空間的な後方と考える。私は中焦は現代医学の乳糜槽と胸管であると考えるが、その位置は脊椎のすぐ前にあり、胃周囲のリンパ管より後背方にある。**〇奉生**　奉は両手

でささげ持つこと。押し頂いて大切にする意。生は生み育てること。奉生で大切に育成する意となる。**〇經隧**　トンネルである。体内のトンネルとは血管のことである。

五　黄帝曰
夫血之與氣異名同類
何謂也
歧伯荅曰
營衛者精氣也
血者神氣也
故血之與氣、異名同類焉
故奪血者無汗、奪汗※者無血
故人生有兩死、而無兩生

黄帝曰く
夫れ血と気とは名を異にして類を同じくす、とは
何の謂（いい、意味）ぞや
岐伯答えて曰く
営衛は精気なり
血は神気なり
故に血と気とは名を異にして類を同じくす
故に血を奪する者は汗無く、汗を奪する者は血無し
故に人の生には両死有るも両生無し

※汗者　『太素』巻十二は「気」に作る。

【訳】　黄帝がいう。

血と気とは名称は違うが実質的には同じ仲間だという。その意味は何であるか。

岐伯が答えていう。

営と衛は水穀から抽出された精気である。即ち栄養素であり、エネルギーの担体である。血は神秘的な機能を持った液体であるが、その起源は営、衛と同じく水穀の精気である（本書の平人絶穀第三十二）。それ故、血と気とは名前は違うが、実質は水穀由来の精気であり、同類ということになる。

そこで多量に血を失った時は汗も出なくなり、多量に発汗した時は血も消耗する。故に人は多量の亡血か脱汗かがあれば死ぬ。どちらか一方が起これば生きていることはできないのである。

【注】　**〇血者神氣也**　血は営気が化して生成することが上に記さ

れている。古代には血液の機能についてはよく知られていなかった。しかしながら生命の維持に必要な根源的液体であり、神秘的な性質を持つと考えられていたのであろう。そこで神気と呼ばれたのである。平人絶穀第三十二は「神は水穀の精気なり」とある。この神は精神作用である。

六　黄帝曰
黄帝曰く

願聞下焦之所出
願わくは下焦の出づる所を聞かん

岐伯荅曰
岐伯答えて曰く

下焦者別廻腸
下焦は廻腸に別れ

注于膀胱而滲入焉
膀胱に注いで滲入す

故水穀者常并居于胃中
故に水穀は常に胃の中に并居し

成糟粕而倶下于大腸
糟粕を成して倶に大腸に下る

※而成下焦、滲而倶下
而して下焦を成し、滲して倶に下り

濟泌別汁
泌を濟《ととの》えて汁を別ち

循下焦而滲入膀胱焉
下焦に循って膀胱に滲入す

※而成下焦滲而倶下　『素問』欬論篇第三十八、三焦欬状の王注は本篇の文章を引用しているが、そこにはこの八字を欠いている。以下の循下焦而滲入膀胱焉と意味が重なるのでなくてもよい文章である。

【訳】　黄帝がいう。

下焦の経路について聞きたい。

岐伯が答えていう。

下焦は廻腸の所で中焦とは別の道を通り、膀胱に注ぎ下って滲みこんで行く。

胃の中では水穀は、精気の元になるものもカスになるものも、一緒に混じりあって糟粕を形成している。糟粕のうち、精気は上焦、中焦を通って肺に輸送される。

その残りカスは一体となって大腸を下行する（この間に下焦を形成する。大腸から滲み出した液は一緒に下焦を下って行く）。大腸ではカスを適当に搾って液体を分別し、これを下焦（骨盤リンパ管）を通して膀胱に滲みこませる。

【注】　**○濟泌**　濟は川の水量を調節すること。濟泌は分泌を適切に調節することである。

【考】　下焦は骨盤藏器を潅流するリンパ管である。本文の下焦にリンパ管と代入すると意味がよく通ずる。別汁はリンパ液である。これが膀胱に滲入して尿となると考えていたのである。腎と膀胱が輸尿管によって結合していることは知っていたであろうが、尿がここを通っているとは考えなかったのである。古代の医師たちの大きな見逃しというほかはない。

七

黄帝曰

人飲酒、酒亦入胃

穀未熟而小便獨先下何也

岐伯荅曰

酒者熟穀之液也、其氣悍以清

故後穀而入、先穀而液出焉

黄帝曰く

人、酒を飲めば、酒も亦た胃に入る

穀未だ熟せざるに小便独り先ず下るは何ぞや

岐伯答えて曰く

酒は熟穀の液なり、其の気は悍以て清し

故に穀に後れて入り、穀に先だって出づるなり

【訳】　黄帝がいう。

食事の際に酒を飲めば、酒は水穀と一緒に胃に入ってゆく。この時、穀物の方はまだ胃で十分消化されていないのに、小便が先に出るのは何故か（小便は糟粕が大腸を下り、そこから分泌されて膀胱に入って排泄されるものである。即ち水穀が熟成した後に出るべきものである）。

岐伯が答えていう。

酒は穀物を腐熟させ、醸成して作った液体である。その性質は荒々しくしかも清純で迅速に動く。そこで穀物より後に胃に入ったのにも拘らず、穀物より早く吸収、排泄されるのである。

八　黄帝曰、善
余聞
上焦如霧
中焦如漚
下焦如瀆、此之謂也

黄帝曰く、善し、と
余は聞く
上焦は霧の如く
中焦は漚《オウ》の如く
下焦は瀆《トク》の如し、と此れの謂なり

【訳】　黄帝がいう。よろしい。

上焦は霧が沸き上がり広がる様に、衛気を肺に送り込み、さらに皮膚を薫蒸し、身体を充実し、毛髪を潤沢にする働きがあり、霧や露が地上を潤す様に似ている。

中焦は水穀を消化し、営気を吸収する働きをする。その様子はものを水に漬けて腐熟させる様に似ている。

下焦は大腸から別汁を分泌し膀胱に滲入させる働きがあり、溝に汚物を流す様に似ている。

三焦の働きについてこの様に聞いていたが、その通りであった。

【注】　**○如霧**　本書の決気第三十に「上焦開発、宣五穀味、薫膚、充身、澤毛、若霧露之漑（上焦開発し、五穀の味を宣《の》べ、膚を薫じ、身を充たし、毛を澤《つややか》にし、霧露の漑《そそ》ぐが如し）」とある。霧の様に皮膚を覆い潤す様をいう。**○漚**　音オウ。ものを水に漬ける、ひたすこと。また泡。ここはひたす意味である。**○瀆**　音トク。溝である。

《著者略歴》

家本誠一（いえもと　せいいち）

1923年、神奈川県横浜市生まれ。1947年、千葉医科大学（現・千葉大学医学部）卒業。1951年、千葉大学医学部病理学教室入局。1956年、医学博士を取得後、横浜で内科医院を開設。龍野一雄氏に漢方を学ぶ。1960年、井上恵理氏に師事し経絡治療を学ぶ。1971年、柴崎保三氏の素問講読に参加、『素問』を読む。1982年、東京で中国古典医学研究会を設立、会長就任。『素問』『霊枢』『鍼灸資生経』などを読む。横浜では、素問を読む会を設立。『素問』『傷寒論』『金匱要略』『神農本草経』を読む。2003年、長期間一貫した『素問』『霊枢』、その他の研究などで間中賞（医道の日本社主催）を受賞。

黄帝内経霊枢訳注［第1巻］

2008年4月1日　第1版第1刷
2010年2月20日　第1版第3刷

著　書　家本誠一
発行者　戸部慎一郎
発　行　株式会社医道の日本社
〒237-0068　横須賀市追浜本町1-105
電話（046）865-2161　FAX（046）865-2707
振替　00180-0-880290

編集・製作協力　フルサイズイメージ
印刷・製本　横山印刷株式会社
ISBN978-4-7529-6052-2 C3047